Hepp · Hegenscheid (Hrsg.) ■ Dialyseshunts

Professor Dr. med.
Klaus Bürger
zum 65. Geburtstag
gewidmet

W. Hepp · M. Hegenscheid
Herausgeber

In Zusammenarbeit mit
K. Konner/Köln und H. Thieler/Erfurt

Dialyse-shunts

Grundlagen
Chirurgie
Komplikationen

STEINKOPFF
DARMSTADT

Prof. Dr. med. W. HEPP
St. Josef-Krankenhaus, Haan
Fachbereich Gefäßchirurgie
Robert-Koch-Str. 16
42781 Haan

Dr. med. M. HEGENSCHEID
St. Hedwigs-Krankenhaus
Chirurgische Abteilung
Große Hamburger Str. 5–11
10115 Berlin

Die Deutsche Bibliothek – CIP-Einheitsaufnahme

Dialyseshunts : Grundlagen, Chirurgie, Komplikationen / W. Hepp ;
M. Hegenscheid, Hrsg. In Zusammenarbeit mit K. Konner und H.
Thieler. – Darmstadt : Steinkopf, 1998
ISBN 3-7985-0971-9

Verlagsredaktion: Sabine Ibkendanz – Herstellung: Heinz J. Schäfer
Umschlaggestaltung: Erich Kirchner, Heidelberg

Printed in Germany

Gesamtherstellung: Druckerei Zechner, Speyer

Gedruckt auf säurefreiem Papier

Vorwort

Die Anzahl terminal niereninsuffizienter Patienten, die einen dauerhaften Dialysezugang benötigen, hat durch eine hohe jährliche Zahl von neu hinzugekommenen Dialysepatienten und eine deutlich verbesserte Lebenserwartung dieser Patientengruppe unter Dialysebehandlung in den letzten zwei Jahrzehnten drastisch zugenommen.

Unter Mithilfe namhafter Autoren wird eine komplette Darstellung des weiten Gebietes der Dialyseshunts hinsichtlich Grundlagen, chirurgischer Möglichkeiten und der Behandlung der Komplikationen gegeben. Dies umfaßt ebenfalls Methoden zur Planung und Kontrolle, die manchmal etwas unzureichend eingesetzt werden, wie auch ein kleines, aber immens wichtiges Kapitel über Shuntpflege und Shuntpunktionen. Auch die modernen endovaskulären Verfahren wurden besprochen, wobei deren endgültiger Stellenwert heute noch nicht sicher abgeschätzt werden kann. In der Tat können die Herausgeber daher ein wirklich interdisziplinäres Werk vorlegen. Sie hoffen, damit eine Lücke in der deutschsprachigen Literatur geschlossen zu haben.

Die Herausgeber danken allen Autoren für ihre bereitwillige und spontane Mitarbeit. Gleichfalls danken die Herausgeber dem Dr. D. Steinkopff-Verlag in den Personen von Frau Sabine Ibkendanz und Frau Heidrun Schoeler für ihre konstruktiven Verbesserungsvorschläge, ihre ausgezeichnete Unterstützung und ihren persönlichen Einsatz bei der Realisierung dieses Werkes. Den Erstherausgeber verbindet mit Frau Ibkendanz eine langjährige partnerschaftliche Kooperation, die sich auch mit diesem Buch wieder bestens bewährt hat.

Möge dieses Werk die erhoffte Lücke in der Literatur wirklich schließen und darüber hinaus allen an der Behandlung der schwerkranken terminal niereninsuffizienten Patienten Beteiligten eine Hilfestellung geben können.

Haan/Berlin, März 1998 W. Hepp, M. Hegenscheid

Inhaltsverzeichnis

Autorenverzeichnis

Prof. Dr. med. W. D. Brittinger
Fachkrankenhaus Neckargemünd
Im Spitzerfeld 25
69151 Neckargemünd

Dr. med. H. Felcht
Chirurgische Abteilung
Marienkrankenhaus
Goethestr. 19
58239 Schwerte

Prof. Dr. med. G. M. Gahl
Abt. f. Innere Medizin, Nephrologie
Virchowklinikum
Augustenburger Platz 1
13353 Berlin

Dr. med. S. Gutschi (†)
Klinische Abteilung
f. Gefäßchirurgie
Universitätsklinik f. Chirurgie
Auenbrugger Platz 29
A-8036 Graz, Österreich

Dr. med. M. Haug
Klinikum Remscheid
Abteilung Gefäßchirurgie
Burgerstr. 211
42859 Remscheid

Dr. med. H. Hauser
Klinische Abteilung
f. Gefäßchirurgie
Universitätsklinik f. Chirurgie
Auenbrugger Platz 15
A-8036 Graz, Österreich

Prof. Dr. med. P. Heinrich
Grabbestr. 11
39128 Magdeburg

Prof. Dr. med. W. Hepp
Fachbereich Gefäßchirurgie
St. Josef Krankenhaus
Robert-Koch-Str. 16
42781 Haan

Dr. med. R. Horstmann
Chirurgische Klinik
der Ruhr-Universität Bochum
Im Marienhospital
Hölkeskampring 40
44625 Herne

Dr. med. M. Kaufmann
Klinik f. Gefäßchirurgie
Klinikum Süd
Breslauer Str. 201
90471 Nürnberg

Dr. med. M. Schneider
Krankenhaus Bethel
Chirurgische Abteilung
Promenadenstr. 3–5
12207 Berlin

Dr. med. G. Schönweiß
Arzt f. Innere Medizin/Nephrologie
Steinstr. 2
97688 Bad Kissingen

Dr. med. J. Scholle
Kantstr. 63 A
10627 Berlin

Dr. med. J. Silomon
Augusta Krankenanstalten
Klinik f. Nieren- und
Hochdruckkrankheiten
Bergstraße 26
44791 Bochum

Prof. Dr. med. R. Sörensen
Strahlenklinik/Poliklinik
Virchow-Klinikum
Augustenburger Platz 1
13353 Berlin

Prof. Dr. med. H. Thieler
Klinikum Erfurt GmbH
Klinik Innere Medizin I
Abt. f. Nephrologie
Nordhäuser Str. 74
99089 Erfurt

Dr. med. S. Thoma
Arndtstr. 33
10965 Berlin

Priv.-Doz. Dr. med. D. Vorwerk
Klinik f. Radiologische
Diagnostik
RWTH Aachen
Pauwelsstr. 30
52057 Aachen

Dr. med. M. Wilfling
Adelenstr. 66 A
28239 Bremen

Dr. med. E. Keller
Chirurgische Abteilung
Allgemeines Krankenhaus
Ochsenzoll
Langhorner Chaussee 560
22419 Hamburg

Prof. Dr. med. F. Keller
Medizinische Universitätsklinik
Sektion Nephrologie
Robert-Koch-Str. 8
89070 Ulm

Dr. med. K. Konner
Medizinische Klinik I
Dialyseabteilung
Krankenhaus Merheim
Ostmerheimer Str. 200
51109 Köln

Prof. Dr. med. G. Krönung
Chirurgische Abteilung
Kreiskrankenhaus Ottweiler
Hohlstr. 2–4
66564 Ottweiler

Dr. med. D. Kummer-Kloess
Medizinische Universität zu Lübeck
Klinik f. Angiologie und Geriatrie
Ratzeburger Allee 160
23538 Lübeck

Dr. med. E. P. M. Lorenz
Chirurgische Abteilung
Behring-Krankenhaus
Gimpelsteig
14165 Berlin

Prof. Dr. med. H. G. Müller
Chirurgische Klinik
Caritas-Krankenhaus
Wachbacher Str. 52
97980 Bad Mergentheim

Dr. med. M. Naundorf
Abt. f. Gefäßchirurgie
Chirurgische Klinik u. Poliklinik
Klinikum rechts der Isar
Technische Universität München
Ismaninger Str. 22
81675 München

Dr. med. E. Rinast
Abt. f. Röntgen- und Strahlentherapie
St. Josef Hospital
Solmsstraße 15
65189 Wiesbaden

Prof. Dr. med. Dr. h. c. E. Ritz
Ärztl. Leiter Sektion Nephrologie
Medizinische Klinik der Universität
Bergheimer Str. 56 A
69115 Heidelberg

Einführung

Warum sind Dialyseshunts und im besonderen ihre Chirurgie ein so grundlegend wichtiger Bestandteil der umfassenden Betreuung des niereninsuffizienten Patienten? Um dies zu illustrieren, ist nichts anschaulicher als ein Blick in die Geschichte der Hämodialyse. Mit der grundlegenden Entdeckung effektiver Hämodialysegeräte durch WILHELM KOLFF (1943 in Kampen) und unabhängig davon NILS ALWALL (1945 in Lund) war die Behandlung des akuten Nierenversagens möglich, nicht jedoch die Behandlung der chronischen Niereninsuffizienz. Warum? Der Zugang zum Gefäßsystem machte gefäßchirurgische Operationen zur Schaffung eines Gefäßzuganges nötig, die zunehmend Gefäße „aufbrauchten". Die Tragik dieses Vorgehens wird illustriert durch den Bericht von ELI FRIEDMAN, der vor 1960 einen weltbekannten Wissenschaftler der Harvard University betreute, welcher an Niereninsuffizienz infolge von Zystennieren litt. Der Patient war damit befaßt, als Krönung seines Lebenswerkes ein „Handbuch" herauszugeben, als er terminal niereninsuffizient wurde. In großen Zeitabständen wurden, jeweils unter Opferung peripherer Gefäße, einzelne Hämodialysesitzungen durchgeführt, bis (allerdings erst nach Abschluß des Textbooks) die Dialysebehandlung wegen fehlender Gefäßzugangsmöglichkeiten eingestellt werden mußte.

Der große Durchbruch in der Behandlung der chronischen Niereninsuffizienz kam dementsprechend auch mit der Einführung des chronischen Shunts durch QUINTON und SCRIBNER in Seattle 1960. Die häufig problembehafteten Gefäßzugänge mit Hilfe von Kunststoffimplantaten wurden erfreulicherweise abgelöst durch die Einführung der a.v.-Fisteln durch CIMINO und HURWITZ 1967. Diese Technik verdankt, der Fama zufolge, ihre Entstehung einer nicht immer freundlichen Konversation zwischen Gefäßchirurgen und Nephrologen in der Cafeteria eines New Yorker Hospitals. Ein Gefäßchirurg mit genialen Ideen, aber nicht gerade polierten Umgangsformen, warf den Nephrologen vor, sie seien zu dumm, nicht das viel einfachere Verfahren der a.v.-Fistel zu wählen, welches den Chirurgen viel Arbeit ersparen könnte. Gesagt, getan! Dieser kleine Eingriff revolutionierte für uns Nephrologen die Technik der chronischen Hämodialyse.

Warum ist es dann so verdienstvoll, das Gebiet der Dialyseshunt-Chirurgie so ausführlich darzustellen? Wir alle wissen, daß leider auch heute noch Problemfälle vorkommen, bei denen Standardverfahren erfolglos bleiben oder Komplikationen wie Thrombose, Infektion usw. zur Schaffung alternativer Zugangswege zwingen. Ein wichtiger Aspekt zur Vermeidung solch unerfreulicher Situationen ist es, daß in der prädialytischen Phase die Gefäße geschont werden – eine Aufgabe, die erhebliche Aufklärungs- und Informationsarbeit bei Nichtnephrologen erforderlich macht. Ein zweiter Aspekt ist die Erkenntnis, daß die Anlage von Gefäßzugängen eine verantwortungsvolle Aufgabe ist, die häufig über die Langzeitprognose von Dialysepatienten entscheidet. Damit darf deshalb nicht – womöglich im Rahmen der Abarbeitung eines Facharztkatalogs – der jüngste und unerfahrenste Assistent einer Chirurgischen Einheit betraut werden.

Es ist daher zu begrüßen, daß sich qualifizierte Chirurgen mit diesem Problem befassen, welches hochverantwortungsvoll, dabei aber keineswegs eintönig ist und bei der Planung alternativer Wege oft Kreativität und Ingenuität herausfordert.

Herr Professor Dr. W. Hepp hat sich der nicht einfachen Aufgabe unterzogen, eine umfassende Darstellung der Dialyseshunts herauszugeben. Aufgrund seiner langjährigen Erfahrung ist er wie selten jemand geeignet, ein Buch zu diesem wichtigen und schwierigen Gebiet ausgewogen und vollständig zu konzipieren. Ich bin sicher, daß diese hohe Einschätzung meinerseits nicht positiv verfälscht ist durch jahrelange persönliche Bekanntschaft und Freundschaft.

Herr Professor Hepp ist zu beglückwünschen, hier auch in Zusammenarbeit mit Kollegen unseres Fachgebietes eine Darstellung zu geben, die Maßstäbe setzt. Da ich nach 30jähriger Beschäftigung mit der Nephrologie die große klinische Bedeutung des Problems kenne, wünsche ich mir, daß die bessere Verbreitung des chirurgischen Wissens auf diesem Gebiet sich auch in die Praxis umsetzen läßt und zu besserer gefäßchirurgischer Versorgung unserer Problempatienten führt. Als Nephrologen begrüßen wir die Zusammenarbeit mit kompetenten Partnern benachbarter Fachgebiete, um gemeinsam Probleme unserer nephrologischen Patienten zu lösen. Ich möchte daher dem vorliegenden Buch weite Verbreitung wünschen.

E. Ritz, Heidelberg

1 Geschichtliche Entwicklung der Hämodialyse-Behandlung

G. M. GAHL, U. FREI

Der Grundstein zur Hämodialyse wurde durch tierexperimentelle Untersuchungen von ABEL, ROWNTREE und TURNER (1) von der John Hopkins University in Baltimore gelegt. Das von den Autoren 1913 beschriebene Dialysesystem bestand aus einer Reihe von 8 mm weiten und 40 cm langen Kollodiumröhren (Nitrozellulose), die sich in einem kochsalzgefüllten Glaszylinder befanden. Nachdem das Blut mit dem aus Blutegeln gewonnenen Hirudin ungerinnbar gemacht worden war, wurde es über eine arterielle Kanüle an die Kollodiumröhren angeschlossen und über eine andere Kanüle in das Venensystem der Tiere zurückgeleitet. Die Autoren hatten somit eine Methode entwickelt, durch die das Blut eines lebenden Tieres außerhalb des Körpers dialysiert und wieder in den natürlichen Kreislauf zurückgeführt werden konnte. Die Autoren äußerten die Hoffnung, daß es mit Hilfe dieser Apparatur, für die sie bereits den Begriff „künstliche Niere“ prägten, möglich werden könnte, Patienten in Notfällen, wie einem akuten Nierenversagen, über eine gefährliche Krise hinweg zu helfen. In den folgenden Jahren wurde die von ABEL, ROWNTREE und TURNER entwickelte Methode der Hämodialyse oder „Vividiffusion“ experimentell weiterentwickelt. So fanden HESS und MCGUIGAN (9), daß die Effektivität der Dialyse durch Erzeugung von Turbulenzen in der Dialyseflüssigkeit erheblich gesteigert werden konnte.

Die erste Hämodialyse am Menschen wurde 1924 von HAAS in Gießen durchgeführt (6), dem zur Antikoagulation ein weniger toxisches Hirudin-Präparat zur Verfügung stand. Bei späteren Hämodialysen verwandte HAAS (7) zur Antikoagulation das 1919 entwickelte Heparin, welches bereits von LIM und NECHELES (15) für tierexperimentelle Dialysen verwandt worden war. Auf HAAS geht auch die erste Verwendung einer Blutpumpe im arteriellen System des extrakorporalen Kreislaufs zurück (8). Es erwies sich bald, daß Kollodium als Dialysemembran nicht optimal geeignet war. Insbesondere war die Herstellung der sehr fragilen Kollodiumröhren äußerst aufwendig.

Einen Fortschritt versprach in dieser Hinsicht das aus Zellulose gewonnene Cellophan, welches erstmals 1937 von THALHEIMER (25) für experimentelle Dialysen an nephrektomierten Hunden verwandt wurde.

Die „Wunder des Cellophans“ inspirierten den jungen Holländer KOLFF zu intensiven Untersuchungen mit diesem neuen Material. Davon ausgehend entwickelte er die „rotating drum“, die rotierende Trommelniere. Bei der Trommel handelte es sich um einen Zylinder aus Aluminium, Holzlatten oder Stahl, auf den ein 30–40 m langer und 2,5 cm breiter Cellophanschlauch gewickelt wurde, der mit dem Patientenblut durchströmt wurde. Die untere Hälfte der horizontal angeordneten rotierenden Trommel tauchte in einen 70–100 l fassenden Tank mit Dialyseflüssigkeit. Mit dieser Apparatur hat KOLFF zwischen 1943 und 1945 17 Patienten mit Nierenversagen dialysiert (11–14).

Das Problem der Kupplungen zwischen den zu- und abführenden Blutschläuchen und dem rotierenden Cellophanschlauch löste KOLFF, indem er das von FORD entwickelte Prinzip der Abdichtung von Wasserpumpen an Automobilen übernahm. KOLFFS „Trommelniere" hatte eine Membran-Oberfläche von ca. 2 m^2, was bereits eine Harnstoffclearance von ca. 150 ml/min ermöglichte und somit der Leistungsfähigkeit heute benutzter Dialysatoren gleichkam. Zur Regulation des pH-Wertes leitete er Kohlendioxid in die Dialyseflüssigkeit, welche auf Körpertemperatur erwärmt war. Die Entfernung von Wasser aus dem Blut, die sog. Ultrafiltration, erwies sich als besonders problematisch, da ein positiver Druck im blutführenden System sofort zur Membranruptur führte. KOLFF löste dies durch Erhöhung des osmotischen Drucks der Dialyselösung durch Zusatz von Glukose.

Bei der Durchführung ging KOLFF von der zunächst fraktionierten Hämodialyse schließlich zu kontinuierlichen Dialysen bis zu 6 Stunden Dauer über. Damit überlebte erstmals im Herbst 1945 eine Patientin, die wegen eines akuten Nierenversagens behandelt wurde. In den ersten Jahren nach dem 2. Weltkrieg wurde die KOLFFsche Trommelniere in Europa, den USA und Kanada in unterschiedlicher Weise modifiziert, wobei die von der Harvard Medical School stammende BRIGHAM-KOLFF-Version die weiteste Verbreitung zur Behandlung des akuten Nierenversagens erfuhr (17).

Der Schwede ALWALL stellte 1947 (2) die von ihm entwickelte vertikale Trommelniere vor, mit der es erstmals möglich wurde, die Ultrafiltration durch Erzeugung eines positiven Drucks im blutführenden System und eines negativen Druckes im Dialysatorsystem entsprechend den Notwendigkeiten zu steuern. In diesen Jahren wurde das PETER-BENT-BRIGHAM-Hospital weltweit das erste Nierenzentrum, an dem Transplantation und Dialyse wesentliche Impulse bekamen, besonders durch die Arbeiten von HUME, MERRILL und TESCHAN (24). Unter TESCHANS Leitung wurde die BRIGHAM-KOLFF-Niere im Korea-Krieg intensiv eingesetzt und ermöglichte das Überleben vieler Soldaten mit akutem Nierenversagen (24).

KOLFF folgte 1950 einem Angebot an die Cleveland-Klinik, wo er bald mit dem Österreicher WATSCHINGER – aufbauend auf dem erwähnten Konzept von ALWALL – einen neuen Dialysator, die Twin-coil, entwickelte (26). Hierbei wurden 2 parallele Cellophanschläuche um einen Kunststoffkern gewickelt und durch ein Gitter aus Fiberglas abgestützt. Diese Twin-coil wurde bis zur Mitte der 60er Jahre der wohl am weitesten verbreitete Dialysator.

Jedoch hatte die Twin-coil auch schwerwiegende Nachteile: zum einen erforderte sie den Einsatz einer Blutpumpe, zum anderen führte der hohe Widerstand in der Spule häufig zu Membranrupturen. Ferner machte das große Füllvolumen in der Regel die Vorfüllung der Spule mit Blut notwendig mit all den damit verbundenen Risiken.

Einige dieser Nachteile wurden durch die Entwicklungen von SKEGGS und LEONARDS in den USA bereits 1948 (22, 23) und 1960 durch KIIL (10) in Norwegen weitgehend eliminiert, indem diese Autoren Cellophan nicht in Form von Schläuchen, sondern als Folien verwandten. Das Prinzip dieser Dialysatoren bestand darin, daß das Blut zwischen zwei Cellophanfolien in einem dünnen Film floß. Die beiden Flachmembranen wurden von außen durch eine gerillte Gummi- oder Kunstoffplatte fixiert. In den Vertiefungen dieser Stützplatten bewegte sich die Dialyselösung entgegen dem Blutstrom. Zur Vergrößerung der Membranoberfläche wurden mehrere solcher Einheiten sandwichartig übereinander angeordnet. Das Füllvolumen dieses KIIL-Dialysators war so gering, daß sich eine Vorfüllung mit Blut in der Regel erübrigte. Ferner war der Widerstand im Blut-Kompartment so niedrig, daß allein der arterielle Druck des Patienten für einen ausreichenden Blutfluß im Dialysator ausreichte und entsprechend eine Blutpumpe nicht mehr erforderlich war. Von SCRIBNER (20) wurde erstmals 1960 das in Deutschland aus Cellophan weiterentwickelte Cuprophan als Dialysemembran für die KIIL-Dialysatoren verwandt. Diese wesentlich dünnere und damit leistungsfähigere und dennoch stabile Membran gilt seitdem als Standard-Dialyse-Membran und wurde inzwischen sicherlich bei mehr als 400 Millionen Dialysen verwandt. Wesentlich später – Anfang der siebziger Jahre – wurde Cuprophan auch für die sog. Kapillarniere (Hohlfaser-Dialysator) verwandt, die aus einem Bündel von mehreren tausend, in einem Kunststoffgehäuse parallel angeordneten Hohlfasern besteht, durch die das Blut hindurchfließt. Die Dialyselösung fließt entgegen dem Blut an der Außenseite der Kapillaren entlang.

Um 1960 bereits waren die apparativen Möglichkeiten und die Entwicklung auf membrantechnologischem Sektor so weit fortgeschritten, daß eine Behandlung des akuten Nierenversagens in vielen Orten der Welt möglich war. Immerhin berichteten MAHER, SCHREINER und WATERS (16) über 5 Patienten, die zwischen 66 und 81 Tage mit der Dialyse überlebten.

Ein langfristiger Organersatz bei chronischer Niereninsuffizienz war jedoch durch das Problem des Gefäßzugangs immer noch limitiert. Der Durchbruch gelang in dieser Hinsicht erst 1960 durch Einführung des externen arteriovenösen Kunststoff-Shunts durch QUINTON, DILLARD und SCRIBNER (19). Die Anlage des SCRIBNER-Shunts erfolgte typischerweise am Unterarm, indem je ein konisch zulaufendes Teflon-Röhrchen in die A. radialis und die V. cephalica implantiert und über einen Verbindungsschlauch, ebenfalls aus Teflon oder später aus Silikon-Kautschuk, durch zwei kleine Hautinzisionen nach außen geleitet wurden. Über den arteriellen Kunststoffschlauch erfolgte der Blutzufluß zum Dialysator, über den venösen der Rückfluß zum Patienten. Zwischen den Dialysebehandlungen wurden die Kunststoffschläuche durch eine Kupplung miteinander verbunden. Diese Art des Gefäßzugangs fand sofort sehr rasche Verbreitung, so daß bald in der ganzen westlichen Welt Dialysezentren entstanden, in denen chronisch Nierenkranke nunmehr regelmäßig, 2–3mal wöchentlich, dialysiert wurden. Die Kapazitäten dieser Dialysezentren waren jedoch bald erschöpft. Einen Ausweg aus dieser Situation eröffnete erst die 1965 fast gleichzeitig in Boston durch MERRILL (18), in Seattle durch SCRIBNER (5) und in London durch SHALDON (3) propagierte Heimdialyse, die auch eine bessere Rehabilitation der Patienten ermöglichte.

Besonders durch häufige Thrombosierungen – trotz Antikoagulation mit Dicumarol – und durch oft auftretende Infektionen mußten jedoch die SCRIBNER-Shunts im Durchschnitt alle 6–12 Monate revidiert werden – ein Problem, das langfristig nicht akzeptabel erschien.

Eine Wende brachte in dieser Hinsicht die epochemachende Erfindung der subkutanen arteriovenösen Fistel am Unterarm durch BRESCIA und CIMINO 1966 (4), typischerweise durch Seit-zu-Seit- oder End-zu-Seit-Anastomose von A. radialis und V. cephalica. Der Anschluß der „künstlichen Niere“ an das Gefäßsystem erfolgt hierbei durch je eine „arterielle“ und „venöse“ Nadel nach Punktion der infolge der Anastomose arterialisierten und erweiterten Unterarmvenen. Bereits 1967 begann SHALDON (21) in London damit, Patienten mit einer CIMINO-Fistel für die nächtliche Heimdialyse und Selbstpunktion anzuleiten. In den folgenden Jahren setzte sich die CIMINO-Fistel sehr rasch als Goldstandard des permanenten Gefäßzugangs durch. Infolgedessen wurde auch die Indikation zur Behandlung von Patienten mit terminaler Niereninsuffizienz immer mehr erweitert, so daß zumindest in einigen Ländern der westlichen Welt die Möglichkeit besteht, alle Patienten mit der künstlichen Niere zu behandeln, die einer solchen Therapie bedürfen. Durch Einschluß von Patienten mit von vornherein ungünstigen Gefäßverhältnissen oder auch durch Thrombosierungen von arteriovenösen Fisteln nach mehrjährigem Gebrauch waren Nephrologen und Chirurgen jedoch auch weiterhin gefordert, neue Möglichkeiten des Gefäßzugangs zu entwickeln.

Die letzten Jahre der Geschichte der Hämodialyse waren charakterisiert durch eine intensive Diskussion um die sog. Biokompatibilität dieser Behandlung, weil teilweise vermutet wurde, daß einige typische Komplikationen der Langzeit-Dialyse-Behandlung, etwa die β_2-Mikroglobulin-assoziierte Amyloidose, möglicherweise durch Verwendung bestimmter Dialysemembranen wie Cuprophan induziert werden könnten. Obwohl diese Diskussion noch nicht abgeschlossen ist, hat sie zu einer enormen Entwicklung auf dem Membransektor geführt. So finden mittlerweile zunehmend neue Membranen aus synthetischen Polymeren (z. B. Polyamid, Polyacrylnitril, Polysulfon, Polycarbonat, Polymethylmetacrylat) Verwendung, die in der Regel eine höhere hydraulische Permeabilität als Zellulose aufweisen und sich daher für Spezialverfahren wie die Hämofiltration besonders eignen.

LITERATUR

1. Abel JJ, Rowntree LC, Turner BB (1913) On the removal of diffusible substances from the circulating blood by means of dialysis. Trans Assoc Am Physicians 28:51
2. Alwall N, Norviit L (1947) On the artificial kidney. II. The effectivity of the apparatus. Acta Med Scand (Suppl) 196:250
3. Baillod RA, Comty C, Ilahi M, Konotey-Ahulú FID, Sevitt L, Shaldon S (1965) Overnight haemodialysis in the home. Proc Eur Dial Transplant Assoc 2:99
4. Brescia MJ, Cimino JE, Appel K, Hurwich BJ (1966) Chronic hemodialysis using venipuncture and a surgically created arteriovenous fistula. N Engl J Med 275:1089
5. Curtis FK, Cole JJ, Fellows HJ, Tyler LL, Scribner BH (1965) Hemodialysis in the home. Trans Am Soc Artif Intern Organs 11:7

6. Haas G (1925) Über Versuche der Blutauswaschung am Lebenden mit Hilfe der Dialyse. Klin Wochenschr 4:13
7. Haas G (1928) Ueber Blutauswaschung. Klin Wochenschr 7:1356
8. Haas G (1935) Die Methoden der Blutauswaschung. Abderhalden's Handb Biol Arbeitsmethoden V 8:717
9. Hess CL von, McGuigan H (1915) The condition of sugar in the blood. J Pharmacol Exp Ther 6:45
10. Kiil F (1960) Development of a parallel flow artificial kidney in plastics. Acta Chir Scand (Suppl) 253:142
11. Kolff WJ (1946) De Kunstmatige Nier. MD Thesis, University of Groningen, The Netherlands, Kampen, JH Kok NV
12. Kolff WJ, Berk HThJ, ter Welle M, van der Ley AJW, van Dijk EC, van Noordwijk J (1943) De kunstmatige nier: een dialysator met groot oppervlak. Geneesk Gids 21:409
13. Kolff WJ, Berk HThJ (1943) De kunstmatige nier: een dialysator met groot oppervlak. Ned Tijdschr Geneeskd 87:1684
14. Kolff WJ, Berk HThJ, ter Welle M, van der Ley AJW, van Dijk EC, van Noordwijk J (1944) The artificial kidney, a dialyzer with a great area. Acta Med Scand 117:121
15. Lim RKS, Necheles H (1926) Demonstration of a gastric secretory excitant in circulating blood by vividialysis. Proc Soc Exp Biol Med 24:197
16. Maher JF, Schreiner GE, Waters TJ (1960) Successful intermittent hemodialysis – longest reported maintenance of life in true oliguria (181 days). Trans Am Soc Artif Intern Organs 6:123
17. Merrill JP (1978) Dialysis in acute renal failure. In: Drukker W, Parsons FM, Maher JF (eds) Replacement of Renal Function by Dialysis, 1st ed, chapter 17. Martinus Nijhoff, Medical Division, The Hague, Boston MA, London, p 322
18. Merrill JP, Schupak E, Cameron E, Hampers CL (1964) Hemodialysis in the home. JAMA 190:446
19. Quinton W, Dillard D, Scribner BH (1960) Cannulation of blood vessels for prolonged hemodialysis. Trans Am Soc Artif Intern Organs 6:104
20. Scribner BH, Buri R, Caner JEA, Hegstrom R, Burnell JM (1960) The treatment of chronic uremia by means of intermittent hemodialysis: a preliminary report. Trans Amer Soc Artif Intern Organs 6:114
21. Shaldon S (1969) The use of the arteriovenous fistula in home hemodialysis. Proc Eur Dial Transplant Assoc 6:94
22. Skeggs LT Jr, Leonards JR (1948) Studies on an artificial kidney. I. Preliminary results with a new type of continuous dialyzer. Science 108:212
23. Skeggs LT Jr, Leonards JR, Heisler CR (1949) Artificial Kidney. II. Construction and operation of an improved continuous dialyzer. Proc Soc Exp Biol Med 72:539
24. Teschan PE, Post RS, Smith LH, Abernathy RS, Davis JH, Gray DM, Howard JM, Johnson KE, Klopp E, Mundy RL, O'Meara MP, Rush BR (1955) Post-traumatic renal insufficiency in military casualties. I. Clinical characteristics. Amer J Med 18:172
25. Thalheimer W (1937) Experimental exchange transfusion for reducing azotemia. Use of the artificial kidney for this purpose. Proc Soc Exp Biol Med 37:641
26. Watschinger B, Kolff WJ (1955) Further development of the artificial kidney of Inouye and Engelberg. Trans Am Soc Artif Intern Organs 1:37

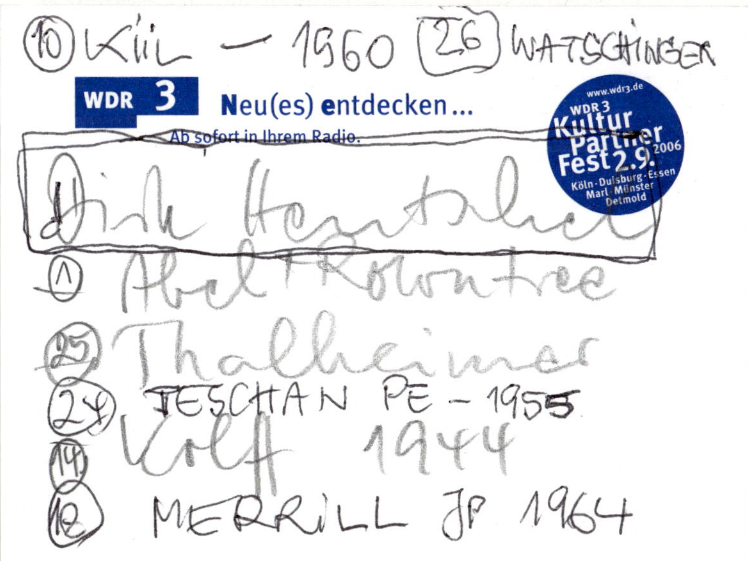

2 Dialysemethoden

2.1 Hämodialyse

J. SILOMON, F. KELLER

Einführung

Mit zunehmender technischer Lösung der Probleme des Gefäßzuganges, der Antikoagulation, der Effizienz und Biokompatibilität der Dialysatoren sowie der Aufbereitung und Pufferung der Dialyselösungen ist die Hämodialyse in den letzten 35 Jahren zu einem ausgereiften, sicheren und auch für alte und schwerkranke Patienten gut verträglichen Verfahren geworden (4). Es gibt heute in Europa etwa 500, in den USA 500 chronische Hämodialysepatienten pro Million Einwohner. Eine Hämodialyse-Behandlung dauert je nach Restnierenfunktion und Gewicht des Patienten sowie Höhe der Retentionswerte 3 bis 6, im Durchschnitt 4 Stunden.

Die Kosten einer Zentrumshämodialyse betragen in Deutschland ca. 330 DM, dies entspricht bei den üblicherweise durchgeführten 3 Dialysen pro Woche Behandlungskosten von etwa 50000 DM im Jahr.

Definitionen und Funktionsprinzipien

▪ **Dialyse:** passiver Transport von löslichen Stoffen und Wasser zwischen zwei durch eine semipermeable Membran getrennten Flüssigkeitsräumen. Funktionsprinzipien dieses Transportes sind *Diffusion*, *Ultrafiltration* und *Osmose*.

▪ **Diffusion:** durch einen Konzentrationsgradienten verursachte Bewegung von löslichen Stoffen (z.B. Kreatinin, Harnstoff, Elektrolyte) über die semipermeable Dialysemembran zwischen Plasmawasser und Dialysat. Überwiegender Mechanismus der Entfernung der harnpflichtigen Substanzen sowie des Ausgleichs von Elektrolyt- und Säure-Basenhaushalt durch die Hämodialyse.

Die Geschwindigkeit der Diffusion und damit die Clearanceleistung hängt ab von der Höhe des Konzentrationsgradienten, der Größe der Membranporen im Verhältnis zur Größe des Moleküls und der eventuell vorhandenen Ladung von Molekül und Membran. Frei diffundieren können nur Moleküle, die physikalisch im Plasmawasser gelöst, also nicht an Plasmaproteine oder Blutzellen gebunden sind. Die Richtung der Diffusion kann vom Blut ins Dialysat (z. B. Kalium), durchaus aber auch vom Dialysat ins Blut (z. B. Kalzium) sein.

- **Ultrafiltration:** durch einen hydrostatischen Druckgradienten verursachter Fluß von Plasmawasser mit den darin enthaltenen löslichen Substanzen über die semipermeable Dialysemembran. Überwiegender Mechanismus der Entfernung überflüssigen Wassers durch die Hämodialyse.

- **Osmose:** durch einen Gradienten im osmotischen Druck verursachte Strömung von Wasser über die semipermeable Dialysemembran zum Ausgleich der Konzentrationen nicht durch die Membran permeabler Substanzen. Grund dafür, daß der osmotische Druck der Dialyseflüssigkeit dem des Plasmawassers in etwa entsprechen sollte.

Bestünde die Dialyseflüssigkeit zum Beispiel aus destilliertem Wasser, so würden durch den osmotischen Gradienten zwischen diesem und dem höherosmolaren Plasmawasser reichlich Wassermoleküle in das Plasmawasser strömen, es käme zu einer Wasserintoxikation.

Technik

Blutkreislauf

In einem extrakorporalen Blutkreislauf wird das Blut des Patienten mittels einer Rollerpumpe durch den Dialysator gepumpt und anschließend in den Patienten reinfundiert. Im Dialysator wird das Blut des Patienten im Gegenstrom von der Dialyselösung umspült. Hier gerät es, nur durch die hauchdünne semipermeable Dialysemembran von der Dialyselösung getrennt, auf einer großen Oberfläche (ca. 1,5 m^2) in Kontakt zu dieser. Im Dialysator wird ein Teil der physiologischen Funktionen der Niere ersetzt (4):

- Es werden dem Blut die harnpflichtigen Substanzen – wie zum Beispiel Kreatinin und Harnstoff – entzogen.
- Es kommt tendenziell zu einer Äquilibrierung der Elektrolytkonzentrationen zwischen Dialysat und Plasmawasser, in der Regel werden dabei Kalium und Natrium entzogen, Kalzium wird zugeführt.
- Es kommt zu einem Ausgleich des Säure-Basenhaushaltes, genauer gesagt zu einer Kompensation der durch die Urämie bedingten metabolischen Azidose.
- Es wird dem Blut überflüssiges Wasser entzogen.

Die Clearance (Cl) einer Substanz während der Dialyse berechnet sich nach folgender Formel:

$$Cl = \text{Blutplasmafluß} \times (c_{art} - c_{ven})/c_{art}$$

wobei c_{art} = Konzentration vor dem Dialysator
und c_{ven} = Konzentration hinter dem Dialysator
bedeutet.

Man sieht also, daß – vereinfacht gesehen – die Clearance einer dialysablen Substanz proportional zum Blutfluß ist, der wiederum vom Shunt des Patienten abhängt. Der Blutfluß bei einer Standardhämodialyse beträgt etwa 250 ml/min, bei einer Dialysedauer von 4 Stunden werden also 60 Liter Blut durch den Dialysator gepumpt. Bei dem üblichen Dialysatfluß von 500 ml/min werden diese von 120 Liter Dialysat umspült.

Aufbau und Funktionsweise des Dialysators
Die Vergrößerung der Oberfläche, an der das Blut in Kontakt mit der Dialyseflüssigkeit treten soll (je nach Dialysator 0,7 bis 2,1 m^2), geschieht bei den heutigen Dialysatoren auf zwei verschiedene Arten:

- Beim gebräuchlicheren *Kapillardialysator* wird das Blut durch ca. 20000 parallel laufende kapillardünne Schläuche (Weite ca. 200 μm, Wanddicke 5–40 μm) gepumpt, die frei von der Dialyseflüssigkeit umströmt werden können.
- Beim weniger gebräuchlichen *Plattendialysator* wird der Blutstrom ähnlich wie beim Kühler eines Autos, auf viele, parallel verlaufende Platten verteilt, die wiederum von der Dialyseflüssigkeit umspült werden.

Die Membran selbst ist gleich einem Kaffeefilter von Poren durchsetzt, die je nach Membranmaterial eine unterschiedliche Größe haben. Diese Porengröße liegt jedoch in jedem Fall unter dem Durchmesser des Albumins, so daß keine relevanten Mengen von Plasmaproteinen oder gar zellulären Blutbestandteilen durch die Membran gelangen können. Die Membran besteht bei den älteren Dialysatoren aus Cellulose oder Celluloseestern, bei den neueren aus synthetischen Materialien wie Polyacrylonitril, Polymethylmethacrylat, Polysulfon oder Polycarbonat. Das Membranmaterial bestimmt durch die große Oberfläche des Blutkontaktes im wesentlichen die Biokompatibilität der Dialyse. An den älteren, nichtsynthetischen Membranen kommt es zur Anhaftung von Monozyten und Makrophagen, zu einer stärkeren Freisetzung von Komplement, Anaphylatoxinen, zu Leukozyto- und Thrombozytopenie. In neueren Publikationen häufen sich Hinweise darauf, daß deshalb zumindestens Patienten mit akutem Nierenversagen mit synthetischen, biokompatibleren Membranen dialysiert werden sollten (6, 12, 13).

Über die ideale Membran bei der Behandlung chronischer Hämodialyse-Patienten herrscht noch keine Einigkeit. Ein Grund hierfür mag in der beträchtlichen Preisdifferenz zwischen Cellulosefiltern (10 bis 15 DM) und synthetischen Filtern (30 bis 90 DM) liegen.

Dialysator-Wiederverwendung
Die in den USA aus ökonomischen Gründen zu mehr als 70 % übliche 4–8malige Wiederverwendung von Dialysatoren nach Spülung und Desinfektion mit Formalin wird in Deutschland nur sehr selten (weniger als 5 %) praktiziert. Nachteile des Verfahrens sind Nebenwirkungen durch Desinfektionsmittel-Kontaminationen und Effektivitätsverlust durch Coating und Teilthrombosierung der Kapillaren.

Zusammensetzung der Dialyseflüssigkeit
Die Dialyseflüssigkeit wird in der Maschine aus speziell aufbereitetem Reinwasser, das in der Regel aus einem Wasseranschluß im Dialyseraum in die Maschine gepumpt wird, und dem Dialysekonzentrat, das aus Kanistern

oder in großen Dialysezentren aus Tanks entnommen wird, gemischt. Das Reinwasser wird aus Leitungswasser gewonnen, das mechanisch gefiltert, in einer Umkehrosmoseanlage deionisiert, durch eine Aktivkohlekartusche von Chlor und anderen Substanzen gereinigt und schließlich mit ultraviolettem Licht weitgehend entkeimt worden ist. Das so erzeugte Reinwasser ist nicht steril, jedoch keimarm und nahezu pyrogenfrei. Wasseranlage und -system werden regelmäßig desinfiziert und strengen bakteriologischen Kontrollen unterworfen.

Das Dialysekonzentrat enthält Natrium, Chlorid, Kalzium, Magnesium, Glukose, Kalium und als Puffer entweder Acetat oder Bicarbonat. Bis Mitte der 80er Jahre wurde aus technischen Gründen fast ausschließlich Acetat als Puffer verwendet, das im Metabolismus der Patienten in den Zitratzyklus eingeschleust und zu Bicarbonat verstoffwechselt wird. Bei Patienten, die nur eingeschränkt zur Metabolisierung der hohen zugeführten Acetatmengen in der Lage sind, wie beispielsweise bei Diabetikern oder Leberkranken, treten bei der Acetatdialyse hohe Acetatplasmaserumspiegel auf, die zu Blutdruckabfällen, Übelkeit und Erbrechen führen. Die technisch etwas aufwendigere und teurere Bicarbonatdialyse ist zumindestens für diese Risikopatienten insgesamt deutlich besser verträglich und hat die Acetatdialyse in den meisten Zentren weitgehend verdrängt. Ob die Bicarbonatdialyse bei Stoffwechselgesunden langfristig auch zu einer Prognoseverbesserung durch ihren günstigeren Einfluß besonders auf den Lipid- und Knochenstoffwechsel führt, ist noch nicht abschließend geklärt.

Das Dialysekonzentrat wird mit dem Dialysewasser im Verhältnis 1:34 gemischt, ein Beispiel für die Endkonzentrationen in der Dialyseflüssigkeit wäre:

- Na^+ 138 mmol/l
- K^+ 2 mmol/l
- Ca^{2+} 1,75 mmol/l
- Mg^{2+} 0,5 mmol/l
- Cl^- 107,5 mmol/l
- HCO_3^- 32,5 mmol/l
- Glukose 100 mg/dl

Je nach den klinischen Erfordernissen kann die Konzentration von Kalium, Natrium und Kalzium im Dialysat variiert werden. So würde man zum Beispiel einen chronischen Dialysepatienten mit einem Serumkaliumwert von 6,2 mmol/l gegen ein Dialysatkalium von 2,0 dialysieren. Bei einem Patienten mit akutem Nierenversagen nach Gastroenteritis und einem Serumkalium von 2,8 mmol/l würde man gegen ein Dialysatkalium von 4 mmol/l dialysieren.

Indikationen zur Hämodialyse

Konservativ nicht beherrschbare Hyperkaliämie

Tritt bei einem niereninsuffizienten Patienten eine Hyperkaliämie auf, sollten zunächst die konservativen Maßnahmen zu deren Therapie ausgeschöpft werden. Dazu gehören diätetische Beschränkung der Kaliumzufuhr, ggf. auch in Form von kaliumhaltigen Infusionslösungen. Durch Gabe von Schleifendiuretika und kaliumbindenden Austauscherharzen (oral und/oder in Form von Einläufen) kann effektiv eine Reduktion des Gesamtkörperkaliums erreicht werden. Ferner sollte die Gabe von Medikamenten, die zu einer Hyperkaliämie führen, wie beispielsweise ACE-Hemmer oder kaliumsparende Diuretika (Aldosteronantagonisten und Amilorid, Triamteren), überdacht werden.

Ursache einer scheinbaren Hyperkaliämie ist gerade bei Dialysepatienten gelegentlich eine Fehlbestimmung durch zu langes Stauen und Hämolyse bei schwierigen Blutentnahmeverhältnissen. Tritt trotz der genannten Maßnahmen ein Serumkaliumwert von mehr als 6 mmol/l auf, ist dies in der Regel eine Indikation zur Notfalldialyse. Die Hyperkaliämie erzeugt keine zuverlässigen klinischen Symptome. Unsichere Zeichen sind Adynamie oder „Gefühl der zweiten Haut“ sowie EKG-Veränderungen wie hohe T-Wellen und QRS-Verbreiterungen. Beim Anstieg des Serumkaliums über 7 mmol/l kann es zu Kammerersatzrhythmen oder Asystolie kommen. Eine Reanimation ist bei Hyperkaliämie häufig erfolglos. Langjährige chronische Dialysepatienten tolerieren oft erstaunlich hohe Serumkaliumspiegel, hierauf sollte man sich jedoch auf keinen Fall verlassen. Die Gabe von Glukose/Insulinlösung, Kalziumglukonat und Natriumbicarbonat führt nur zu einer wenige Stunden anhaltenden Verlagerung des Kaliums von extra- nach intrazellulär und darf insbesondere bei anurischen Patienten nur als überbrückende Maßnahme bis zum Eintreffen des Dialyseteams dienen!

Diuretikarefraktäre Überwässerung
Kommt es bei einem niereninsuffizienten Patienten trotz adäquat dosierter Diuretikatherapie (bei bestehender Restausscheidung Gabe von bis zu 1000 mg Furosemid pro Tag, eventuell in Kombination mit einem Thiazid unter sorgfältiger Elektrolytkontrolle) zu einer progredienten Überwässerung, sollte die Dialysebehandlung eingeleitet werden.

Urämische Perikarditis
Eine insbesondere bei hohen Retentionswerten auftretende, gefährliche Komplikation der Urämie ist die urämische Perikarditis. Klinische Symptome sind retrosternale Schmerzen, später Tachykardie, Hypotonie und Pulsus paradoxus. Im EKG zeigen sich häufig, aber nicht immer Veränderungen wie ST-Hebungen und Niedervoltage. Eine Echokardiographie sollte durchgeführt werden. Unter täglicher Dialyse bildet sich die urämische Perikarditis innerhalb von 1–2 Wochen zurück. Wegen der Gefahr einer hämorrhagischen Perikardtamponade sollte sparsam heparinisiert werden. Auf die unter chronischer Dialyse auftretenden Formen der urämischen Perikarditis soll hier aus Übersichtsgründen nicht eingegangen werden.

Urämie
Treten trotz adäquater Flüssigkeitszufuhr (die Urinmenge sollte unter täglicher Gewichtskontrolle bei 2 bis 2,5 Litern täglich liegen) und geeigneter Ernährung (sowohl eine Katabolie durch Mangelernährung als auch eine Aufnahme von mehr als 1 g Eiweiß/kg Körpergewicht sollte vermieden wer-

den) Urämiesymptome auf, sollte die Dialysebehandlung eingeleitet werden. Der terminale Schub in die Urämie wird häufig überraschend schnell durch interkurrente Erkrankungen wie zum Beispiel einen grippalen Infekt, eine Gastroenteritis oder eine andere Infektion ausgelöst.

Typische Urämiesymptome sind Müdigkeit, Übelkeit, Inappetenz, Fleischekel, initial typischerweise morgendliches Erbrechen sowie Diarrhoen und Bauchschmerzen durch die urämische Pseudoperitonitis. Vom Patienten selbst nicht wahrgenommen werden Foetor uraemicus und Hyperventilation durch die progrediente metabolische Azidose. Es kommt zu einem oft quälenden und therapeutisch kaum beeinflußbaren Juckreiz. Häufig treten durch die urämische Thrombozyten-Funktionsstörung Nasen- und Zahnfleischblutungen sowie Sugillationen und Spontanhämatome auf. Bei fortgeschrittener Urämie kommt es zu neurologischen Symptomen wie Verwirrtheit, „flapping tremor", Muskelzuckungen, Verbreiterungen der Reflexzonen, später Somnolenz und Koma. Unbehandelt tritt im weiteren Verlauf der Tod ein.

Die Höhe der Retentionswerte allein ist keine Indikation zum Dialysebeginn, beim raschen Anstieg der Werte, etwa bei akutem Nierenversagen, kommt es zum schnelleren Auftreten von Urämiesymptomen als beim allmählichen Anstieg und adaptierten Patienten wie bei der chronischen Niereninsuffizienz. Der Serumkreatininspiegel hängt stark von Muskelmasse, körperlicher Aktivität und Fleischgehalt der Ernährung ab und ist daher als Parameter für die Indikationsstellung zum Dialysebeginn schlecht geeignet. So kann das Serumkreatinin beim Auftreten von Urämiesymptomen bei 400 oder auch bei 1200 μmol/l liegen. Ein besserer Parameter zur Beurteilung der Dialysepflichtigkeit ist der Serumharnstoff, wenngleich auch dieser durch schwere Katabolie oder Proteinüberernährung der eigentlichen Nierenfunktion unangemessen hohe Werte erreichen kann. Mit dem Auftreten von Urämiesymptomen ist ab einem Serumharnstoffgehalt von etwa 30 mmol/l zu rechnen.

Nach neueren Untersuchungen kommt es bei einem Rückgang der endogenen Kreatininclearance von chronisch niereninsuffizienten Patienten auf unter 10 ml/min zum Rückgang der spontanen Aufnahme von Nahrungsprotein, zur Katabolie und insgesamt zum Abbau von Körpersubstanz. Weitere Indizien hierfür sind ein anders nicht erklärbarer Gewichtsverlust oder ein Abfall des Serumalbumin unter 35 g/l. Dies führt zu einer Verschlechterung der Langzeitprognose, so daß in diesem Stadium mit der Dialysebehandlung begonnen werden sollte (5).

Grundsätzlich sollte jedoch nicht auf die Urämie gewartet werden.

Konservativ nicht beherrschbare arterielle Hypertonie

Fast obligatorische Begleiterkrankung der chronischen Niereninsuffizienz ist die renale Hypertonie. Mit progredienter Verschlechterung der Restnierenfunktion kommt es zu einer Zunahme von Gesamtkörpernatrium und Extrazellulärvolumen sowie einer progredienten Aktivierung von Renin-Angiotensin-Aldosteron-System und Sympathikotonus. Experimentelle Befunde sprechen ferner für eine urämieinduziert erhöhte Gefäßreaktivität gegenüber pressorischen Stimuli und möglicherweise auch einen Mangel an vasodepressorischen Substanzen. In dieser Situation kann ein auch unter maximaler antihypertensiver Therapie nicht beherrschbarer Hochdruck auftreten, der nur noch auf die Einleitung der Dialysebehandlung anspricht. 60–70% der Patienten haben dann unter chronischer Dialyse ohne medikamentöse Therapie normotone Blutdruckwerte.

Weitere seltenere Indikationen zur Akuthämodialyse

- **Intoxikationen:** lebensbedrohliche und konservativ nicht beherrschbare Intoxikationen mit Alkoholen (z. B. Ethanol, Methanol, Isopropanol, Ethylenglykol), Salizylaten, Metothrexat oder Lithium.

- **Hyperkalzämische Krise:** falls konservativ nicht beherrschbar oder bei bereits eingetretenem Nierenversagen

- **Tumorlyse-Syndrom:** falls konservativ nicht beherrschbar oder bei bereits eingetretenem Nierenversagen. Mit einem High-Flux-Dialysator läßt sich auch Harnsäure recht gut dialysieren.

- **Diuretikarefraktäre dekompensierte Herzinsuffizienz:** In Einzelfällen können eine oder mehrere Dialysen auch bei weitgehend normaler Nierenfunktion zu einer Stabilisierung des Patienten führen.

Voraussetzungen für den extrakorporalen Kreislauf

1. Zugang

Es muß ein gefahrlos immer wieder konnektierbarer Zugang zum Blutkreislauf des Patienten vorhanden sein, über den ein für eine effiziente Dialyse nötiger Blutfluß von 200–300 ml/min erreichbar ist. Dieser Zugang kann im Prinzip einlumig (Single-needle-Dialyse, s. u.) oder zweilumig sein. Für die chronische Hämodialyse sollte jedoch im Interesse einer effizienten Behandlung in der Regel ein zweilumiger Zugang vorhanden sein.

Für die Hämodialyse kommen grundsätzlich folgende drei Zugangswege in Frage:

SHALDON-Katheter

Der nach dem schottischen Nephrologen STANLEY SHALDON benannte Katheter ist ein ein- oder zweilumiger, großkalibriger, zentralvenöser Zugang, der in Lokalanästhesie in SELDINGER-Technik in die Vena jugularis interna rechts oder links, die Vena subclavia rechts oder links (*Cave:* Thrombosen/ Stenosen) sowie beim immobilisierten Patienten in die Vena femoralis gelegt werden kann. Wahlweise kann auch ein dreilumiger Katheter mit zusätzlichem kleinkalibrigem Schenkel für ZVD-Messung oder Infusionen verwendet werden. Der Punktionsort der Wahl sollte – falls möglich – aufgrund des niedrigeren Pneumothorax- und Infektionsrisikos sowie des knickfreien Katheterverlaufes die rechte Vena jugularis interna sein.

Der SHALDON-Katheter ist der klassische Zugang für die Akutdialyse. Er ist einfach und schnell zu legen und kann bei entsprechend aseptischem Arbeiten häufig wochen- oder monatelang für die Hämodialyse benutzt werden. Die Katheterlumina werden zwischen den Dialysen mit konzentrierter

Heparinlösung versiegelt und sollten im Interesse von Liegezeit und Asepsis nicht für andere Zwecke, wie zum Beispiel Blutentnahme oder Infusionen, benutzt werden.

Eine Lyse mit Urokinase (10) kann bei Katheterthrombosen angewendet werden. Bei Infektionen der Einstichstelle oder Verdacht auf eine Infektion der Katheterspitze sollte der SHALDON-Katheter entfernt und an anderer Stelle neu gelegt werden.

Komplikationen bei der Anlage sind Blutungen besonders durch akzidentelle arterielle Punktionen, Pneumothorax und selten Nervenläsionen. Mit zunehmender Liegedauer kann es zu Infektionen, Dislokationen, Luftembolien, Blutungen bei unbeabsichtigter Öffnung des Katheters und Stenosierungen oder thrombotischen Verschlüssen der großen Venen kommen. Insbesondere bei langjährigen Dialysepatienten mit rezidivierenden Shuntoperationen führt dies häufig zu schwerwiegenden Problemen. Die Anlage eines SHALDON-Katheters sollte daher trotz der verlockenden Einfachheit in der Regel die zu vermeidende Ausnahme oder das zu überbrückende Provisorium sein. Viele Katheteranlagen lassen sich beispielsweise durch eine rechtzeitige prophylaktische Shuntanlage bei absehbarem Eintreten der Dialysepflichtigkeit vermeiden.

QUINTON-Katheter

QUINTON-Katheter sind doppellumige, großkalibrige, zentralvenöse Zugänge, die durch einen 5–10 cm langen subkutanen Tunnel, in der Regel von der oberen Thoraxapertur ausgehend, in die Vena subclavia oder die Vena jugularis interna inseriert werden. Vorteil dieses Zuganges ist der im Vergleich zum SHALDON-Katheter größere Durchwanderungsweg bei Exit-site-Infektionen und das geringere Dislokationsrisiko. Nachteile sind der größere Aufwand beim Legen und Entfernen des Katheters sowie vor allem die hohe Inzidenz von Thrombosen und Stenosierungen der großen Venen, da die Katheter mit einer Naht in der Gefäßwand fixiert werden. Durch die große Länge treten ferner häufig Thrombosierungen des Katheterlumens und insbesondere bei mangelhafter Implantationstechnik Knickbildungen mit entsprechenden Blutflußproblemen auf. Deshalb ist, falls bei einem chronischen Dialysepatienten eine Shuntanlage nicht möglich ist, unserer Erfahrung nach im Vergleich zum QUINTON-Katheter der SHALDON-Katheter die bessere Alternative.

Shunt (arteriovenöse Fistel)

Der Shunt ist als permanenter Gefäßzugang die zweifelsfrei überlegene Form der Zugänge beim chronischen Dialysepatienten. Er ist gleichzeitig die „Achillesferse“ des Dialysepatienten, da Shuntthrombosen, Shuntinsuffizienz und nicht zuletzt Shuntinfektionen einen ganz erheblichen Anteil an Krankenhausliegezeiten und nicht zuletzt an der Lebensqualität chronischer Dialysepatienten haben. Shuntprobleme sind die Ursache von etwa 30 % der stationären Krankenhausaufenthalte von Dialysepatienten. Auf Arten und Lokalisationen von Shunts wird in den anderen Kapiteln dieses Buches eingegangen. Deshalb soll an dieser Stelle nur beschrieben werden, was an einem Shunt für die Dialyse besonders wichtig ist:

Lokalisation des Shunts

Ein Dialyseshunt sollte möglichst am nichtdominanten Arm liegen (bei Rechtshändern also links). Bei „schlechten Gefäßen“ sind diese jedoch häufig am dominanten Arm besser entwickelt. Die Beweglichkeit des Armes sollte durch den Shunt nicht beeinträchtigt werden. Falls die Gefäßverhältnisse an den Armen so aufgebraucht sind, daß eine Shuntanlage an anderer Stelle erforderlich wird, muß auch die Praktikabilität der Punktion und die Keimbesiedelung der entsprechenden Körperregion (z.B. Leistenregion) bedacht werden.

Primärer Operationserfolg

Primärfunktion und Güte eines neu angelegten Shunts hängen neben den anatomischen Voraussetzungen zu einem wesentlichen Teil von der Erfahrung und vom operativen Geschick des Shunt-Chirurgen ab. Der Ausgang der im Vergleich zu manchen anderen gefäßchirurgischen Eingriffen fast banal erscheinenden Shuntanlage hat für den Dialysepatienten häufig weitreichende Konsequenzen, so zum Beispiel die Zweitanlage eines CIMINO-Shunts am rechten nach Scheitern des Primäreingriffs am linken Unterarm oder das Ausweichen auf ein Kunststoffinterponat. Angesichts der potentiell mehrfachen Shuntoperationen, die ein Mensch in seinem Leben als Dialysepatient auf sich nehmen muß, und der teilweise verheerend verbrauchten Gefäßverhältnisse nach diesen erscheint das Gelingen eines solch „banalen“ Eingriffs in einem anderen Licht. Bei der Anlage eines Shunts sollte auch berücksichtigt werden, daß der Operationsaufwand bei Revision eines Verschlusses möglichst gering sein sollte.

Lebensdauer des Shunts

Ein gut funktionierender autologer Dialyseshunt kann bei sachgemäßer Punktion und Pflege durchaus 20 Jahre oder länger erhalten bleiben. Dies ist für den Dialysepatienten ein wichtiger Faktor im Hinblick auf seine Lebensqualität, jedoch leider nicht die Regel.

Die Thromboserate bei Prothesen-Shunts ist im Vergleich zu autologen Shunts deutlich höher. So liegt zum Beispiel der durchschnittliche Zeitraum bis zur ersten Shuntthrombose bei Kunststoffshunts bei 6–12 Monaten. Die Funktionsrate einer autologen Fistel liegt nach 4 Jahren bei durchschnittlich 50%, bei einem Kunststoffinterponat nur bei 25% (8). Konsequenz für den Shunt-Chirurgen sollte sein, daß so häufig wie irgend möglich primär eine autologe Fistel angelegt werden sollte. Das Kunststoffinterponat ist generell Lösung der zweiten Wahl, läßt sich jedoch häufig bei Patienten mit schlechten oder verbrauchten Gefäßverhältnissen nicht umgehen.

Punktierbarkeit

Ein Dialyseshunt sollte gut palpabel und möglichst dicht subkutan liegen, eine ausreichende Punktionsstrecke von mindestens 10 cm haben und möglichst schmerzfrei punktierbar sein. Im Idealfall sollte die Shuntvene möglichst langstreckig unmittelbar subkutan verlaufen und gut im umgebenden Bindegewebe fixiert sein, damit sie bei Punktionsversuchen nicht wegrollt. So ist beispielsweise die V. basilica am Oberarm trotz ihrer Großlumigkeit als Shuntvene nur schlecht geeignet, weil sie tief und in unmittelbarer Nähe zu Nerven und Arterie liegt. Bei der Länge der Punktionsstrecke sollte auch bedacht werden, daß die Punktionsstellen von Dialyse zu Dialyse variiert werden müssen, was einen zusätzlichen Spielraum erfordert.

Shuntvolumen
Da die Effizienz der Hämodialyse direkt vom Blutfluß abhängt, ist ein Shuntvolumen von mindestens 250–300 ml/min für eine effektive Hämodialyse wünschenswert. Diese Forderung sollte bei der Anlage einer CIMINO-Fistel berücksichtigt werden, da ein zu geringer Shuntfluß nach Verwendung einer zu kleinlumigen Vene die Neuanlage eines Shunts erforderlich macht.

Die erreichbare Flußrate einer typischen CIMINO-Fistel zwischen A. radialis und V. cephalica liegt bei etwa 250 ml/min, bei autologen Oberarmfisteln mit 300–400 ml/min etwas höher. Ein Prothesen-Shunt hat je nach Durchmesser des Implantats und Anastomosenverhältnissen ein Flußvolumen von 400–600 ml/min. Bei langjährig bestehenden autologen Fisteln entstehen mit der allmählichen Dilatation der drainierenden Shuntvene teilweise erheblich größere Shuntvolumina bis zu 2000 ml/min oder mehr, die bei herzinsuffizienten Patienten gelegentlich ein Shunt-Banding erforderlich machen können. Neben der Volumenbelastung bei Dialysepatienten mit Herzinsuffizienz kann ein hohes Shuntvolumen bei Patienten mit arterieller Verschlußkrankheit zu Steal-Phänomenen im Versorgungsgebiet der Arterien distal der Fistelanlage führen. Dies sollte vor der primären Shuntanlage bei entsprechenden Risikopatienten bedacht werden.

Shuntprobleme
• *Insuffizienter Fluß* führt in der Regel zu einem immer wieder auftretenden Festsaugen der arteriellen Nadel an der Gefäßwand oder einem Gerätealarm wegen zu niedrigen arteriellen Druckes. Ursachen können neben einer ungünstigen Nadellage eine zu dünnlumige oder stenosierte Shuntarterie, eine Stenose der arteriellen Shuntanastomose oder eine Stenose bzw. Teilthrombosierung im vor der arteriellen Nadel liegenden Shuntanteil sein. Konsequenz ist eine Shunt-Angiographie und gegebenenfalls -revision.

• *Rezirkulation von Blut* über die Dialysefistel ist als eine von mehreren möglichen Erklärungen zu vermuten, wenn ein Patient trotz eines üblicherweise angemessenen Dialyseregimes unterdialysiert ist. Sie kann auftreten, wenn die Blutpumpe schneller als der Shuntfluß gestellt wird, die Dialysenadeln zu dicht beieinander liegen oder die Position der beiden Nadeln vertauscht wird. Eine Verwechslung von arterieller und venöser Punktionsstelle kann zum Beispiel bei Loop-Shunts auftreten. Deshalb ist oft eine Skizze des Operateurs über die Anatomie des Shunts für das Dialyseteam sehr hilfreich. Ein weiterer häufiger Grund für eine Rezirkulation ist eine Stenose im Bereich des venösen Shuntabflusses.

Klinischer Hinweis auf eine Rezirkulation ist eine „Verwässerung" des arteriellen Shuntblutes durch über die venöse Nadel rezirkulierende Kochsalzlösung beim Anschluß des Patienten an den Dialysator. Bei Verdacht läßt sich der prozentuale Anteil des rezirkulierenden Blutes aus drei Harnstoffmessungen berechnen:

$$\text{Rezirkulation} = 100 \times (Hst_{per} - Hst_{art})/(Hst_{per} - Hst_{ven})$$

wobei: Hst_{per} = periphere Harnstoffkonzentration aus Blut vom gegenüberliegenden Arm
Hst_{art} = Harnstoffkonzentration aus dem arteriellen Shuntschenkel
Hst_{ven} = Harnstoffkonzentration aus dem venösen Shuntschenkel
ist.

Das Ausmaß der Rezirkulation hängt natürlich auch von der an der Blutpumpe eingestellten Flußgeschwindigkeit ab, so daß einzelne Werte nur bei gleicher Blutpumpeneinstellung miteinander vergleichbar sind. Bei einer Rezirkulation von mehr als 10–15 % sollte eine Shunt-Angiographie durchgeführt werden.

- *Stenosen im Bereich der ableitenden Shuntvene* können auch auftreten, ohne zu einer manifesten Rezirkulation zu führen. Hinweise sind ein allmählicher Anstieg des an der Dialysemaschine ablesbaren venösen Abflußdruckes, eine Schwellung des Shuntarmes durch die venöse Abflußbehinderung und letztendlich häufig eine Shuntthrombose. 35–65 % aller Patienten mit Shuntthrombose haben bei Durchführung einer Shunt-Angiographie nach Thrombektomie eine höhergradige Stenosierung der ableitenden Shuntvene, die auch im zentralvenösen Bereich lokalisiert sein kann. Bei klinischem Verdacht auf eine solche Stenose sollte eine Angiographie durchgeführt werden, bevor es zum Shuntverschluß kommt.
- *Shuntinfektionen* sind bei autologen Fisteln selten, bei Kunststoffprothesen jedoch leider nicht ungewöhnlich. 25 % aller durch Shuntprobleme bedingten stationären Aufenthalte von Hämodialysepatienten in den USA sind durch Shuntinfektionen bedingt. Dieser hohe Anteil ist sicherlich auch dadurch erklärbar, daß in den USA mehr als 80 % aller Patienten mit synthetischen Shunts versorgt werden (3). Klinische Hinweise sind – nicht obligatorisch – lokale Rötung und Schwellung, anders nicht erklärbare Temperaturen und Entzündungszeichen sowie gegebenenfalls positive Blutkulturen. Wie bei anderen Infektionen sollte bei den immunologisch häufig weitgehend anergen chronischen Dialysepatienten bedacht werden, daß auch bedrohliche Infektionen nur mit inadäquat geringen systemischen Reaktionen wie Fieber, Schüttelfrost oder Leukozytose einhergehen können. Bei gering- bis mittelgradigen Shuntinfekten kann auch bei Kunststoffprothesen ein konservativer Versuch mit Antibiotika unternommen werden. Bei Persistenz der Infektion muß das Interponat entfernt werden.

Single-needle-Dialyse
Üblicherweise wird bei der Hämodialyse der Shunt mit 2 Nadeln punktiert. Aus der Nadel nahe der arteriellen Anastomose wird das Blut entnommen und über die Nadel weiter in Richtung des venösen Abstroms zurückgegeben. Dabei sollte ein Mindestabstand von 5–6 cm zwischen beiden Punktionsstellen vorhanden sein, um eine Rezirkulation des Blutes zu vermeiden.

Verwendet man einen temporären zentralvenösen Zugang (SHALDON- oder QUINTON-Katheter), ist dieser üblicherweise doppellumig. Durch seitliche Perforationen proximal am Katheter wird das Blut entnommen und durch eine Öffnung an der Spitze des Katheters zurückgegeben. So läuft die Blutpumpe kontinuierlich mit einem Fluß von 200–250 ml/min.

Kann der Shunt jedoch zum Beispiel nach einem operativen Eingriff nur mit einer Nadel punktiert werden oder steht nur ein einlumiger SHALDON-Katheter zur Verfügung, so kann nach dem Single-needle-Verfahren dialysiert werden. Hierbei arbeitet die Dialysemaschine mit zwei abwechselnd laufenden Pumpen, über die durch den Shunt bzw. Katheter abwechselnd Blut entnommen und zurückgegeben wird. Selbst bei einer Blutpumpeneinstellung von 300 ml/min beträgt in diesem Fall der effektive Blutfluß nur 150–200 ml/min, da das Blut jeweils nur in eine Richtung fließt. Die Single-needle-Dialyse ist also in bezug auf die Effektivität nur ein Provisorium und sollte dementsprechend nur vorübergehend angewendet werden.

2. Antikoagulation während der Hämodialyse

Um eine Gerinnung des Blutes im extrakorporalen Kreislauf zu vermeiden, muß der Patient während der Dialysebehandlung in der Regel PTT-gesteuert heparinisiert werden. Das Heparin wird dem Blut entweder intermittierend in Form von Boli oder kontinuierlich über eine steuerbare Pumpe zugesetzt. Als Monitoring bei Verwendung von unfraktioniertem Heparin wird das Ausmaß der Antikoagulation in Form der aktivierten partiellen Thromboplastinzeit (APTT) gemessen. Dieser Schnelltest kann mit Hilfe von sehr einfach bedienbaren, in jeder Dialyseeinheit vorhandenen Geräten mit ca. 0,5 ml Blut in wenigen Minuten durchgeführt werden. Die APTT sollte je nach Biokompatibilität der verwendeten Kapillare in einem Bereich von 160–220 Sekunden liegen, um einerseits eine extrakorporale Gerinnung, andererseits eine Überantikoagulation zu vermeiden.

Beim Auftreten von heparinassoziierten Nebenwirkungen kann auch mit niedermolekularem Heparin gearbeitet werden. Die dabei als Monitoring verwendete Anti-Faktor-Xa-Aktivität ist jedoch bis heute wesentlich aufwendiger zu bestimmen als die APTT. Bei manifest blutenden oder blutungsgefährdeten Patienten in der Akutdialyse gibt es experimentelle Ansätze der Antikoagulation mit Prostazyklinen, die jedoch bisher keine eindeutige Reduktion des Blutungsrisikos gezeigt haben.

Die in den 70er Jahren propagierte Antagonisierung der Heparinwirkung mit Protamin ist wegen der schlechten Steuerbarkeit und der verschiedenen Halbwertszeit von Protamin und Heparin sowie aufgrund des relativ hohen Allergierisikos weitgehend verlassen worden.

Standard bei Blutungsgefahr in der Dialyse ist heute die heparinfreie Dialyse. Voraussetzungen hierfür sind die Verwendung von besonders biokompatiblen High-Flux-Dialysatoren und ein möglichst hoher Blutfluß (300 ml/min). Für eine heparinfreie Dialyse werden in der Regel zwei komplette Systeme benötigt. Bei entsprechendem Handling läßt sich das Verfahren bei 80–90 % der Patienten effektiv durchführen; Nachteile sind der erhöhte Material- und Personalaufwand.

3. Voraussetzung von seiten des Patienten

Neben den oben erwähnten Indikationen zur Hämodialyse ist selbstverständlich Voraussetzung für die Durchführung einer Hämodialyse, daß der Patient mit der Behandlung einverstanden ist. Vor Einleitung einer chronischen Hämodialysebehandlung sollte gerade bei sehr alten oder multimorbiden Patienten sorgfältig abgewogen und mit dem Patienten und gegebenenfalls dessen Angehörigen besprochen werden, ob die Nierenersatzbehandlung einen Gewinn an Überlebenszeit und Lebensqualität bietet. Eine generelle Altersgrenze für die Aufnahme in ein chronisches Nierenersatzprogramm gibt es in Deutschland nicht.

Vor Anlage eines Shunts sollten mit dem Patienten die beiden in Frage kommenden Möglichkeiten der Nierenersatzbehandlung, die Hämodialyse und die Peritonealdialyse, ausführlich besprochen und geklärt worden sein, daß der Patient sich tatsächlich für die Hämodialyse entschieden hat.

Eine weitere wichtige Voraussetzung für die „Dialysefähigkeit" eines Patienten ist eine gewisse Kreislauf- und Rhythmusstabilität, da die Veränderungen von Elektrolyt-, Säure-Basen- und Wasserhaushalt während der Hämodialyse toleriert werden müssen. Bei Patienten im Schock, Katecholaminpflichtigkeit oder weniger als 12 Stunden zurückliegenden Reanimationen sowie lebensbedrohlichen Rhythmusstörungen sollte eher eine kontinuierliche Hämofiltration durchgeführt werden.

Festlegung des Soll-Trockengewichtes

Das Soll-Trockengewicht eines Dialysepatienten ist das Gewicht, das dieser nach adäquatem Volumenentzug durch die Dialyse, also im idealen Hydratationszustand, haben sollte. Als klinische Orientierung dienen zunächst typische Hyperhydratationszeichen wie Ödeme, Pleuraergüsse, pulmonale Stauung und bei schwerer Überwässerung eventuell Aszites. Nach Beseitigung dieser sichtbaren Zeichen der Hyperhydratation können meist noch 2–3 l Flüssigkeit entzogen werden. In manchen Zentren wird sonographisch die Weite und der inspiratorische Kollaps der V. cava inferior bestimmt. Aufwendigere Methoden wie Bestimmung des atrialen natriuretischen Peptids oder bioelektrische Impedanzmessung konnten sich bisher nicht in breiterem Umfang durchsetzen. Spätestens beim Auftreten von Hypotonie und Krämpfen bei langsamem Volumenentzug kann man empirisch erkennen, daß das Soll-Trockengewicht erreicht ist.

Das Soll-Trockengewicht, das nach Wiegen des Patienten vor der Dialyse leicht zu errechnen ist, ist zum einen ein Maß dafür, wieviel Volumen bei der Dialyse entzogen werden muß; zum anderen dient es dem Patienten – ausreichende Mitarbeit vorausgesetzt – dazu, daß er durch Wiegen zwischen den Dialysen feststellen kann, wieviel Flüssigkeit er bereits eingelagert hat und welcher Spielraum in seiner Trinkmenge noch gegeben ist.

Das Soll-Trockengewicht sollte bei Patienten mit einer schweren Herzinsuffizienz oder einem volumenabhängigen Hypertonus eher möglichst niedrig sein. Beim akuten Nierenversagen mit Hoffnung auf eine Erholung der Nierenfunktion, nach Nierentransplantation ohne primäre Transplantatfunktion oder bei guter Restausscheidung sollte es eher etwas höher angesetzt werden. Es handelt sich hierbei also nicht um einen absoluten Wert, sondern um einen Parameter, der immer wieder überdacht und gegebenenfalls neu festgesetzt werden sollte. So kann zum Beispiel ein chronisch niereninsuffizienter Patient, bei dem sehr spät und in bereits deutlich reduziertem Ernährungszustand mit der Dialyse begonnen wurde, nach Besserung seines Zustands durch die Dialyse rasch an Substanz zunehmen. Das Soll-Trockengewicht muß in diesem Fall nach oben korrigiert werden. Umgekehrt verlieren häufig multimorbide Patienten unbemerkt an Fett und Muskelmasse, ohne daß zunächst sichtbare Überwässerungszeichen auftreten. Gleiches gilt natürlich nach Amputation einer Gliedmaße oder Entfernung einer Zystenniere. Wird das Soll-Trockengewicht in diesen Fällen nicht nach unten korrigiert, kann der Patient beispielsweise plötzlich im Dialyseintervall ins Lungenödem geraten.

Festlegung der ausreichenden Dialyse-Effizienz

Wie bereits oben erwähnt, sind Harnstoff und Kreatininwert alleine sehr unzuverlässige Parameter zur Beurteilung der Urämiekontrolle. Gerade die Höhe des Serumkreatinins spiegelt bei Dialysepatienten eher die Muskelmasse und -aktivität wieder als die Qualität der Dialyse. Eine unzureichende Dialyse führt zu Inappetenz und Unterernährung und letztendlich zu einer überhöhten Morbidität und Mortalität bei chronischen Dialysepatienten (1,7,9).

Anhaltspunkt für den Ernährungszustand und wichtiger prognostischer Parameter für die Mortalität ist neben dem subjektiven Eindruck das Serumalbumin. Ansätze, die Dialyseeffizienz genauer zu ermitteln, sind die Berechnung der Harnstoffreduktionsrate unter Dialyse, der Protein catabolic rate (PCR) als Maß für den Eiweißgehalt der Ernährung oder des Kt/V als Maß der Harnstoffeliminierung im Verhältnis zum Verteilungsvolumen des Serumharnstoffs des individuellen Patienten. Ein System zur semikontinuierlichen Messung des eliminierten Harnstoffs im abfließenden Dialysat (Biostat, Fa. Baxter) befindet sich in Erprobung.

Auch angesichts dieser erfreulichen Fortschritte sollte bedacht werden, daß Harnstoff nur eines von zahlreichen Urämietoxinen ist, das zudem noch eine sehr hohe Dialyse-Clearance aufweist und sich im Gegensatz zu vielen anderen Substanzen rasch zwischen Intra- und Extrazellulärraum äquilibriert. Eine ausreichende Dialysezeit bleibt gerade für die langsam von extravasal nachdiffundierenden Substanzen von essentieller Bedeutung. Eindrucksvoll sind in diesem Zusammenhang größere Mortalitätsstatistiken von vergleichbaren Dialysekollektiven in den USA und Europa, in denen die 5-Jahres-Überlebensrate in den USA 40%, in Europa 60% betrug, die wöchentliche Dialysezeit dagegen 9,8 vs. 13 Stunden (2).

Komplikationen der Hämodialysebehandlung

■ **Hypotonie** Die häufigste Ursache der dialyseassoziierten Hypotonie ist der zu rasche Volumenentzug. Therapiemöglichkeiten sind Pausieren der Ultrafiltration, intravenöse Gabe von 10–20 ml 10%iger Kochsalzlösung und bei bedrohlicher symptomatischer Hypotonie Infusion von 250 ml 0,9 %iger Kochsalzlösung oder im Einzelfall Plasmaexpander (Gelafundin). Spricht die Hypotonie auf diese Maßnahmen nicht an, sollte an eine andere Ursache, wie zum Beispiel ein deutlich zu niedriges Soll-Trockengewicht oder einen Wiegefehler, einen Gerätedefekt, ggf. Acetatunverträglichkeit, eine Blutung, eine larvierte Sepsis oder ein Linksherzversagen gedacht werden.

■ **Muskelkrämpfe** Bei zu schnellem Volumenentzug oder zu niedrigem Soll-Trockengewicht kommt es zum Auftreten von Krämpfen der Waden- oder auch Rückenmuskulatur. Therapiemöglichkeiten sind, wie bei der Hypotonie, Pausieren der Ultrafiltration, intravenöse Gabe von 10–20 ml 10 %iger Kochsalzlösung oder 20–30 ml 50 %iger Glucoselösung, eventuell 5–10 ml 20 %iges Magnesiumascorbat, bei anhaltenden Krämpfen Infusion von 250 ml 0,9 %iger Kochsalzlösung. Häufig treten die Muskelkrämpfe auch nach Ende der Dialyse oder in der darauffolgenden Nacht auf.

■ **Herzrhythmusstörungen** Gerade angesichts der hohen Prävalenz der koronaren Herzkrankheit sowie der hypertensiven und urämischen Herzerkrankung bei Dialysepatienten kann es während der dialyseassoziierten Verschiebung von Elektrolyt- und Säurebasenhaushalt zum gehäuften Auftreten von Rhythmusstörungen kommen. Insbesondere bei digitalisierten oder anders antiarrhythmisch behandelten Patienten sollte bei der Dialyse eine zu schnelle oder zu starke Absenkung des Serumkaliums vermieden werden, beim Auftreten von bedrohlichen Rhythmusstörungen sollte zunächst das Dialysatkalium erhöht werden. Der Einsatz antiarrhythmischer Medikamente während der Dialyse sollte zurückhaltend erfolgen, da die meisten dialyseassoziierten Arrhythmien spontan nach Ende der Behandlung sistieren. Das neue Auftreten von Arrhythmien unter Dialyse sollte Anlaß zur kardiologischen Abklärung im Intervall sein.

■ **Angina pectoris** Mehr als zwei Drittel aller Dialysepatienten sterben an kardiovaskulären Erkrankungen. Das Auftreten von pektanginösen Beschwerden gerade bei hohem Volumenentzug oder Hypotonie ist bei Patienten mit koronarer Herzkrankheit nicht ungewöhnlich. Ein akuter Myokardinfarkt während der Dialyse ist jedoch möglicherweise wegen der Heparinisierung außerordentlich selten.

■ **Dialyse-Dysäquilibrium** Besonders bei den ersten Dialysebehandlungen und hohen Harnstoffwerten kann es bei zu schneller oder zu starker Absenkung des Harnstoffgehaltes zum Auftreten eines Dysäquilibrium-Syndroms mit Kopfschmerzen, Verwirrtheit, Erbrechen, Krampfanfällen und schlimmstenfalls irreversiblen neurologischen Schäden bis hin zur pontinen Myelinolyse und zum Tode kommen. Ursache hierfür ist wahrscheinlich ein zu schneller Abfall der Serumosmolalität in Relation zur intrazellulären Osmolalität im Gehirn. Aus diesem Grunde sollten Patienten mit beginnender Dialyse-Behandlung zunächst an 3 aufeinanderfolgenden Tagen nur kurz (2 Stunden oder 3 Stunden mit Gleichstrom des Dialysats) dialysiert werden. Besondere Vorsicht ist bei verwirrten oder bewußtlosen bzw. beatmeten Patienten geboten.

▪ **Virusinfektionen** Überwiegend durch die zahlreichen Bluttransfusionen, aber auch durch Infektionen über die Dialysemaschine und auf anderem Wege im Dialysezentrum kam es in früheren Jahren zur Infektion zahlreicher Hämodialysepatienten mit Hepatitis B und C. Bis heute ließ sich die Zahl der Neuinfektionen einerseits durch die geringere Transfusionsfrequenz unter dem Einsatz von Erythropoietin deutlich senken. Andererseits werden die Patienten systematisch auf Hepatitis B und C sowie HIV getestet und im Falle einer Infektion entsprechende Desinfektions- und Isolationsmaßnahmen ergriffen.

Dialyseassoziierte Begleiterkrankungen und ihre Therapie

Renale Anämie

Die renale Anämie ist seit Entwicklung des gentechnologisch hergestellten Erythropoietins leichter behandelbar geworden. Grundlage der Korrektur der renalen Anämie ist eine adäquate Dialyse, da ein Großteil der Patienten schon dadurch eine ausreichende Hämoglobin-Konzentration (meist um 10 g/dl) entwickelt oder zumindestens weniger Erythropoietin benötigt als unterdialysierte Patienten. Vor Beginn einer Therapie mit Erythropoietin sollten Serumeisen, Transferrinsättigung und Ferritin bestimmt werden. Anders als bei Nierengesunden besteht bei den meisten Dialysepatienten eine Eisenverwertungsstörung, so daß trotz eines normalen oder sogar erhöhten Ferritinwertes, besonders bei Beginn einer Erythropoietinbehandlung, ein funktioneller Eisenmangel entsteht, der entweder durch Eisensubstitution oder durch eine kostenintensivere deutliche Erhöhung der Erythropoietindosis überwunden werden kann. Maßgeblich für die Eisensubstitution ist die Höhe der Transferrinsättigung, die über 20 % liegen sollte. Ist dies durch eine orale Eisensubstitution nicht erreichbar, kann das Eisen auch intravenös gegeben werden, wobei die Konsequenzen einer so möglicherweise entstehenden iatrogenen Eisenüberladung (Hämosiderose der Leber, kardiovaskuläre Folgeerscheinungen) nur schwer abzusehen sind.

Ist zum Beispiel nach Blutungen oder chirurgischen Eingriffen doch die Transfusion von Erythrozytenkonzentraten unumgänglich, sollte bedacht werden, daß potentiell für eine Nierentransplantation in Frage kommende Patienten nur leuko- und thrombozytenarmes Blut erhalten sollten und daß jede Blutkonserve durch hämolysierte Erythrozyten reich an Kalium ist und deshalb nur in Notfällen außerhalb der Dialyse gegeben werden sollte. Nach einer Notfalltransfusion muß an die Gefahr einer Hyperkaliämie gedacht werden.

Diät

Im Zuge der Entwicklung immer leistungsfähigerer Dialysatoren sind die Diätbeschränkungen für Dialysepatienten weniger streng geworden und werden von den unterschiedlichen Dialyseeinheiten sehr unterschiedlich gehandhabt. Einige wesentliche Punkte sollten jedoch berücksichtigt werden:

▪ **Flüssigkeit** Idealerweise sollte ein Dialysepatient nicht mehr als 500 ml zuzüglich der erhaltenen Restausscheidung täglich zu sich nehmen. Dabei müssen auch versteckte Flüssigkeiten beispielsweise in Form von Suppen,

Obst, Joghurt oder ähnlichem berücksichtigt werden. Für anurische Patienten bedeutet dies eine erhebliche Einschränkung der Lebensqualität und wird von ihnen daher häufig nicht akzeptiert. Die Gewichtszunahme im Dialyseintervall sollte 2–3 kg nicht überschreiten, weil ein größerer Volumenentzug mit häufig quälenden Nebenwirkungen wie Blutdruckabfällen und Krämpfen während der Dialyse und großem Durstgefühl danach verbunden ist. Der Wechsel zwischen ständiger Volumenüberladung und massiven Entzügen führt zu einer Zunahme der kardiovaskulären Mortalität. Während stationärer Krankenhausaufenthalte sollten Infusionen auf das notwendige Minimum beschränkt werden. Selbstverständlich kann auch bei einem Dialysepatienten beispielsweise im Rahmen einer Gastroenteritis eine Dehydratation auftreten.

▪ **Kalium** Wegen der Gefahr einer Hyperkaliämie sollten die Patienten eine kaliumarme Diät einhalten und in der Regel auch keine kaliumhaltigen Infusionen (die meisten kliniküblichen Mischinfusionslösungen!) erhalten. Gegebenenfalls kann durch Einnahme eines kaliumbindenden Austauscherharzes ein Teil des mit der Nahrung aufgenommenen Kaliums absorbiert werden.

▪ **Phosphat** Wegen der Einschränkung der renalen Phosphateliminierung sollte eine phosphatarme Diät eingehalten und auf phosphathaltige Infusionen verzichtet werden. Da Phosphat schlecht dialysabel ist, müssen die meisten chronischen Dialysepatienten Phosphatbinder einnehmen.

▪ **Magnesium** Die Gefahr einer Hypermagnesiämie besteht weniger durch die Ernährung als durch Gabe von Magnesiumpräparaten bei Niereninsuffizienz. Diese sollte, falls indiziert, nur unter Kontrolle des Magnesiumspiegels erfolgen.

▪ **Kochsalz** Da bei anurischen Patienten die Regulation des Gesamtkörpernatriums durch die Niere entfällt, sollte die Kochsalzzufuhr auf täglich 3 g beschränkt werden. Eine hohe Natriumzufuhr führt zu Durst und zu Schwierigkeiten bei der Einhaltung der Trinkmengenbeschränkung

▪ **Protein** Um eine Malnutrition und Katabolie zu vermeiden, sollte ein chronischer Dialysepatient täglich etwa 1 g Eiweiß/kg Körpergewicht zu sich nehmen. Dabei sollten auch ausreichend Kalorien in Form von Kohlenhydraten und Fett zugeführt werden. Ist eine parenterale Ernährung bei einem Dialysepatienten notwendig, sollten 1 g Aminosäuren/kg Körpergewicht idealerweise mit einem hohen Anteil essentieller Aminosäuren neben den üblichen Mengen an Kohlenhydraten, Fetten und Vitaminen gegeben werden. Auch hier ist zu beachten, daß Kalium und Phosphat nur bei Bedarf substituiert werden dürfen. Um eine Volumenüberlastung zu vermeiden, sollten nur hochkonzentrierte Lösungen infundiert und auf überflüssige Trägerlösungen und Infusionen zum Offenhalten der Zugänge verzichtet werden.

Kalzium-/Phosphatstoffwechselstörungen und renale Osteopathie

Im Stadium einer Nierenfunktionseinschränkung ab einem Serumkreatininwert von etwa 200 µmol/l kommt es zu einer verminderten renalen Bildung des aktiven Vitamin-D-Metaboliten 1,25-Dihydroxycholecalciferol. Die dadurch entstehende verminderte enterale Kalziumresorption und die verminderte Ansprechbarkeit der Knochenzellen auf Parathormon führen zu einer Hypokalziämie, die wiederum ein Stimulus für die verstärkte Ausschüttung von Parathormon, den sekundären Hyperparathyreoidismus, ist.

Bei weiter fortschreitender Niereninsuffizienz kommt es schließlich zur Erhöhung des Serumphosphatspiegels durch verminderte renale Phosphatausscheidung und verstärkte Freisetzung von Phosphat aus demineralisiertem Knochen. Dies ist ein weiterer Stimulus für die Ausschüttung von Parathormon, die zusammen mit dem Mangel an aktiven Vitamin-D-Metaboliten zur Entstehung der renalen Osteopathie führt.

Die Folgen der renalen Osteopathie sind, stark vereinfacht gesagt, eine schon im Prädialysestadium beginnende und immer weiter fortschreitende Strukturveränderung und Demineralisation des Knochens. Diese verläuft jahrelang asymptomatisch, führt dann aber zu Knochenschmerzen und vor allem zu schwer behandelbaren Spontanfrakturen. Die immer weiter fortschreitende Hypertrophie der stimulierten Nebenschilddrüsen führt unbehandelt häufig zu einer Entkoppelung der Funktion der adenomatösen Organe vom Serumkalziumspiegel, dem tertiären Hyperparathyreoidismus, der nur noch durch operative Parathyreoidektomie beherrschbar ist.

Therapeutisches Ziel ist es, durch Gabe von Vitamin-D-Metaboliten möglichst frühzeitig das Auftreten des sekundären Hyperparathyreoidismus zu bremsen und die Entstehung der renalen Osteopathie zu verhindern sowie durch phosphatarme Diät und Gabe von phosphatbindenden Medikamenten den Serumphosphatgehalt zu normalisieren. Ob das Vitamin D dabei täglich oder nur dreimal wöchentlich als Bolus gegeben werden soll und ob die sehr viel teurere intravenöse Gabe der oralen wesentlich überlegen ist, ist noch nicht abschließend entschieden.

Als Phosphatbinder stehen zum einen die älteren aluminiumhaltigen (z. B. Antiphosphat, Aludrox, Phosphonorm) und zum anderen die neuer entwickelten kalziumhaltigen Verbindungen (Kalziumkarbonat, Kalziumacetat, Kalziumketoglutarat) zur Verfügung. Gemeinsam ist beiden Gruppen, daß die Wirkstoffe sich im Gastrointestinaltrakt mit dem Nahrungsphosphat verbinden und in dieser Form überwiegend mit dem Stuhl ausgeschieden werden. Deshalb sollten diese Medikamente unmittelbar zu den Mahlzeiten eingenommen werden. Gemeinsam ist beiden Gruppen außerdem, daß ein schwer kalkulierbarer Anteil des Aluminiums bzw. des Kalziums resorbiert wird.

Da Aluminium renal eliminiert wird, kann es zu einer Akkumulation von Aluminium im Organismus von Dialysepatienten kommen, was nach Jahren dann zu schweren und kaum behandelbaren toxischen Nebenwirkungen auf Knochenstoffwechsel, Blutbildung und Zentralnervensystem führen kann. Aluminiumhaltige Phosphatbinder sollten folglich nur kurzfristig gegeben werden, wenn der Einsatz eines kalziumhaltigen Präparates kontraindiziert ist. Dies ist der Fall bei nichtbeherrschter Hyperphosphatämie.

Die Resorption von Kalzium aus einem dieser Medikamente kann zu einer Hyperkalziämie führen, die bei hohem Serumphosphatspiegel eine Überschreitung des Löslichkeitsproduktes von Kalzium und Phosphat und somit eine kaum therapierbare Ausfällung des Salzes aus beidem im Gewebe zur Folge hat. Neben der renalen Osteopathie haben die Störungen im Kalzium-Phosphatstoffwechsel einen negativen Einfluß auf die bei Dialysepatienten weit verbreitete arterielle Verschlußkrankheit; Pathogenese und Ausmaß sind hier bis heute nur unzureichend bekannt.

Kardiovaskuläre Erkrankungen

Kardiovaskuläre Erkrankungen sind die Ursache für mindestens 15% der Krankenhausaufenthalte und 50% der Mortalität von Dialysepatienten. Häufig bestehen bereits beim Eintritt in die chronische Dialysepflichtigkeit weit fortgeschrittene Gefäßveränderungen durch die meist lange bestehende arterielle Hypertonie und Lipidstoffwechselstörungen. Zwischen 15 und 45% aller terminal Niereninsuffizienten (der Anteil ist in den einzelnen Ländern sehr unterschiedlich) sind Spätsyndromdiabetiker, zwischen 10 und 30% wurden aufgrund einer hypertensiven Nephropathie dialysepflichtig. So leiden mindestens ein Drittel bis die Hälfte der Patienten bereits zu Beginn der chronischen Dialysebehandlung an einer weit fortgeschrittenen Erkrankung, die neben den Nieren in der Regel auch mehrere andere Organsysteme befällt. Auch bei der Behandlung der koronaren Herzerkrankung bei Dialysepatienten ist therapeutischer Nihilismus unangebracht. Neuere Studien zeigen, daß die Ergebnisse der PTCA bei Dialysepatienten deutlich schlechter sind als im Normalkollektiv. Die Ergebnisse einschließlich der Mortalitätsrate nach intrakoronaren Stenteinlagen und Bypass-Operationen sind jedoch nur mäßig schlechter als beim Nichtdialyse-Kollektiv (11).

Infektionen

Infektionen sind Ursache für 10–15% der stationären Aufenthalte und 20–25% der Mortaliät bei chronischen Hämodialyse-Patienten. Ursache hierfür ist das durch die Urämie bedingte schwere Immundefizit. Besonders langjährige chronische Dialysepatienten zeigen auch bei schweren und lebensbedrohlichen Infektionen nur geringe systemische Reaktionen wie Leukozytose, Fieber oder Schüttelfrost. Ein hierfür typisches Beispiel ist die Sepsis, die sich bei einem Dialysepatienten teilweise nur durch Hypotonie und Tachykardie im beginnenden Schock äußert und ansonsten weitgehend asymptomatisch verlaufen kann. Es ist bei dieser Patientengruppe neben einer entsprechend aufmerksamen Patientenbeobachtung eine besonders konsequente Erregerdiagnostik und antibiotische Therapie erforderlich, wobei an die Dosisanpassung der eingesetzten Antibiotika gedacht werden sollte.

LITERATUR

1. Bergström J (1995) Nutrition and mortality in hemodialysis. J Am Soc Nephrol 6: 1329–1341
2. D'Amico G (1993) Comparability of the different registries on renal replacement therapy. Am J Kidney Dis 25:113–118
3. Feldman HI, Held PJ, Hutchinson JT, Stoiber E, Hartigan MF, Berlin JA (1993) Hemodialysis vascular access morbidity in the united states. Kidney Int 43:1091–1091
4. Franz HE (1996) Blutreinigungsverfahren. 5.Aufl., Thieme, Stuttgart
5. Hakim RM, Lazarus JM (1995) Initiation of Dialysis. J Am Soc Nephrol 6:1319–1328

6. Hakim RM, Wingard RL, Parker RA (1994) Effect of the dialysis membrane in the treatment of patients with acute renal failure. N Engl J Med 344:1338–1342
7. Hakim RM, Breyer J, Ismali N, Schulmann G (1995) Effects of dose of dialysis on morbidity and mortality. Am J Kidney Dis 23:661–669
8. Keller F, Loewe HJ, Bauknecht KJ, Schwarz A, Offermann G (1988) Kumulative Funktionsraten von orthotopen Dialysefisteln und Interponaten. Dtsch Med Wschr 113: 332–336
9. Lowrie EG (1994) Chronic dialysis treatment: Clinical outcome and related processes of care. Am J Kidney Dis 24:255–266
10. Prischl FC, Wallner M, Berent R, Lenglinger F, Kramar R (1995) Urokinase-Lyse von thrombotisch verschlossenen zentralvenösen Kathetern zur Aufrechterhaltung der Katheterfunktion bei Hämodialysepatienten. Nieren- und Hochdruckkrankheiten 24: 319–323
11. Owen CH, Cummings RS, Sell TL, Schwab SJ, Jones RH, Glower DD (1994) Coronary artery bypass grafting in patients with dialysis-dependent renal failure. Ann Thorac Surg 58:1729–1733
12. Schiffl H, Lang SM, König A, Strasser T, Haider MC, Held E (1994) Biocompatible membranes in acute renal failure: prospective case-controlled study. Lancet 344: 570–572
13. Schiffl H, Sitter T, Lang S, König A, Haider M, Held E (1995) Bioincompatible membranes place patients with acute renal failure at increased risk of infection. ASAIO Journal 41:M709–M712

2.2 Peritonealdialyse

M. Wilfling

Entwicklung und Ergebnisse

Bereits vor 250 Jahren wurde die Technik der Peritoneallavage beschrieben. Es folgten systematische Untersuchungen zur Physiologie des Peritoneums (Wegner 1877, Starling und Tubby 1894), tierexperimentelle Versuche zur intermittierenden Peritonealdialyse mit ersten intraperitonealen Flüssigkeitsinstillationen an einer urämischen Patientin (Ganter 1923) und die erste kontinuierliche Peritonealdialyse an drei urämischen Patienten mit toxisch bedingtem akuten Nierenversagen (Heusser und Werder 1927). Doch erst der 1968 von Tenckhoff entwickelte Langzeit-Verweilkatheter war die entscheidende Voraussetzung für eine langfristige Therapie. 1976 schufen Popovich und Moncrief mit der Einführung der kontinuierlichen ambulanten Peritonealdialyse (CAPD) die Basis für die breite klinische Anwendung.

Inzwischen hat sich die Peritonealdialyse neben der Hämodialyse als eine weitere Dialysemethode in der Nierenersatztherapie fest etablieren können (15). In der Heimdialyse ist sie zu der am häufigsten angewandten Methode avanciert. Bei insgesamt steigender Tendenz werden mittlerweile weltweit um etwa 95 000 Patienten, entsprechend einem Anteil von ca. 15 % aller Dialysepatienten, mit diesem Verfahren behandelt. In Deutschland sind es im Vergleich 7,5 %.

Vergleichsstudien zur Mortalität von Hämo- und Peritonealdialyse-Patienten liefern teilweise unterschiedliche Ergebnisse. Mehrere Studien zeigen aber vergleichbare Mortalitätsraten (5, 14, 18; Übersicht früherer Studien bei 13). Im Gegensatz dazu fanden BLOEMBERGER und Mitarbeiter eine erhöhte Mortalität unter Peritonealdialyse, insbesondere für über 55jährige und ältere Diabetiker (1). Die Erfahrungen über 10 Jahre Behandlungsdauer sind bislang nur marginal. Erst neuere, noch laufende, erstmalig auch randomisiert prospektiv angelegte Studien werden allerdings auch eine adäquate Dialysedosis beachten. Derzeit kann aber unter Berücksichtigung einer gewissenhaften Patientenselektion und der Qualitätskriterien von einer vergleichbaren Mortalitätsrate im Vergleich zur Hämodialyse ausgegangen werden (5,16). Besonderer Aufmerksamkeit bedürfen ältere Patienten, Diabetiker und Langzeitdialysepatienten ohne Restdiurese.

Das Methoden-Überleben (d.h. die mit einem Verfahren mögliche Behandlungsdauer) der Peritonealdialyse wird in den meisten Studien geringer als unter Hämodialyse angegeben. Im Canadian Organ Replacement Register werden für den Zeitraum von 1981–1993 für 15- bis 44jährige Nichtdiabetiker nach drei Jahren 55 % gegenüber 80 % bei der Hämodialyse angegeben (2). Einzelzentren berichten aber auch über Raten bis zu 86 % bei der CAPD nach drei Jahren (9). Die zum Teil erheblichen Unterschiede zwischen den einzelnen Zentren bei den Multizenterstudien weisen auf einen starken Einfluß nicht patientenassoziierter Faktoren wie Erfahrungen mit der Methode und Patientenauswahl hin (6, 12). Hauptursachen der „dropouts“ sind die Peritonitis mit 40–47 %, der Funktionsverlust des Peritoneums und eine inadäquate Dialyse mit 15–16 %, katheterbedingte Probleme mit 9–15 % sowie der Wunsch des Patienten mit 4–15 % (13). Vergleiche zur Lebensqualität und Rehabilitation bei beiden Dialyseverfahren lassen, wenn auch mit erheblichen methodischen Schwierigkeiten behaftet, einen geringen Vorteil für die CAPD erkennen (7).

Prinzip der Peritonealdialyse

Bei der Peritonealdialyse werden urämische Toxine ebenso wie bei der Hämodialyse vorwiegend nach dem Diffusionsprinzip entfernt. Sie bedient sich der natürlichen semipermeablen Membran des Peritoneums, das eine Oberfläche von ca. 1,5 m^2 aufweist und das peritoneale Kapillarblut von der hypertonen Dialyselösung in der Bauchhöhle trennt. Während der Verweilzeit kommt es in Abhängigkeit von der Molekülgröße mit unterschiedlichen Transportraten zur Äquilibrierung der harnpflichtigen Substanzen zwischen Blut und Dialysat. Im Vergleich zur Hämodialyse mit Cuprophan-Dialysatoren werden mittel- bis großmolekulare Substanzen besser eliminiert. Der Volumenentzug wird durch osmotischen Austritt von Flüssigkeit in die Peritonealhöhle gewährleistet. Ein effektiver osmotischer Gradient für die Ultrafiltration wird durch Zusatz von Glukose in einer Konzentration von 1,5–4 % – je nach gewünschtem Volumenentzug – erreicht. Neben Elektrolyten wie Natrium, Chlorid, Kalzium und Magnesium enthält die Dialyselösung zusätzlich 35 mmol/l Lactat als Puffer zum Ausgleich der urämischen Azidose. Bei der klassischen CAPD werden 4–5 Beutelwechsel pro Tag mit einer peritonealen Füllmenge von jeweils 2–2,5 Litern durchgeführt, wobei der jeweilige manuelle Austausch allein mittels Schwerkraft erfolgt (Abb. 2.1). Bei diesem, im Gegensatz zur Hämodialyse kontinuierlichen Verfahren

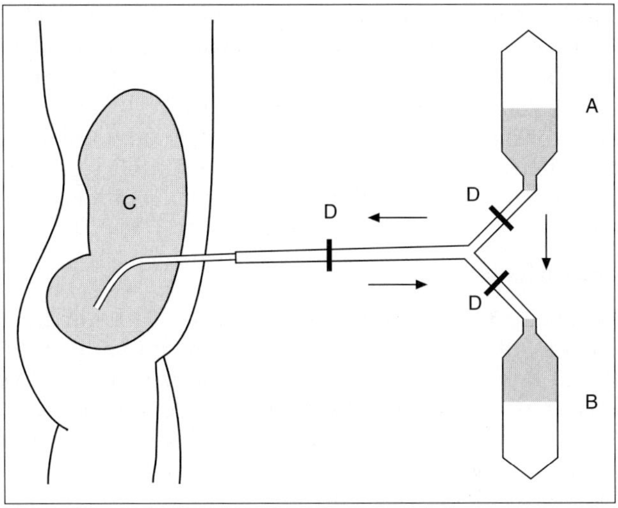

Abb. 2.1. CAPD mit Doppelbeutelsystem schematisch (**A** Einlaufbeutel, **B** Auslaufbeutel, **C** Bauchhöhle, **D** Klemmen)

erfolgen der Entzug der Urämietoxine und die Ultrafiltration gleichmäßig über 24 Stunden. Insbesondere letzteres trägt wahrscheinlich wesentlich zur besseren Verträglichkeit vor allem bei kardiovaskulär instabilen Patienten bei. Die Peritonealdialyse kann auch automatisiert an inzwischen einfach zu bedienenden und transportablen Geräten erfolgen. Hierbei können die Austauschvolumina gesteigert werden, bei gleichzeitiger Arbeitsentlastung des zum Beispiel berufstätigen Patienten. Diese automatisierte Peritonealdialyse (APD) wird nach einem entsprechenden Training vollkommen selbständig von dem Patienten zu Hause durchgeführt. Die APD wird dabei entweder nur nächtlich als intermittierende Peritonealdialyse (NIPD) oder als kontinuierliche zyklische Peritonealdialyse (CCPD) angewendet, das heißt nächtliche NIPD und CAPD mit 1–2 Beuteln tagsüber. Aber auch eine ambulante intermittierende, meist ebenfalls nächtliche Peritonealdialyse (IPD) in einem Dialysezentrum ist möglich.

Patientenauswahl

Bei Dialysebeginn sind Motivation, Fähigkeit zur Durchführung, Compliance und die häuslich-familiäre Situation des Patienten wichtige Kriterien für die primäre Entscheidung zur CAPD. Für einige Hochrisikopatienten, zum Beispiel mit schwersten zerebro- und kardiovaskulären Erkrankungen, wird die Peritonealdialyse die Methode der ersten Wahl sein. Patienten, die auf eine Nierentransplantation warten, haben durch dieses Dialyseverfahren keine Nachteile. Dies gilt insbesondere für Kinder, bei denen die CAPD häufig bevorzugt als Überbrückung bis zur Transplantation eingesetzt wird. Lediglich ausgeprägte Veränderungen, wie massive intraperitoneale Verwachsungen, große Hernien, erhebliche Raumforderungen wie Zystennieren, chronisch entzündliche Darmerkrankungen, eine extensive Divertikulose oder eine schwerste Lungenerkrankung stellen noch medizinische Kontraindikationen zur Einleitung einer Peritonealdialyse dar. Bei Patienten, die bereits an der Hämodialyse sind, sollte die Umstellung bei anhaltenden Shuntproblemen, schwerer Hypertonie, schlecht beherrschbaren Hypotonien während der Hämodialyse, postdialytischem Disäquilibriumsyndrom und bei bestehendem Wunsch zur Heimdialyse, sofern eine Heimhämodialyse nicht auch in Frage kommt, erwogen werden.

Komplikationen

- Die bedeutendste Komplikation ist weiterhin die *infektiöse Peritonitis* mit Staphylokokken als häufigstem Keim in über der Hälfte aller Fälle. Vorwiegend durch technologische Verbesserungen des CAPD-Systems unter Verwendung von Doppelbeuteln mit integrierten Schlauchsystemen und den sich daraus ergebenden reduzierten Katheterkonnektionen konnte die Häufigkeit dieser Komplikation deutlich vermindert werden (8, 17). So ist mittlerweile eine durchschnittliche Peritonitisrate von einer Episode pro 24 Monate durchaus erreichbar. Unverändert wichtig ist dabei die Sorgfalt beim Beutelwechsel und den Konnektionen durch den Patienten, was wiederum ein optimales Training voraussetzt. Eine noch geringere Peritonitisinzidenz mit einer Episode pro 48 Monate wird über die automatisierten Peritonealdialyseverfahren berichtet (4). Die weitgehend standardisierte Peritonitistherapie basiert auf der meist intraperitonealen Antibiotikaapplikation und kann häufig auch ambulant durchgeführt werden (10).
- Durch den Rückgang der Peritonitiden treten die häufig *chronisch und rezidivierend verlaufenden Infektionen im* Bereich des *Kathetertunnels* zunehmend in den Vordergrund. Derartige tiefe subkutane Infektionen um das Fremdkörpermaterial des Katheters führen nicht selten trotz antibiotischer Therapie zur Katheterexplantation. Die sonographische Darstellung des extraperitonealen Katheterverlaufs hat sich in der Diagnose und Verlaufsbeurteilung dieser Tunnelinfektionen bewährt. Weniger problematisch sind die oberflächlichen Infektionen der Katheteraustrittsstelle, die meist durch konservative Maßnahmen einfach beherrscht werden können. Eine Besiedlung der Nasenschleimhäute mit Staphylococcus aureus begünstigt offenbar das Auftreten von Infektionen am Katheteraustritt; eine Eradikation des Keimes sollte deshalb angestrebt werden.
- Aufgrund des durch die Dialyseflüssigkeit erhöhten intraabdominellen Drucks treten im Verlauf der Peritonealdialyse bei ca. 10% aller Patienten *Hernien* auf, die immer einer chirurgischen Revision bedürfen. Präexistente Hernien sollten bereits im Rahmen der Katheterinsertion mitrevidiert werden.
- Erst neuerdings ist der Begriff der adäquaten Dialyse in den Mittelpunkt des Interesses gerückt, nachdem gezeigt werden konnte, daß eine zu geringe Dialysedosis mit einer erhöhten Morbidität und Mortalität assoziiert ist (3, 11, 19). Zur frühzeitigen Erfassung einer *inadäquaten Dialyse* auch schon vor dem Auftreten sicher erkennbarer klinischer Symptome werden die beiden Parameter Kreatininclearance (peritoneal + renal) und Kt/V herangezogen. Letztere Formel multipliziert die Harnstoffclearance K mit der Zeit t, divi-

diert durch das Harnstoffverteilungsvolumen V. Zielwerte pro Woche von >60 l/1,73 m^2 für die Kreatininclearance und >2,0 für Kt/V sollten unter Einbezug der Restdiurese erreicht werden (3). Gefährdet sind insbesondere Patienten ohne Restdiurese und sogenannte „low transporter", das heißt Patienten mit einer geringen peritonealen Permeabilität, die anhand eines peritonealen Äquilibrationstestes für Glukose und Kreatinin leicht in der klinischen Routine erfaßt werden können.

Ferner können funktionelle und morphologische Veränderungen des Peritoneums im Langzeitverlauf auftreten. Die Ursache scheint multifaktoriell, wie rezidivierende Peritonitiden, Verwendung hochosmolarer Glukoselösungen, Entstehung sog. „advanced glycated end products" (AGE) intraperitoneal und in den Dialyselösungen zytotoxische Glukoseabbauprodukte, Lactat und niedriger pH. Mit zunehmender Behandlungsdauer muß deshalb besonders aufmerksam auf eine adäquate Dialyse geachtet werden, zumal praktisch alle Patienten drei Jahre nach Behandlungsbeginn keine nennenswerte Restdiurese mehr aufweisen. Bei nachgewiesener inadäquater Dialyse muß die Dialysedosis durch eine längere Verweilzeit, größere Füllvolumina und/oder eine erhöhte Austauschfrequenz der Dialyselösung, zum Beispiel durch Umstellung von der klassischen CAPD-Behandlung auf eine automatisierte Peritonealdialyseform, angepaßt werden.

- Bei 8 % der CAPD-Patienten wird eine bedeutsame, bei weiteren ca. 30 % eine geringergradige *Malnutrition* beobachtet (21). Als Ursachen hierfür sind ein Eiweißverlust von 5–15 g und Aminosäureverlust von 2–4 g pro Tag über das Dialysat mit evtl. erheblicher Zunahme während einer Peritonitis, Inappetenz und Völlegefühl durch die intraperitoneale Flüssigkeit sowie eine verminderte Proteinaufnahme durch Glukoseresorption aus dem Dialysat anzusehen. Auch korreliert die Dialysedosis mit dem Ernährungszustand. Empfohlen wird deshalb eine eiweißreiche (1,2–1,5 g/kg/KG), kalorisch ausreichende (ca. 35 kcal/kg/KG) Ernährung und die Beachtung einer adäquaten Dialyse (Kt/V>2,0).

Weiterhin ist die durchschnittliche tägliche Aufnahme von 100–200 g Glukose über das Peritoneum vor allem bei Diabetikern und übergewichtigen Patienten zu berücksichtigen und erfordert eine entsprechende Diätberatung. Im Zusammenhang mit der Glukoseresorption und dem Proteinverlust sind bei CAPD-Patienten gehäuft LDL-Cholesterin, Triglyceride und Lipoprotein (a) erhöht, so daß im Einzelfall das atherogene Risiko medikamentös vermindert werden sollte (20).

Ausblick

Die Peritonealdialyse hat sich während der letzten Jahre zu einem eigenständigen und, was Mortalität und Morbidität anbelangt, auch zumindest mittelfristig gleichwertigem Dialyseverfahren neben der Hämodialyse entwickelt. Gegenüber dieser ist die Peritonealdialyse nicht als konkurrierendes, sondern als ergänzendes Verfahren für einen Teil der Dialysepatienten anzusehen, mit besonderer Verbreitung in der Heimdialyse. Weiterentwicklungen bei den Systemen und Kathetern sind notwendig zur weiteren Reduktion der Peritonitisraten und damit Verbesserung der technischen Funktionszeit. Eine individuell maßgeschneiderte Peritonealdialyse unter Beachtung der Qualitätskriterien, vermehrtem Einsatz der automatisierten Verfahren und die Verwendung bereits teilweise verfügbarer, neuer, auch biokompatiblerer Dialyselösungen (insbesondere Glukosepolymere statt Glukose, Aminosäuren- und Eiweißzusätze, Bicarbonat statt Lactat), wird möglicherweise zukünftig auch langfristig eine adäquate Dialyse sichern können.

Um unseren Patienten das volle Spektrum der Therapieoptionen bei Urämie anbieten zu können, sollte die Peritonealdialyse inzwischen fester Bestandteil aller Dialyseprogramme sein. Nur so läßt sich eine individuell optimierte Therapie unter Berücksichtigung der Patientenwünsche nach eingehender Beratung und der medizinischen Notwendigkeiten auch mit leichtgemachtem Transfer zwischen den Therapieformen verwirklichen. Darüber hinaus werden sich wohl die aktuell u.a. auch aus ökonomischen Zwängen heraus wieder favorisierten Konzepte der Heimdialyse nur unter Einbeziehung der Peritonealdialyse in nennenswertem Umfang umsetzen lassen.

Auch bei Shuntproblemen kann die Peritonealdialyse einen Beitrag leisten, ohne daß die Notwendigkeit zur Vorhaltung einer hochentwickelten Shuntchirurgie vermindert wird. In der klinischen Praxis wird im Einzelfall abzuwägen sein zwischen dem Risiko und der Belastung für den Patienten durch eine wiederholte und technisch schwierige Shuntoperation und der Möglichkeit zur Umstellung auf die Peritonealdialyse.

LITERATUR

1. Bloembergen WE, Port FK, Mauger EA, Wolfe RA (1995) A comparison of mortality between patients treated with hemodialysis and peritoneal dialysis. J Am Soc Nephrol 6:177–183
2. Canadian Institute for Health Information (1995) Canadian Organ Replacement Register, 1993. Annual Report. Don Mills, Ontario
3. Churchill DN, Taylor DW, Keshaviah PR (1996) Adequacy of dialysis and nutrition in continuous peritoneal dialysis: association with clinical outcomes. J Am Soc Nephrol 7: 198–207
4. Diaz-Buxo JA (1989) Current status of continuous cyclic peritoneal dialysis (CCPD). Perit Dial Int 9:9-14
5. Fenton SS, Schaubel DE, Desmeules M, Morrison HI, Mao Y, Copleston P, Jeffery JR, Kjellstrand CM (1997) Hemodialysis versus peritoneal dialysis: a comparison of adjusted mortality rates. Am J Kidney Dis 30:334–342
6. Gentil MA, Cariazzo A, Pavon MI, Rosado M, Castillo D, Ramos B, Algarra GR, Tejuca F, Banasco VP, Milan JA (1991) Comparison of survival in continuous ambulatory peritoneal dialysis: a multicenter study. Nephrol Dial Transplant 6:444–451
7. Gokal R (1993) Quality of life in patients undergoing renal replacement therapy. Kidney Int (Suppl 40):23–27
8. Grützmacher P, Tsobanelis T, Bruns M, Kurz P, Hoppe D, Vlachojannis J (1993) Decrease in peritonitis rate by integrated disconnect system in patients on CAPD. Perit Dial Int (Suppl 2):326–328
9. Jindal KK, Hirsch DJ (1994) Excellent technique survival on home peritoneal dialysis: results of a regional program. Perit Dial Int 14:324–326
10. Keane WF, Alexander SR, Bailie GR, Boeschoten E, Gokal R, Golper TA, Holmes CJ, Huang CC, Kawaguchi Y, Piraino B, Riella M, Schaefer F, Vas SI (1996) Peritoneal dialysis-related peritonitis treatment recommendations: 1996 Update. Perit Dial Int 16: 557–573
11. Lameire NH, Vanholder R, Veyt D (1992) A longitudinal, five year survey of urea kinetic parameters in CAPD patients. Kidney Int 42:426–432

12. Maiorca R, Vonesh EF, Cavalli PL, De Vecchi A, Giangrande A, La Greca G, Scarpioni LL, Bragantini L, Cancarini GC, Cantaluppi A, Castelnovo C, Castiglioni A, Poisetti P, Viglino G (1991) A multicenter selection-adjusted comparison of patient and technique survivals on CAPD and hemodialysis. Perit Dial Int 11:118–127
13. Maiorca R, Cancarini GC, Brunori G, Camerini C, Manili L (1993) Morbidity and mortality of CAPD and hemodialysis. Kidney Int (Suppl 40):S4–S15
14. Maiorca R, Cancarini GC, Zubani R, Camerini C, Manili L, Brunori G, Movilli E (1996) CAPD viability: a long-term comparison with hemodialysis. Perit Dial Int 16:276–287
15. Nolph KD (1988) Comparison of continuous ambulatory peritoneal dialysis and hemodialysis. Kidney Int (Suppl 4):123–131
16. Nolph KD (1996) Why are reported relative risks for CAPD and HD so variable? Perit Dial Int 16:15–18
17. Port FK, Held PJ, Nolph KD, Truenne MN, Wolfe RA (1992) Risk of peritonitis and technique failure by CAPD connection technique: A national study. Kidney Int 42: 967–974
18. Sitter T, Krautz B, Held E, Schiffl H (1997) Patientenüberleben, Methodenwechsel und Hospitalisierung bei CAPD und Hämodialyse. Dtsch Med Wochenschr 122:109–115
19. Teehan BP, Schleifer CR, Brown JM, Sigler MH, Raimondo J (1990) Urea kinetic analysis and clinical outcome on CAPD: a five-year longitudinal study. Adv Perit Dial 6: 181–185
20. Wanner C (1993) Störungen des Lipidstoffwechsels bei der Peritonealdialyse. Mitt Klin Nephrologie XXII:105–115
21. Young GA, Kopple JD, Lindholm B, Vonesh EF, De Vecchi A, Scalamogna A, Castelnova C, Oreopoulos DG, Anderson GH, Bergström J, Dichiro J, Gentile G, Nissenson A, Sakhrani L, Brownjohn AM, Nolph KD, Prowani BE, Algrim CE, Martis L, Serkes KD (1991) Nutritional assessment of CAPD patients: an international study. Am J Kidney Dis 7:462–471

3 Dialyse und Nierentransplantation – eine statistische Übersicht

H. Thieler

Die folgenden Angaben für die Bundesrepublik Deutschland stammen im wesentlichen aus zwei Quellen:

1. der „QuaSi-Niere", der Projektgruppe „Qualitätssicherung in der Nierenersatztherapie" aufgrund einer Umfrage in Deutschland für Ende Dezember 1995. Die Zentrumsfragebögen (7) wurden von 87 % der Dialysezentren beantwortet. Die im folgenden genannten Zahlen von QuaSi-Niere könnten mit einem Faktor von etwa 1,15 multipliziert werden, um der Realität näher zu kommen.
2. der Deutschen Stiftung Organtransplantation (8).

Dialysezentren

809 Dialysezentren waren Ende 1995 in Deutschland bekannt, mit 10 Zentren je Million Einwohner eine sehr hohe Dichte an Dialyse-Einrichtungen (7).

Von den 683 Dialyse-Einrichtungen, die QuaSi-Niere antworteten, waren 30 % Krankenhaus-Zentren, 39 % Niederlassungen, 22 % Zentren des KfH (Kuratorium für Dialyse und Nierentransplantation/Neu-Isenburg) und 5 % solche der PHV (Patienten-Heim-Versorgung/Bad Homburg). Der Rest entfiel auf andere oder gemischte Trägerschaften.

Dialyseplätze

13 072 Hämodialyseplätze wurden Ende 1995 durch 683 Dialysezentren angegeben (7). Ein Dialysezentrum hatte im Durchschnitt somit 19 Hämodialyseplätze. Dazu kamen Plätze für die kontinuierliche und intermittierende Peritonealdialyse.

Vorhandene Dialysepatienten (Prävalenz)

683 deutsche Dialysezentren meldeten an die Projektgruppe QuaSi-Niere Ende 1995 41 350 chronische Dialysepatienten. Das entspricht einer Prävalenz von 511 Patienten/Million Einwohner.

Zugang neuer Dialysepatienten/Jahr (Inzidenz)

Im Laufe des Jahres 1995 wurden 11 731 Patienten neu in die chronische Dialysebehandlung in Deutschland aufgenommen (7). Das entspräche 145 Patienten je Million Einwohner. Die in Deutschland neu in das chronische Dialyseprogramm eintretenden Patienten sind durchschnittlich 60 Jahre alt, es gibt keine obere Altersbegrenzung bei der Akzeptanz für die Dialyse.

Grundkrankheiten der Dialysepatienten

Unter den Grundkrankheiten, die heute zur dialysepflichtigen Niereninsuffizienz führen, dominiert völlig der Diabetes mellitus Typ II. Die vaskulären/hypertensiven Schrumpfnieren stellen ebenfalls eine größere Gruppe, dazu kommt die Häufigkeit der sekundären Hypertonie in fast allen Diagnosegruppen. Der Altersaufbau (Abb. 3.1) und die Art der Grundkrankheiten der Patienten (Abb. 3.2) erklären plausibel, vor welche technischen, manchmal sogar „künstlerischen" Herausforderungen der Shuntchirurg heute bei der entsprechenden Arterienqualität der Patienten gestellt wird.

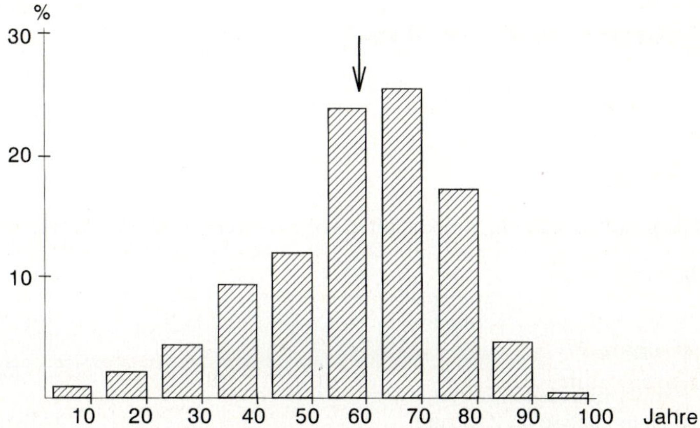

Abb. 3.1. Altersaufbau der Population von 4000 neuen chronischen Dialysepatienten des KfH 1994/95 (3). Durchschnittsalter 59 Jahre

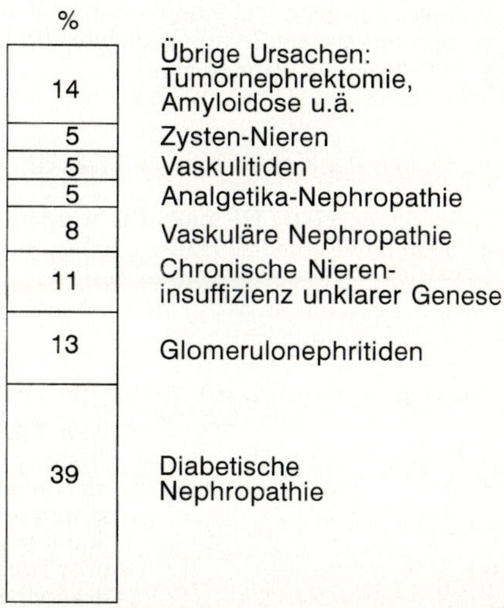

Abb. 3.2. Anteile der verschiedenen Grundkrankheiten, die bei den letzten 150 Patienten im Laufe der Jahre 1994–1996 zum Beginn einer chronischen Dialysebehandlung im Raum Erfurt geführt haben

Dialyseverfahren

Von den für Ende 1995 gemeldeten 41350 chronischen Dialysepatienten (6,7) wurden 38268 Patienten (92,5%) mit einem der extrakorporalen Blutreinigungs-Verfahren behandelt (Tabelle 3.1, Abb. 3.3), bei denen man dauerhaft auf einen arteriovenösen Dialyseshunt angewiesen ist. In dieser Zahl enthalten sind auch Patienten, die mit der Hämofiltration, der Hämodiafiltration oder der hocheffizienten Hämodialyse behandelt werden und somit eine besonders gute Funktion ihres Dialyseshunts mit hohem Blutfluß brauchen. Dazu gehören auch die Heim-Hämodialyse-Patienten (1,3%) und die Patienten in „zentralisierter Heimdialyse"/Limited Care-Dialyse, die sich selber punktieren bzw. von Pflegekräften oder Laien punktiert werden.

Mortalität in chronischer Dialysebehandlung

Die Zahl von Dialysepatienten, die an QuaSi-Niere als 1995 verstorben gemeldet wurden, lag bei 6355 (7). Das entspräche einer jährlichen Mortalität von etwa 15%.

Tabelle 3.1. Behandlungsmodalitäten von 41350 chronischen Dialysepatienten in Deutschland Ende 1995. 87% der 809 Dialysezentren beantworteten die Fragebögen. (QuaSi-Niere; 6)

	Patienten [n]	[%]
Extrakorporale Verfahren		
▶ Hämodialyse im Zentrum	33987	82,2
▶ Hämodialyse zu Hause	555	1,3
▶ Hämodiafiltration (HDF)	3037	7,3
▶ Hämofiltration (HF)	689	1,7
Peritonealdialyse-Verfahren		
▶ Kontinuierliche ambulante Peritonealdialyse (CAPD)	2235	5,4
▶ Kontinuierliche zyklische Peritonealdialyse (CCPD)	548	1,3
▶ Intermittierende Peritonealdialyse (IPD)	180	0,4
▶ PD-„Trainings-Patienten"	119	0,3
	41350	100,0

92,5% der Patienten wurden mit HD/HF-, nur 7,5% mit PD-Verfahren behandelt.

Anmerkung: HDF, HF und IPD werden fast ausschließlich in Zentren, CAPD und CCPD überwiegend zu Hause durchgeführt.

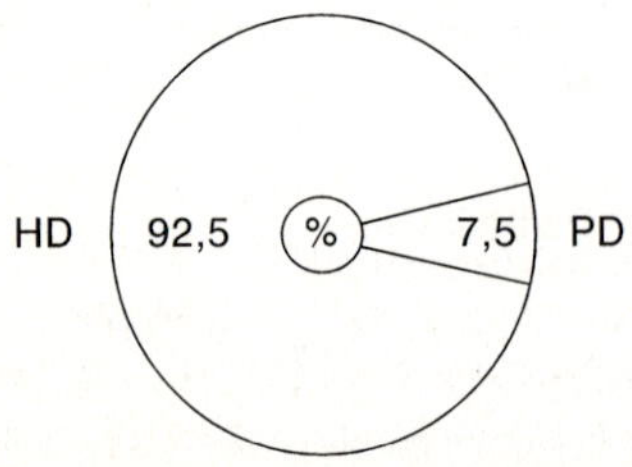

Abb. 3.3. 92,5% von 41350 gemeldeten chronischen Dialysepatienten in Deutschland Ende 1995 (7) wurden mit einem der extrakorporalen Blutreinigungsverfahren behandelt, bei denen sie auf einen Dialyse-Shunt angewiesen sind: Hämodialyse, Hämofiltration oder Hämodiafiltration (*HD*). Nur 7,5% waren Peritonealdialyse-Patienten (*PD*)

Kinder in der chronischen Nierenersatztherapie

Mit der Aufgabe, einen Dialyseshunt bei einem Kind anzulegen, dürfte der Gefäßchirurg sehr selten betraut werden. So wurde 1995 bei nur 91 Kindern bis zum 14. Lebensjahr mit chronischer Dialysebehandlung in Deutschland begonnen (7), also bei einem Kind/Million Einwohner. Die meisten Kinder werden überdies mit der kontinuierlichen Peritonealdialyse behandelt und meist rasch transplantiert. Ende 1995 lebten in Deutschland 267 Kinder unter 15 Lebensjahren mit chronischer Nierenersatztherapie (Dialyse und funktionierende Transplantate), also etwa 3 Kinder/Million Einwohner.

Virusinfektionen bei chronischen Dialysepatienten

▪ **Hepatitis B** 1,7 % der chronischen Dialysepatienten in Deutschland waren Ende 1995 Hepatitis-B-Antigen-positiv (7). Es handelt sich hier um eine „Altlast" aus der Zeit, als Dialysepatienten noch häufig transfundiert wurden, räumlich und personell bei Infektionen nicht konsequent getrennt wurden und noch nicht aktiv geimpft werden konnten. Durch die gestörte Immunabwehr bei Niereninsuffizienz können Dialysepatienten (und Nierentransplantierte) die Hepatitis-Viren nicht eliminieren. Nur der kleinere Teil dieser Patienten hat eine aktive chronische Hepatitis oder Leberzirrhose, doch sind auch die meisten anderen persistierend HBs-Antigen-positiven Patienten Träger der serologischen Marker HBe-Antigen und DNS-Polymerase. Damit sind sie mit ihrem Blut und ihren Sekreten auch für den Chirurgen und seine Mitarbeiter hochinfektiös!

▪ **Hepatitis C** 5,4 % der chronischen Dialysepatienten in Deutschland waren Ende 1995 Träger von Hepatitis-C-Antikörpern/Anti-HCV (7). Etwa 90 % der Anti-HCV-positiven Patienten haben mit der Polymerase-Ketten-Reaktion auch nachweisbare Virusbestandteile im Blut. Träger von Anti-HCV sind daher als infektiös auf parenteralem Wege anzusehen, wenn auch die Viruskonzentrationen im Blut um mehrere Zehner-Potenzen niedriger liegen als bei Hepatitis-B-Infektionen.

▪ **HIV-Infektionen** HIV-infizierte chronische Dialysepatienten in deutschen Dialysezentren sind noch sehr selten. 19 Patienten wurden von 12 Dialysezentren für Ende 1995 angegeben: 0,05 % aller Dialysepatienten (7).

Warteliste für eine Nierentransplantation

9450 bundesdeutsche Dialysepatienten standen Ende 1995 auf der Warteliste von Eurotransplant in Leiden (1). Davon waren 2620 im Jahre 1995 neu angemeldet worden. Die 9450 Dialysepatienten auf der Warteliste entsprächen knapp 23 % der 41350 Dialysepatienten, die für Ende 1995 an QuaSi-Niere gemeldet worden sind (7). Da jedoch nur 87 % der Dialysezentren geantwortet haben, ist die tatsächliche Zahl von Dialysepatienten in Deutschland größer und damit der Anteil zur Transplantation gemeldeter Patienten entsprechend geringer, wohl nur 20 %. Das heißt, 80 % der Dialysepatienten sind Dauer-Dialysepatienten im engeren Sinne. Unter ihnen befinden sich naturgemäß noch mehr alte, diabetische und arteriosklerotische Problempatienten als in der gesamten Dialysepatienten-Population.

Um welche positive Auswahl es sich andererseits bei den Patienten auf der Transplantations-Warteliste handelt, zeigt sich in der sehr geringen Mortalität „auf der Warteliste“ von nur 3,5 %/Jahr (1).

Nierentransplantation und Nachbehandlung transplantierter Patienten

Weniger als 5 % der Dialysepatienten werden jährlich in Deutschland nierentransplantiert. 1995 wurden in 42 bundesdeutschen Transplantationszentren insgesamt 2128 Nierentransplantationen vorgenommen (1, 2, 8). Bei 85 % handelte es sich um Erst-, bei 15 % um Zweit- oder Mehrfachtransplantationen. Die Zahl der jährlichen Nierentransplantationen stagniert in Deutschland seit 1989 (Abb. 3.4).

Zu 96 % wurden Leichennieren, zu 4 % Nieren von Lebendspendern übertragen. Das Durchschnittsalter der Transplantatempfänger lag bei nur 44 Jahren und war damit 15 Jahre niedriger als das der Dialysepatienten (3; Abb. 3.5). Als Grundleiden der Nierentransplantierten dominieren Glomerulonephritiden, interstitielle Nephritiden und Zystennieren (8). Damit verbleiben in Dialysebehandlung naturgemäß die älteren Patienten und solche mit besonders problematischen Grundkrankheiten, wie diabetische Glomerulosklerose und vaskuläre Nephropathien – mit den entsprechend schwierigen Gefäßverhältnissen für Dialyseshunts.

Für Ende 1995 wurden aus nachbehandelnden Einrichtungen 13300 Patienten mit funktionierenden Nierentransplantaten aus Deutschland an QuaSi-Niere gemeldet (7). Die tatsächliche Zahl kann niedriger sein, da Doppelmeldungen von manchen Patienten durch 2 nachbetreuende Zentren nicht auszuschließen waren. Transplantierte Patienten sind deutlich häufiger Hepatitis-B-Antigen-positiv (5,4 %) und etwas häufiger Hepatitis-C-Antikörper-positiv (6,4 %) als Dialysepatienten (7).

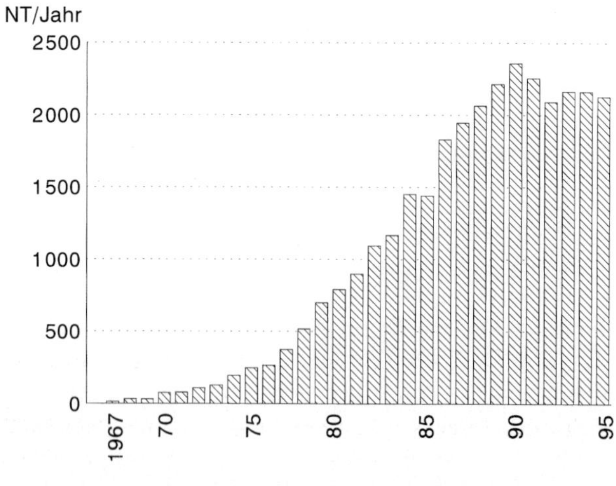

Abb. 3.4. Jährliche Nierentransplantationen (*NT*) in Deutschland 1967–1995. (Nach 8)

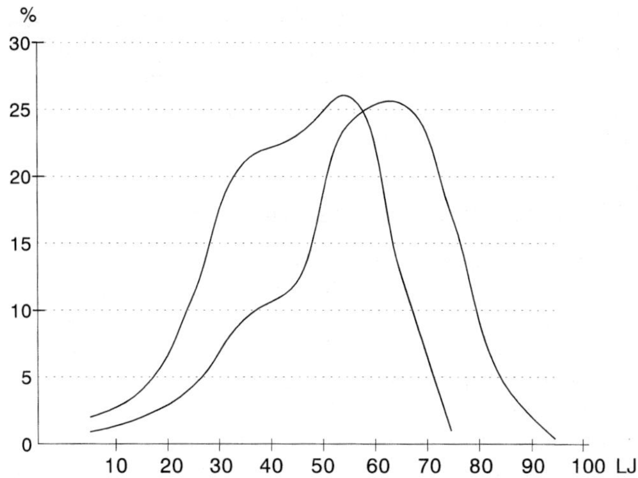

Abb. 3.5. Altersverteilung von 4000 neuen chronischen Dialysepatienten des KfH 1994/95 (rechte Kurve) und der 2128 im Jahre 1995 nierentransplantierten Patienten (linke Kurve) in der BR Deutschland im Vergleich. (Nach 3)

Rückkehr in die Dialysebehandlung nach Nierentransplantation

Das Überleben von Leichennieren-Ersttransplantaten wird von OPELZ (5) mit 80 % nach 1 Jahr, 70 % nach 3 Jahren, 60 % nach 5 Jahren und 40 % nach 10 Jahren angegeben. Abbildung 3.6 gibt die Resultate eines sehr erfahrenen deutschen Transplantationszentrums wieder. 1995 kehrten immerhin 760 Patienten in Deutschland nach Funktionsverlust ihres Transplantats wieder in die chronische Dialysebehandlung zurück (7). Diese Patienten haben oft

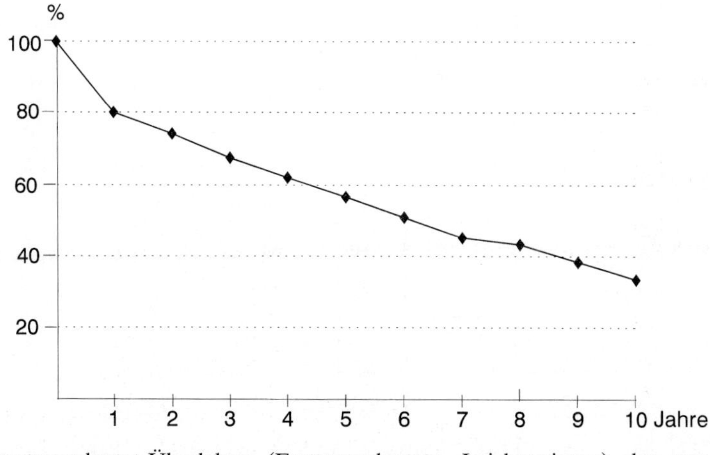

Abb. 3.6. Nierentransplantat-Überleben (Ersttransplantate, Leichennieren) der von 1983–1996 im Universitäts-Klinikum Berlin-Steglitz transplantierten 1000 Patienten. (Nach 4)

verschlossene Shuntvenen. Idealerweise sollte ein neuer Shunt funktionstüchtig sein, wenn die Dialyse wieder beginnt. Die lange vorbestehende und während der Transplantationszeit akzelerierte Hypertonie und die sehr häufigen Lipidstoffwechselstörungen haben meist zu einer Verschlechterung der arteriellen Gefäßsituation geführt.

Nierenersatz-Therapie in den Neuen Bundesländern

In der DDR gab es – je Million Einwohner – Ende 1989 im Vergleich zu Westdeutschland 60 % weniger chronische Dialysepatienten und 53 % weni-

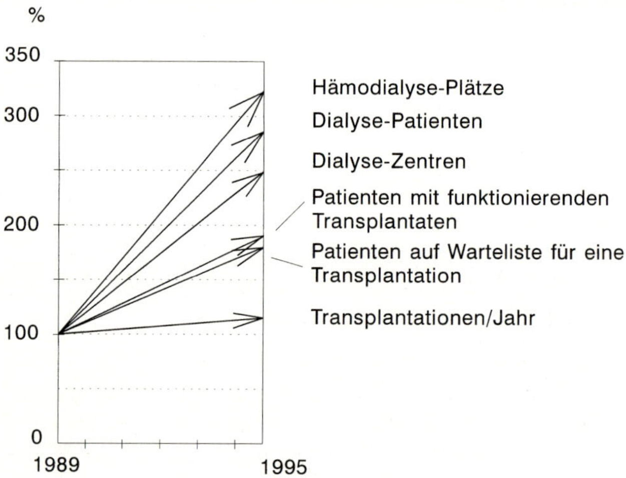

Abb. 3.7. Aufschwung der chronischen Nierenersatztherapie in den neuen Bundesländern: 1995 versus 1989. (Nach 6–8, 10)

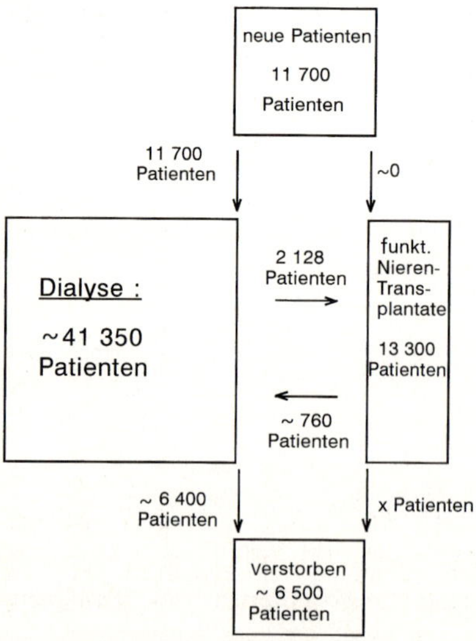

Abb. 3.8. Chronische Nierenersatztherapie in der BR Deutschland 1995. (Nach 7, 8)

ger Patienten mit funktionierenden Nierentransplantaten (9). Die systembedingte Mangelsituation an Dialysekapazität wurde nach der politischen Wende und der Wiedervereinigung innerhalb weniger Jahre beseitigt (10). Abbildung 3.7 zeigt die positive Entwicklung. Ende 1995 wurden – je Million Einwohner – in den Neuen Bundesländern 423 Dialysepatienten, in den Alten Bundesländern 529 Dialysepatienten behandelt (7). Der Abstand beträgt somit noch 20% zuungunsten der neuen Länder.

Einen Überblick über die Nierenersatztherapie in Deutschland 1995 bietet die Abbildung 3.8.

Nierenersatz-Therapie in Nachbarländern der Bundesrepublik Deutschland

Bei Betrachtung der beiden Tabellen 3.2 und 3.3 fällt im Vergleich mitteleuropäischer Länder insbesondere der teilweise noch vorhandene Rückstand der ehemals sozialistischen Staaten auf.

Tabelle 3.2. Patienten in Nierenersatz-Therapie (Dialyse und funktionierende Nierentransplantate) Ende 1994: Prävalenz je Million Einwohner (pmp)

	Jahr (Quelle)	Patienten [pmp]	Rückantwortrate [%]
BR Deutschland	1995 (6)	675	87
Österreich	1994 (10)	577	81
Schweiz	1994 (10)	541	70
Niederlande	1994 (10)	489	100
Tschechei + Slowakei	1994 (10)	305	81
Polen	1994 (10)	157	87

Tabelle 3.3. Neue Patienten, die 1994 in die chronische Dialyse-Behandlung aufgenommen wurden: Inzidenz je Million Einwohner (pmp)

	Jahr (Quelle)	Patienten [pmp]	Rückantwortrate [%]
BR Deutschland	1995 (6)	145	87
Österreich	1994 (10)	100	81
Schweiz	1994 (10)	82	70
Niederlande	1994 (10)	82	100
Tschechei + Slowakei	1994 (10)	95	81
Polen	1994 (10)	31	87

Tabelle 3.4. Daten für Deutschland 1996

	Patienten [n]
Dialysezentren (Ende 1996)*	858
Dialyseplätze (Ende 1996)*	14268
Dialysepatienten (Ende 1996)*	42962
Zugang neuer Dialysepatienten (im Laufe des Jahres 1996)*	12631
Warteliste für Nierentransplantation (Aktuell transplantationsfähige Patienten Ende 1996)*	8112
Nierentransplantationen 1996**	2016

Tabelle 3.4. Daten für Deutschland 1996 (Fortsetzung)

	Patienten [n]
Patienten mit funktionierendem Nierentransplantat (Ende 1996)*	14851
Rückkehrer in die Dialyse bei Funktionsverlust eines Nierentransplantats (im Laufe des Jahres 1996)*	822

Quellen:
* Dialyse-Daten: QuaSi-Niere
** Transplantations-Daten: Deutsche Stiftung Organtransplantation

LITERATUR

1. Cohen B, Persijn G, DeMeester J (1995) Eurotransplant International Foundation. Annual Report 1995. Leiden, The Netherlands
2. Kuratorium für Dialyse und Nierentransplantation/KfH, Neu-Isenburg, Jahresbericht 1995
3. Kuratorium für Dialyse und Nierentransplantation/KfH, Neu-Isenburg, pers. Mitt.
4. Offermann G (1997) Aussendung über die Transplantations-Ergebnisse des Universitätsklinikums Berlin-Steglitz an die kooperierenden Dialysezentren
5. Opelz G (1996) Ergebnisse der Nierentransplantation. Der Bayerische Internist 16:10–12
6. QuaSi-Niere (Projektgruppe Qualitätssicherung in der Nierenersatztherapie in Deutschland) (1996) Erhebung 1995. Unveröffentlichte Daten. Berlin
7. Schober-Halstenberg HJ (1996) Nierenersatztherapie in Deutschland, Bericht über Dialysebehandlung und Nierentransplantation 1995. QuaSi-Niere (Projektgruppe Qualitätssicherung in der Nierenersatztherapie) Berlin 1996
8. Smit H, Schoeppe W (1996) Organspende und Transplantation in Deutschland 1995. Deutsche Stiftung Organtransplantation, Neu-Isenburg
9. Thieler H, Brunner FP (1992) Chronische Dialysebehandlung und Nierentransplantation in Deutschland. Ein Vergleich zwischen Bundesrepublik und DDR. Nieren- und Hochdruckkrankh 21:243–252
10. Thieler H, Kohler I, Achenbach H, et al. (1995) Further advances of chronic renal replacement therapy in Eastern Germany. Clin Nephrol 44:108–112
11. Valderràbano F, Berthoux FC, Jones EHP, et al. (1996) Report on Management of Renal Failure in Europe, XXV, 1994. Nephrol Dial Transplant 11, Suppl 1

4 Methoden zur Planung und Kontrolle

4.1 Wünsche des Nephrologen an den Shuntchirurgen

J. SCHOLLE

Einführung

Die Zahl der mit Hämodialyse behandelten Patienten nimmt weltweit kontinuierlich zu. Nachdem zu Beginn der klinischen Anwendung der Hämodialyse dieses Verfahren nur im Rahmen stationärer Behandlung durchgeführt wurde, hat im Laufe der Jahre auch der Anteil ambulant behandelter Patienten ständig zugenommen. Um die Versorgung in der notwendigen hohen Qualität bereitzustellen, ist neben anderen Faktoren ein funktionssicherer Gefäßzugang von entscheidender Bedeutung.

Problematik

Objektiv stellen Shuntprobleme bei chronischen Dialysepatienten einen erheblichen Morbiditätsfaktor dar. Dies betrifft nicht nur die unmittelbaren Auswirkungen chirurgischer Eingriffe und der damit verbundenen stationären Behandlungen. Auch die sekundären Folgen einer schlechten Shuntfunktion für die Effizienz der Dialysebehandlung und damit für die Morbidität und Lebensqualität der Patienten können erheblich sein. Aus subjektiver Sicht des Dialysepatienten hat ein Shuntproblem in der Regel einen bedrohlichen Charakter. Die Sorge, mit dem Shunt eine wesentliche Voraussetzung für die lebenserhaltende Dialysetherapie zu verlieren, ist bei vielen Dialysepatienten allgegenwärtig.

Hieraus ergibt sich die Notwendigkeit einer großen medizinischen und psychologischen Sorgfalt im Umgang mit allen mit dem Gefäßzugang in Zusammenhang stehenden Problemen. Den Stellenwert dieses Shuntproblems zu vermitteln, ist nach wie vor die Aufgabe jedes Nephrologen, der ambulante Dialysepatienten betreut:

- Den betroffenen Patienten muß die Bedeutung des Gefäßzuganges und der damit zusammenhängenden Probleme klargemacht werden, ohne die oben angesprochenen Ängste unnötig zu verstärken.
- Mit Shuntchirurgie wenig vertrauten Kollegen muß der Nephrologe mitunter die große medizinische Bedeutung eines optimalen Gefäßzuganges für

die Patienten und die Dialysebehandlung erläutern. Diese Verständigung über den Stellenwert des Shuntproblems für den Dialysepatienten und die gesamte Dialysebehandlung stellt eine Grundvoraussetzung dar für eine fruchtbare Zusammenarbeit zwischen Nephrologen und Shuntchirurgen, ohne die eine optimale Shuntqualität nicht erreichbar ist.

Zusammenarbeit zwischen Nephrologen und Shuntchirurgen

Im folgenden soll auf einige Punkte eingegangen werden, die diese zentrale Frage der Zusammenarbeit betreffen. Bewußt verzichtet wird dabei auf eine Wertung der verschiedenen diagnostischen und chirurgischen Vorgehensweisen, die bei der Lösung von Shuntproblemen zum Einsatz kommen.

Es ist selbstverständlich, daß die angewandten operativen und diagnostischen Verfahren dem herrschenden wissenschaftlichen Standard entsprechen müssen. Berücksichtigt werden muß jedoch, daß häufig unterschiedliche Erfahrungen mit den verschiedenen Methoden bestehen, so daß bei theoretisch gleichwertigen Methoden im Einzelfall durchaus Ergebnisse unterschiedlicher Qualität resultieren können. Der behandelnde Nephrologe und die operierende chirurgische Abteilung sollten sich stets auf gemeinsam akzeptierte Vorgehensweisen einigen.

Es sollte sowohl bei Neuanlage eines Shunts als auch bei korrigierenden Eingriffen präoperativ eine möglichst detaillierte Strategie festgelegt werden. Selbstverständlich muß es dem operierenden Chirurgen freigestellt sein, nach aktueller Notwendigkeit hiervon abzuweichen.

Die Eingriffe sollten von einem eingespielten Team erfolgen, dem die Problematik shuntchirurgischer Eingriffe in jeder Hinsicht vertraut ist. Behandelnder Nephrologe und Gefäßchirurg sollten gemeinsam die notwendigen organisatorischen Voraussetzungen schaffen, die für das Erzielen optimaler Ergebnisse notwendig sind.

Hierzu zählen auf seiten der gefäßchirurgischen Abteilungen die Bereitstellung der personellen und räumlichen Voraussetzungen auch für die schnelle Durchführung shuntchirurgischer Maßnahmen. Dies dürfte bei planbaren Neuanlagen selten ein Problem darstellen. Bei Revisionen von Shuntverschlüssen sollte der Eingriff möglichst schnell erfolgen. Einen wirklichen Notfall stellt eine Shuntrevision jedoch nur in den seltensten Fällen dar. In allen anderen Fällen wird eine geplante Shuntrevision unter optimalen Bedingungen einer notfallmäßigen Revision unter schlechteren Bedingungen, z.B. nachts, vorzuziehen sein, solange die geplante Revision innerhalb eines vertretbaren Zeitraums erfolgt, der in der Regel 24 Stunden nicht überschreiten sollte.

Auf seiten des behandelnden Nephrologen sollte sichergestellt sein, daß ein Kontakt zum operierenden Chirurgen jederzeit schnell herzustellen ist. Dies ist insbesondere notwendig, wenn die shuntchirurgischen Eingriffe in einer Klinik durchgeführt werden, die über keine eigene Dialysemöglichkeit verfügt. Auch aus einer stabilen klinischen Situation heraus können jederzeit Probleme auftreten, die schnelles nephrologisches Handeln, insbesondere die schnelle Bereitstellung einer Dialysebehandlung, erfordern. Soweit dies medizinisch vertretbar und organisatorisch durchführbar ist, werden derartige Dialysen ambulant am Dialyseplatz des Patienten durchzuführen sein. In kritischen Situationen kann es jedoch notwendig werden, eine schnelle Verlegung in eine Klinik mit der Möglichkeit zur stationären Akutbehandlung zu veranlassen. Auch mit den hierfür in Frage kommenden Kliniken sollte bereits vorab Einigkeit über das Vorgehen in derartigen Notfällen hergestellt werden. Von vornherein als instabil eingeschätzte Patienten sollten demzufolge auch nur in Kliniken mit der Möglichkeit zur Dialysebehandlung operiert werden.

Die zuletzt geschilderten Situationen stellen Ausnahmen dar. Insgesamt haben sich in den letzten Jahren die Hospitalisierungszeiten für Shuntchirurgie deutlich verkürzt. Die ambulante Shuntchirurgie entwickelt sich zu einem zunehmend akzeptierten, gleichwertigen Verfahren. Dies kommt in erster Linie den betroffenen Patienten zugute. Die dadurch erreichte Kostenersparnis ist ein wesentlicher zusätzlicher Effekt.

Die betroffenen Patienten sind sicherlich nicht in der Lage, Ergebnisse verschiedener Behandlungsverfahren fundiert zu vergleichen. Sehr wohl verglichen werden jedoch Faktoren wie Schnelligkeit und Zuverlässigkeit der Versorgung, Dauer der stationären Behandlung bei vergleichbaren Eingriffen und die Qualität der Kooperation zwischen den behandelnden Nephrologen und der gefäßchirurgischen Abteilung. Ein konstruktiver Wettbewerb mit dem Ziel, optimale Ergebnisse für die Patienten zu erreichen, sollte im Interesse aller Beteiligten liegen.

4.2 Klinische Planung

W. Hepp

Einführung

Die Überlebenszeit terminaler niereninsuffizienter Patienten unter Dialysebehandlung entspricht heutzutage ca. 50 % der Normalbevölkerung (3). Dies liegt in verbesserten Dialysezugängen und -methoden begründet. Auch bestehen heute praktisch nur noch in Ausnahmefällen Kontraindikationen gegen die Aufnahme einer chronischen Dialysebehandlung. Höheres Lebensalter und Diabetes mellitus gehören per se nicht mehr zu diesen Kontraindikationen.

Dialysezugänge (Hämodialyse und Peritonealdialyse) unterliegen einem material- und technikbedingten Verschleiß. Daher muß es oberste Aufgabe jedes Nephrologen und Dialyseshunt-Operateurs sein, mit den zur Verfügung stehenden Gefäßen sparsam umzugehen. Dies gilt schon für die Prädialysephase. Dies gilt aber um so mehr dann auch während der Dialysezeit. Gefäßzugänge müssen so gewählt werden, daß dadurch andere, auch noch für eine Shuntanlage gebrauchsfähige Gefäße nicht beeinträchtigt werden. Die wichtigsten Fakten sollen hier dargestellt werden.

Präoperatives Management

■ **Gemeinsame Planung** Eine gemeinsame Planung zwischen behandelndem Nephrologen und Shuntoperateur kann die besten Voraussetzungen für das Gelingen der Shuntoperation ermöglichen. Hierbei ist auch zu fordern, daß wirklich der Operateur frühzeitig die Shuntoperation plant. Die Übernahme der Operation erst im Operationssaal ist nicht günstig für das Gelingen des bestmöglichen Shunts. Die Shuntoperation ist keine Operation für den „Anfänger". Sie erfordert hohes Können in gefäßchirurgischer Technik.

■ **„Safe the veins"** Dieses in der angloamerikanischen Literatur in den letzten Jahren glücklicherweise immer häufiger gebrauchte Denken muß bereits dann einsetzen, wenn erstmals eine Dialysebehandlung als potentiell zu erwarten ist. D. h. die Venen, die für eine Shuntanlage wichtig sind, dürfen für Punktionen zur Blutentnahme oder intravenöse Infusionen nicht mehr benutzt werden. Das betrifft am Arm die Vena cephalica in ihrem gesamten Verlauf. Wichtigster Ort ist jedoch die Vena cephalica am distalen Unterarm. Sollte eine kräftige Vena basilica am Unterarm erkennbar sein, gilt für diese analoges. Auch die Venen im Ellenbeugenbereich sind bei drohender Dialysebehandlung obsolet. Die Realität ist leider noch etwas anders. Es kommt immer wieder vor, daß der Nephrologe und/oder Gefäßchirurg in einer Situation, in der der Arm bereits für die Anlage funktionstüchtiger Dialyseshunts begutachtet werden soll, eine Kanüle in situ der Vena cephalica vorfindet. Es kann daher auf diese grundlegenden protektiven Maßnahmen nicht eindringlich genug hingewiesen werden.

■ **Vorbereitung des Patienten** Nicht bei jedem Patienten sind die subkutanen Venen am Unterarm ausreichend ausgeprägt. Viele sind bei der ersten Begutachtung weniger geeignet. Durch Training können subkutane Venen „entwickelt" werden. Dazu ist Zeit notwendig. Dies setzt also ebenfalls ein frühzeitiges Denken an eine möglicherweise notwendig werdende Hämodialyse-Behandlung voraus. Bei diesen Übungen läßt man den Patienten durch ein kontinuierliches Öffnen und Schließen der Faust ein Muskeltraining durchführen, das zu einem erhöhten Blutdurchfluß durch die Venen führt. Unterstützt werden sollte diese Maßnahme dadurch, daß man dem Patienten einen kleinen Schwamm oder Ball in die Hand gibt. Die Effektivität kann dadurch erheblich gesteigert werden. Weitere Möglichkeit ist die zusätzliche Anlage eines Tourniquets am Oberarm, der nur die subkutanen Venen passager verschließen soll. Dadurch kann sich eine vorher geringkalibrige Vene durchaus zu einem für die Shuntanlage geeigneten Kaliber entwickeln.

■ **Diagnostik vor Shuntanlage** Eine Diagnostik, die über die klinische Überprüfung hinausgeht, ist vor einer Shuntneuanlage nur ausgesprochen selten erforderlich (siehe Kap. 4.3 u. 4.4). Palpation der Vene, meist nach Anlegen eines Tourniquets am Oberarm, Faustschluß-Durchführung wie vor jeder Blutabnahme genügen in aller Regel, um die Venen am Unterarm zu beurteilen. Der ALLEN-Test genügt zur Beurteilung der Tauglichkeit einer Arteria ulnaris sowie einer suffizienten arteriellen Handdurchblutung nach potentieller Anlage einer CIMINO-Fistel.

Unzureichende Pulsqualität der Arteria radialis sollte allerdings duplexsonographisch oder angiographisch weiter abgeklärt werden (siehe Kap. 4.3 u. 4.4).

Bei Shuntrevisionen, vor allem zur Durchführung einer Service-Operation bei drohender Dysfunktion, sind dagegen grundsätzlich weiterführende diagnostische Maßnahmen notwendig. Farbcodierte Duplexsonographie und i.a.-DSA der A. brachialis sind die beiden zur Verfügung stehenden Methoden (2; siehe spezielle Kapitel).

■ **Passagere zentralvenöse Zugänge** Für die Akutdialyse sind zentralvenöse Zugänge sehr häufig nicht zu vermeiden. Diese können jedoch aufgrund der mehr oder weniger langfristigen intravenösen Katheterlage zu einer Intimaläsion mit konsekutiver Venenthrombose (stenosierend/okkludierend) führen. Die Inzidenz wird mit bis zu 18 % angegeben (2). Sie sind häufig der Grund für einen erschwerten venösen Abfluß und rezidivierende Shuntverschlüsse. Auch hier wird gefordert, langfristig eine chronische Hämodialyse-Behandlung zu planen, um mit dieser direkt über den Dialyseshunt zu beginnen.

Operative Planung

■ **Shuntlokalisation** Bei der Auswahl der Shuntlokalisation am Arm soll auch die „Händigkeit" des Patienten beachtet werden. Der nichtdominante Arm wird bei geeigneten Gefäßverhältnissen für die erste Shuntanlage bestimmt: d. h. beim Rechtshänder erfolgt die Shuntanlage so lange wie möglich links, beim Linkshänder umgekehrt. Damit wird der Patient, auch wenn man eine Extremität mit funktionierendem Shunt im täglichen Leben gut gebrauchen kann, dennoch so wenig wie möglich auf der dominanten Seite gehandicapt.

■ **Auswahl der Shuntmodifikationen** Die besten Funktionsraten sind zu erzielen mit der direkten Fistel, üblicherweise als CIMINO-Fistel am distalen Unterarm (siehe Kap. 5.1.1). Ist eine CIMINO-Fistel nicht oder nicht mehr möglich, stehen noch zur Diskussion die Ulnarisfistel und Brachialisfistel (siehe S. 75 ff Kap. 5.1.2 u. 5.1.3). Als Shunt I. Ordnung ist daher die direkte Fistel anzusehen. Manchmal wird auch die CIMINO-Fistel als Shunt I. Ordnung und die anderen direkten Fisteln als Shunt II. Ordnung bezeichnet. Ein arteriovenöses Interponat, bei dem nun nicht mehr die körpereigene Vene, sondern der Kunststoff punktiert wird, ist erst Shuntmodifikation II./III. Ordnung. Die Anlage arteriovenöser Interponate, wenn noch eine direkte Fistel möglich ist, ist obsolet. Sie führt in den meisten Fällen dazu, daß periphere, ursprünglich noch taugliche Gefäße bei Versagen des Interponates nicht mehr zu verwenden sind.

Bezüglich der Lokalisation des Shunts besteht ebenfalls eine zu empfehlende Reihenfolge. Lokalisation I. Ordnung ist grundsätzlich der Unterarm. Dies ist verständlich, da nur hier der Shunt I. Ordnung, die CIMINO-Fistel, angelegt werden kann. Auch ein arteriovenöses Interponat wird bei geeigneten Gefäßverhältnissen immer zuerst am Unterarm angelegt. Shuntlokalisation II. Ordnung ist der Oberarm, auch hier rangiert die direkte Fistel als Brachialisfistel vor dem Interponat. Die erstmalige Anlage eines arteriovenösen Interponats am Oberarm oder gar noch weiter zentral muß eine wohlbegründete Ausnahme bleiben. Shuntlokalisation III. Ordnung ist der Oberschenkel als direkte Fistel und auch als arteriovenöses Interponat (siehe Kap. 5.2.1). Auch eine Arterienvorverlagerung ist hier in ganz speziellen Situationen möglich. Da am Oberschenkel die Leistengefäße benötigt werden, ein Ort einer eindeutig höheren Infektionsinzidenz, müssen alle Möglichkeiten an den oberen Extremitäten zuvor ausgeschöpft werden.

Bei Ausnutzung aller Gefäßmöglichkeiten, aller Shuntmodifikationen und -lokalisationen wird es fast immer möglich sein, dem Patienten zu einer effektiven Shuntdialyse zu verhelfen. In den wenigen Fällen, in denen ein Dialyseshunt nicht mehr konstruierbar wäre, würden dann immer noch alternative Methoden verbleiben.

Postoperatives Management – Reifezeit des Shunts

Direkte Fisteln und arteriovenöse Interponate können nicht sofort nach ihrer operativen Herstellung zur Dialysebehandlung verwendet werden. Die Shuntvene muß beim direkten Shunt erst durch das zunehmend höhere Durchflußvolumen erweitert werden, um eine sichere, regelmäßig durchzuführende Punktion zu gewährleisten und auch ein ausreichendes Dialysevolumen von mindestens 200 ml/min zu bewältigen. Hierzu ist in aller Regel eine Reifezeit von zwei bis vier Wochen erforderlich. Die Entwicklung der Shuntvene kann durch die schon geschilderten physikalischen Maßnahmen unterstützt werden.

Das arteriovenöse Kunststoffinterponat muß vor Aufnahme der Dialyse invasiv inkorporiert sein, d. h. es muß durch umgebendes und einsprossendes Gewebe den Shunt so fest umgeben, daß durch die Punktion kein die Prothese umgebendes Hämatom entstehen kann. Jedes Hämatom nach Shuntpunktion gefährdet den Shunt und damit die weitere Dialyse, in erster Linie durch die hohe Gefahr von Fehlpunktionen und durch die Infektionsgefährdung. Vier Wochen Reifezeit für das Interponat sind zu fordern, vor Ablauf von zwei Wochen sollte auf keinen Fall punktiert werden.

Die Wichtigkeit einer frühzeitigen Planung der Shuntanlage wird auch hier unterstrichen, damit man bei der Einhaltung dieser Reifezeiten nicht unter zeitlichen Druck wegen drohenden Dialysebeginnes gerät.

Ein neuer Prothesentyp, der seit einiger Zeit von der Industrie angeboten wird und für den auch damit geworben wird, daß hier eine Reifezeit aufgrund der besonderen Textilstruktur nicht notwendig sei, konnte sich bislang noch nicht im Routinebetrieb bewähren.

Eine frühzeitige interdisziplinäre Zusammenarbeit

mit frühzeitiger Planung des Shunteingriffes dient dazu, das bestmögliche funktionelle und auch langfristige Ergebnis zu erreichen. Ziel ist, daß Nephrologe und Shuntoperateur nie zu der Erkenntnis kommen müssen, daß eine weitere Shuntanlage nicht mehr möglich ist.

LITERATUR

1. Hepp W, Jonge K de, Scholz A, Langer R, Langer M (1995) Behandlung beim „failing“-Dialyse-Shunt. TW Urologie Nephrologie 7:51–56
2. Langer M (1984) Anwendungsmöglichkeiten der digitalen Subtraktionsangiographie. Tierexperimentelle und klinische Studien zur Wahl des geeigneten Kontrastmittels, klinische Prüfung der Kontrastmitteltoxizität, klinische Anwendung der intravenösen und intraarteriellen DSA. Med Habilitationsschrift, Freie Universität Berlin
3. Schober-Halstenberg HJ (1996) Nierenersatztherapie in Deutschland, Bericht über Dialysebehandlung und Nierentransplantation. Projektgruppe Qualitätssicherung in der Nierenersatztherapie (QuaSi-Niere), Berlin

4.3 Farbduplexsonographie

D. Kummer-Kloess, W. Kloess, N. Marienhoff, B. Spoenlein

Einführung

Die Kenntnis über die vorliegenden Gefäßverhältnisse ist unabdingbar notwendige Voraussetzung für die Planung der chirurgischen Shuntanlage von Dialysefisteln.

Diese sollten Mindestdurchflußraten von 300 ml/min für die Hämofiltration und wenigstens 200 ml/min für die Hämodialyse aufweisen (2, 3, 8) und im ausgereiften Shunt Flußvolumina von im Mittel 500–1200 ml/min haben (3, 7).

Nach der klinischen Untersuchung, die insbesondere auch vorausgegangene Punktionen oder Katheterbehandlungen der zukünftig den Shunt tragenden Extremität mit berücksichtigt, bietet die Farbduplexsonographie als technische Primärdiagnostik bei Nutzung hochauflösender Linearschallköpfe mit 7,5 MHz sehr gute morphologische und funktionelle Informationen (6).

Des weiteren ist die unkomplizierte und beliebig oft wiederholbare Funktionskontrolle der Fistelanlage gewährleistet (Abb. 4.3.1).

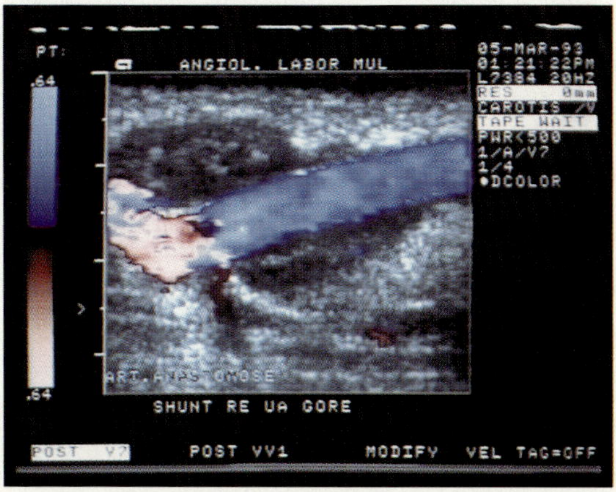

Abb. 4.3.1. Farbduplexsonographische Anastomosendarstellung einer Goretex-Prothese im Längsschnitt. Perivaskulär ältere Hämatome

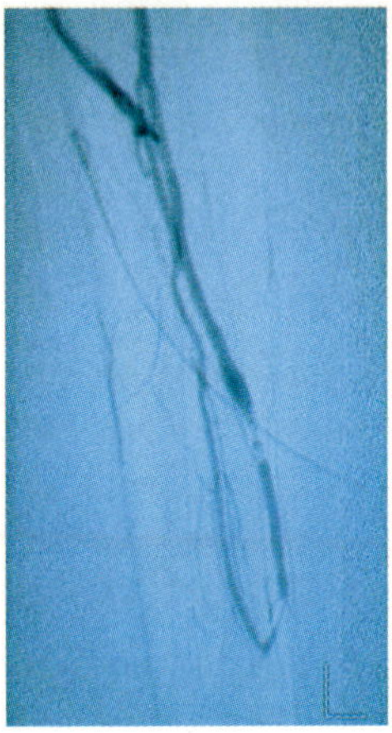

Abb. 4.3.2. Carboangiographie einer CIMINO-Fistel am Unterarm mit Stenosierungen im venösen Schenkel

Infolge Punktionsrisiko und Applikation von iodhaltigem Kontrastmittel erscheint eine primäre angiographische Diagnostik trotz Verwendung nichtionischer Kontrastmittel nicht unproblematisch (1). Bei Verwendung von CO_2 als gasförmigem Negativkontrastmittel in der DSA werden den iodhaltigen Kontrastmitteln assoziierte Probleme vermieden – bei identischer Bildaussage (Abb. 4.3.2).

Methode

Die seit 1986 in der angiologischen Diagnostik genutzte Farbduplexsonographie ist eine Weiterentwicklung der Duplexsonographie. Neben der zweidimensionalen Darstellung von Gefäßlumen und Gefäßwand und den umgebenden Weichteilstrukturen wird simultan die Geschwindigkeitsverteilung des Blutflusses richtungs- und frequenzabhängig im quasi Echtzeitverfahren im gesamten dargestellten Bereich präsentiert. Für jeden Bildpunkt wird rechnertechnisch jeweils der Mittelwert für Flußrichtung und Flußgeschwindigkeit und deren Varianz ermittelt und über einen Farbprozessor umgesetzt. Resultat ist das abgestufte Grauwertbild, das den niedrigeren Gewebeechos entspricht, dem die schnelleren, in Farbe kodierten Echos des Blutflusses überlagert sind.

Diese Farbkodierung erlaubt die rasche Orientierung über Gefäßverläufe, insbesondere bei komplexeren anatomischen Verhältnissen, identifiziert stenotische oder thrombotische Bereiche durch Änderungen der Farbbelegung zuverlässig, wenn die Meßparameter entsprechend optimiert eingesetzt werden und weist dann bei fehlender Farbbelegung sicher auf verschlossene Segmente hin.

Untersuchungstechnik

Empfehlenswert ist folgendes Vorgehen: Weil Zu- und Abflußqualität und -quantität der zu planenden Shuntanlage gewährleistet sein müssen, reicht die alleinige Überprüfung der Durchgängigkeit des zur Shuntanlage gewählten Gefäßabschnittes nicht aus. Die zu- und abführenden Arterien und Venen müssen auf Wandveränderungen, Gefäßverlauf, Kaliber und eventuell vorhandene thrombotische Verschlüsse oder Wandauflagerungen hin überprüft werden, die nicht selten klinisch, infolge guter Kollateralisierung, stumm sind. Durch Zuschalten der Farbe ist ein rasches Vorgehen möglich, weil sich der Gefäßverlauf dadurch sicher von umgebenden Strukturen abgrenzen läßt. Um nicht umschriebene Veränderungen zu übersehen, sollte die Darstellung immer in beiden Schnittebenen erfolgen. Pathologische Befunde werden dokumentiert und gegebenenfalls mit einer entsprechenden Markierung auf der Haut versehen. Thrombotische Verschlüsse offenbaren durch Änderungen in der Farbbelegung und inhomogenen Farbmusterverlauf oder Farbabbruch ihre genaue Lokalisation und Ausdehnung (Abb. 4.3.3 u. 4.3.4).

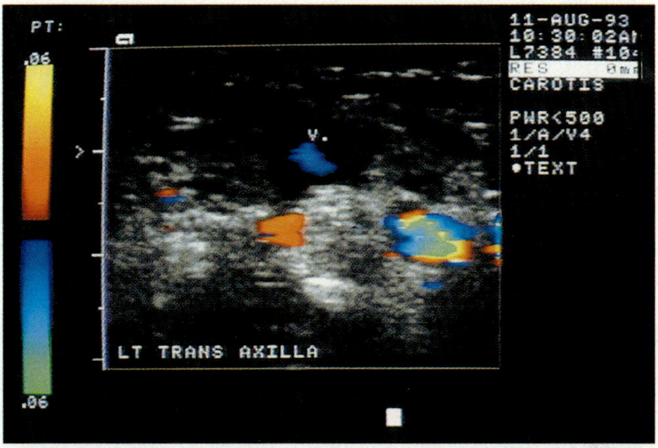

Abb. 4.3.3. Farbduplexsonographische Darstellung einer kompletten V.-axillaris-Thrombose mit dilatiertem Venenlumen. Transversalschnitt

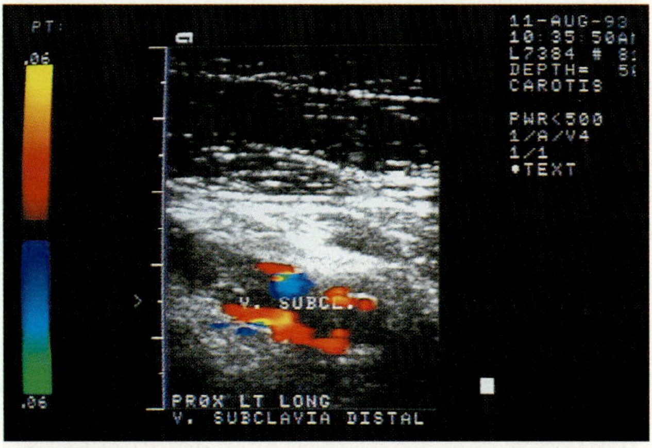

Abb. 4.3.4. Farbduplexsonographische Darstellung der V. subclavia mit umflossenen Thromben und proximaler kompletter Thrombosierung. Longitudinalschnitt

Weit proximal gelegene Prozesse, die durch Knochenüberlagerung nicht direkt darstellbar sind, sind in distaleren Abschnitten durch im Seitenvergleich differente Farbbelegung und seitendifferente Doppler-Spektren identifizierbar. Alle weiteren Gefäße am Arm sind in der Regel direkt und durchgehend beschallbar und damit beurteilbar.

Außer der Klärung der Durchgängigkeit der Lumina muß insbesondere die arterielle Gefäßwand inspiziert werden. Gelegentlich sind bei Diabetikern auch die Arterien der oberen Extremität arteriosklerotisch hochgradig verändert und nur noch bedingt oder gar nicht als shunteinspeisendes Gefäß zur CIMINO-Fistel verwendbar, so daß primär Protheseninterponate verwendet werden müssen.

Zur Anlage einer CIMINO-Fistel sollte das Lumen der A. radialis ausreichend groß sein, optimal sind 5 mm. Die dafür notwendigen Kaliberbestimmungen sind farbduplexsonographisch sicher durchführbar. Im Laufe der Shuntreifung weitet sich die Arterie in der Regel noch auf. Das Venenlumen, das gegebenenfalls unter proximal angelegter, subdiastolischer Stauung gemessen wird, sollte mindestens 6–8 mm weit sein. Etwa gleiche Diameter sollte auch die Anastomose haben (4). Wenn primär Protheseninterponate vorgenommen werden müssen, sollten Venenlumina und Prothesenkaliber etwa gleich sein (2, 5). Bei Kalibern unter 3 mm besteht die Gefahr der Rezirkulation. Bei zu kleinen Kalibern ist der Fluß in der Prothese reduziert, eine frühzeitige Thrombosierung wird dadurch wahrscheinlich.

Fazit

Als Primärdiagnostik ist die Farbduplexsonographie zur Klärung der Shunt-Anlagemöglichkeit geeignet, da sie mit geringem zeitlichen und personellen Aufwand nichtinvasiv die anatomischen Gefäßverhältnisse, das Blutflußverhalten und die umgebenden Weichteilstrukturen darstellt. Von Vorteil ist des weiteren die Bestimmung der Punktionstiefe für den zu planenden Shunt, die gelegentlich bei adipösen Patienten eine Begrenzung in der Nutzbarkeit der Shuntanlage bedingt.

LITERATUR

1. Fobbe F (1991) Direkte Shuntangiographie und farbcodierte Duplexsonographie als konkurrierende oder sich ergänzende Verfahren. Angio Archiv 22:82–86
2. Hepp W, Aichinger Ch (1991) PTFE-Interponate in der intermittierenden Hämodialyse: Welche Faktoren haben Einfluß auf die primäre Funktionsdauer? Angio 1:29–36
3. Kathrein H (1991) Duplexsonographie von Dialyseshunts. Springer, Berlin, Heidelberg, New York, S 52–56
4. Kathrein H (1991) Duplexsonographie von Dialyseshunts. Springer, Berlin, Heidelberg, New York, S 10
5. Krönung G (1987) Spezielle Techniken der venösen Anastomose bei Teflonprothesen für den Dialysezugang am Unterarm. Angio 9:53–56
6. Landwehr P, Tschammler A, Schaefer RM, Lachkner K (1990) Wertigkeit der farbcodierten Duplexsonographie des Dialyseshunts. Fortschr Röntgenstr 153:185–191
7. Neuerburg-Heussler D, Hennerici M (1995) Gefäßdiagnostik mit Ultraschall. Thieme, Stuttgart, New York,S 170–171
8. Zwicker C, Langer, M, Huben H, Pustelnik A, Fiegler W, Felix R (1987) Duplexsonographie von Hämodialyseshunts. Angio 9:47–52

4.4 Arteriographie

R. Sörensen

Einführung

Eine Arteriographie vor Anlage eines Dialyseshunts ist nur notwendig, wenn bereits an der Arterie oder an der Vene der Extremität chirurgische Eingriffe vorgenommen worden sind und sich dadurch die normale Anatomie geändert haben könnte.

Die Arteriographie wird, wenn die Abteilung dafür ausgerüstet ist, in digitaler intraarterieller Subtraktionstechnik (DSA) durchgeführt. Gegenüber konventionellen Techniken wird hierdurch an Kontrastmittelmenge und -konzentration gespart. Vorteilhaft für den Patienten ist:

- die geringere Kontrastmittelbelastung geschädigter Nieren bei noch erhaltener Restfunktion und
- die geringere Hitze- und Schmerzempfindung in der zu untersuchenden distalen oberen Extremität. Diese wird von vielen Patienten als sehr unangenehm und manchmal schmerzhaft empfunden.

Vorbereitung des Patienten: Aufklärung und Einwilligung

Die Aufklärung erfolgt routinemäßig 24 Stunden vor dem Eingriff. Wird der Eingriff ambulant durchgeführt, sollte der Patient einen Aufklärungsbogen am Tag zuvor zur Information erhalten haben (der übliche „perimed"-Bogen informiert über Grundsätzliches). Das Aufklärungsgespräch erfolgt dann unmittelbar vor der Untersuchung, jedoch nicht im Untersuchungsraum. Aufgeklärt wird über alle Eventualitäten, die in Zusammenhang mit der Punktion, der Intervention am Gefäß und der systemischen Wirkung der Kontrastmittelinjektionen auf Niere, Kreislauf und Gefäßsystem vorkommen und zu vorübergehenden oder bleibenden Schäden führen können. Lehnt der Patient die Untersuchung ab, muß auch über die Folgen der nicht durchgeführten Untersuchung aufgeklärt werden.

Die Aufklärung des Patienten entfällt, wenn es sich um einen akuten Notfall handelt, der keine Zeitverzögerung erlaubt oder wenn der Patient bewußtseinsgetrübt bzw. komatös zur Untersuchung kommt. Der Untersucher sollte auch darauf achten, daß Dialysepatienten vermehrt zu Nachblutungen neigen und viele dieser Kranken einen Diabetes mellitus oder eine Herzinsuffizienz haben.

Voruntersuchungen

▪ **Gerinnungsfaktoren** Gerinnungsfaktoren sind bei der arteriographischen Untersuchung von Patienten vor Shuntanlagen oder mit Hämodialyse-Shunts wichtig, da bei zugänglichen Stenosen in der gleichen Sitzung Interventionen (Angioplastien, Stents, Lysen) notwendig werden können. Für einfache Arteriographien oder Shuntdarstellungen reichen Thromboplastinzeit (TPZ, QUICK-Wert), Thrombozytenzahl und Prothrombinzeit (PTT).

▪ **Nierenfunktion** Akutes Nierenversagen kann eine direkte Folge parenteraler Kontrastmittelgabe sein. Nierenversagen nach Kontrastmittel ist in der Literatur als der dritthäufigste Grund bei Krankenhauspatienten beschrieben (3). Der Serumkreatinin-Spiegel vom gleichen Tag oder vom Vortag ist essentiell bei Patienten mit akuter und chronischer Niereninsuffizienz. Bei Patienten mit langjähriger Dialyseanamnese ist diese Untersuchung weniger wichtig. Patienten mit Nierenrestfunktion sollten gut hydriert zur Untersuchung kommen. Sind sie herzgesund, wird 6–12 Stunden vor und nach der Kontrastmittelverabreichung eine intravenöse Gabe von 0,45 % NaCl, 1 ml/kg/min – neben freier Trinkmenge – empfohlen (3). Furosemid wird gegeben, falls die Volumenbelastung nicht toleriert wird. Die besonderen Risikofaktoren niereninsuffizienter Patienten sind dem Schweregrad nach (1):
- Niereninsuffizienz und Diabetes mellitus,
- Niereninsuffizienz allein,
- Diabetes mellitus allein,
- Dehydrierung,
- kardiovaskuläre Erkrankungen und Diuretika,
- Alter >75 Jahre,
- multiples Myelom (bei dehydrierten Patienten),
- Hochdruck,
- Urikosurie.

▪ **Schilddrüse** Kontrastmittel enthalten Jod. Bei Patienten mit Hyperthyreose kann die Gabe jodhaltiger Kontrastmittel zu einer thyreotoxischen Krise führen; auch blande Strumen können thyreotoxisch aktiviert werden. Vor der Untersuchung sollten mindestens die basalen Schilddrüsenwerte bekannt sein (TSH). Bei Patienten mit entsprechender Anamnese oder pathologischen Befunden muß vor der Kontrastmitteluntersuchung eine Blockade der Jodaufnahme der Schilddrüse durchgeführt werden.

▪ **Sedierung** Eine Prämedikation ist gewöhnlich nicht notwendig. Dormicum 5/1 (Midazolamhydrochlorid) $^1/_4$–$^1/_2$ Ampulle intravenös genügt, falls der Patient es wünscht.

▪ **Venöser Zugang** Ein venöser Zugang für intravenöse Medikationen ist bei jeder Arteriographie notwendig; er entfällt, wenn nur peripher venographiert wird.

Technik

▪ **Retrograde Punktion der A. brachialis** Die übliche Punktion zur Darstellung eines Hämodialyse-Shunts ist die retrograde Punktion der A. brachialis mit einer Vigonyle oder einer SELDINGER-Punktionsnadel. Durch die Vigonyle kann direkt injiziert werden, bei der Punktion nach SELDINGER wird eine F-4-Schleuse oder ein Gefäßdilatator über einen kurzen Führungsdraht in die Arterie eingeführt. Mit der Hand können dann 10 ml verdünntes

Kontrastmittel injiziert werden, um die Gefäßverhältnisse sichtbar zu machen. Ist eine Intervention notwendig, muß dies über eine weitere Punktion erfolgen (2, 4).

▪ **Antegrade Punktion der Shuntarterie** Ist die Arterie großkalibrig und man hat bereits einen Ultraschallbefund, der den Ort der Stenose zeigt, kann die Arterie auch antegrad punktiert werden, um eine Intervention direkt anzuschließen.

▪ **Punktion der arterialisierten Vene** Die Punktion der arterialisierten Vene ist ebenfalls als präinterventionelle Maßnahme indiziert. Durch vorherige Darstellung der Läsion (Stenose) im Ultraschall kann eine zweite Punktion vermieden werden.

▪ **Punktion der Shuntarterie durch Kompression der Shuntvene** Punktiert man die arterialisierte Vene und komprimiert ihren Abstrom, kann oft retrograd auch die Arterie dargestellt werden. Dies ist in den Fällen indiziert, in denen eine arterielle Injektion nicht möglich ist.

▪ **Punktion der A. femoralis** Eine Darstellung von Gefäßen der oberen Extremität durch eine Punktion der A. femoralis wird notwendig, wenn Hämodialyse-Shunts an Gefäßen des Oberarms oder anderen Stellen angesetzt wurden oder angesetzt werden sollen. Vor Shuntanlage gilt es hier, Gefäßanomalien wie eine oberhalb des Ellenbogengelenks entspringende A. radialis aus- oder einzuschließen. Mit der üblichen SELDINGER-Technik wird ein Katheter über die A. femoralis in die A. subclavia geschoben und dort die Kontrastmittelinjektion durchgeführt.

▪ **Darstellung der Venen** Die Venographie des Unterarms erfolgt durch Injektion von Kontrastmittel in eine Handrückenvene mit und ohne Kompression und möglichst in zwei Ebenen. Die proximale obere Extremität oder die Vena cava superior können über den gleichen Zugang angiographiert werden.

▪ **Einstellung** Arteriographie und Venographie sollten mindestens auf dem 1. Bild den knöchernen Hintergrund zeigen, damit der Chirurg sich orientieren kann. Die Aufnahmequalität wird durch Verminderung der Streustrahlung erhöht, das heißt die Aufnahme muß gut eingeblendet werden. Bei den venösen Aufnahmen des Unterarmes muß immer der Abstrom im Oberarm (V. brachialis), in der Axilla (V. axillaris, V. subclavia) und im oberen Mediastinum (V. cava superior) beurteilbar sein. Eine venöse Stenose im Abstromgebiet vermindert die Lebensdauer eines Hämodialyse-Shunts.

▪ **Bildfrequenz** Bei der Darstellung von Arterien und arterialisierten Venen ist eine Bildfrequenz von 2–3 Bildern pro Sekunde erforderlich, bei reiner Venographie genügt 1 Bild/Sekunde.

▪ **Kontrastmittel** Die Darstellung von Arterien und Venen am Unter- und Oberarm erfordern Kontrastmittelinjektionen. Diese können per Hand erfolgen. Gewöhnlich werden nichtionische Kontrastmittel appliziert mit einer Menge von 15–30 g Jod bei einer Konzentration von 150–300 mg Jod/ml. Je nach Durchmesser des darzustellenden Gefäßes werden 6–10 ml Kontrastmittel für eine Serie gebraucht.

LITERATUR

1. Katzberg RW (1997) Urography into 21th century: new contrast media, real handling, imaging characteristics, and nephrotoxicity. Radiology 204:297–312
2. Schell JP, Jr (1995) Clinical management of the hemodialysis patient. In: Syllabus SCVIR (ed) Venous Intervention. Trerotola, Savader, Durham, pp 67–77
3. Solomon R (1998) Contrast-medium-induced acute renal failure. Kidney International 53:230–242
4. Waybill PN (1995) Fistulographie. In: Syllabus SCVIR (ed) Venous Intervention. Trerotola, Savader, Durham, pp 49–66

5 Dialyseshunt-Chirurgie

5.1 Direkte Gefäßzugänge

5.1.1 Brescia-Cimino-Fistel

K. Konner

Einführung

Die arterio-venöse Fistel mit körpereigenen Gefäßen ist seit ihrer Erstbeschreibung im Jahre 1966 der Goldstandard des Gefäßzuganges zur Dauerdialysebehandlung (2). Die geniale Idee von Brescia und Cimino setzte eine Entwicklung in Gang, die bis heute das Geschick, die Erfahrung und die Phantasie des Operateurs fordert. Der Nephrologe erwartet eine gut dilatierte, ein ausreichendes Flußvolumen führende, leicht und wiederholt punktierbare Vene.

Vor Anlage der ersten Fistel

Vor der ersten Fisteloperation ist essentiell ein aufklärendes, aufbauendes, offenes, keinesfalls nur beschönigendes Gespräch des betreuenden Nephrologen mit dem Patienten, möglichst außerhalb üblicher Visiten- und Sprechstundenzeiten. Im weiteren gehört zur Vorbereitung der Erstoperation als Elektiveingriff die Vorstellung nicht nur „beim Chirurgen", sondern beim Operateur. Dabei sollen Art, Lokalisation und Komplikationen des Eingriffes erklärt und in einer dem Patienten verständlichen Argumentation und Sprache begründet werden. Dies betrifft auch die Wahl des Narkoseverfahrens. Ein solches Gespräch baut Ängste ab, schafft Vertrauen – eine gute Basis für den geplanten Eingriff. Die Unterschrift des Patienten unter die Einverständniserklärung ist aus juristischen Gründen unerläßlich.

Der Operateur wird diese Gelegenheit nutzen, um sich ein umfassendes Bild der arteriellen wie venösen Gefäße beider Arme zu machen. Variable Stauung mittels einer Blutdruckmanschette, Allen-Test und/oder dopplersonographische Untersuchung sind wichtige Hilfsmittel. Bei der Wahl der Seitenlokalisation ist der nicht-dominanten Extremität der Vorzug zu geben; letztlich entscheidet aber die Güte der Gefäße. Eine periphere Phlebographie erübrigt sich: Eine auch bei subtiler Untersuchung nicht palpable Vene, die sich phlebographisch dünnlumig darstellt, wird sich – technisch gesehen – anastomosieren lassen, allerdings wird die Tauglichkeit zur Punktion später sehr zweifelhaft sein. Indiziert sein kann die Unterarm-Phlebographie bei extrem adipösen Patienten, denen eine periphere a.v.-Fistel, gegebenfalls gefolgt von einer Vorverlagerung der arterialisierten Vene, nicht vorenthalten werden sollte. Eine Arteriographie dürfte zu den seltenen Ausnahmen zählen und bedarf einer sehr sorgfältigen Indikationsstellung.

Anästhesie

Es bieten sich an Lokal-, Leitungs- und Allgemeinanästhesie. Die Entscheidung zugunsten eines dieser Verfahren ist einerseits individuell zu treffen, orientiert an Grundkrankheit und Sekundärerkrankungen, der Persönlichkeit und dem Gefäßstatus des Patienten, andererseits abhängig von der allfälligen Präsenz der anästhesiologischen Fachkollegen, d.h. organisatorischer Faktoren. Ein Sonderfall ist gegeben, wenn die Anästhesie vom Operateur selbst vorgenommen wird.

Die Lokalanästhesie

Grundsätzlich sind alle Ersteingriffe in Infiltrationsanästhesie durchführbar. Steht ein Anästhesist zur Einleitung und Überwachung nicht bereit, liegt es in der Verantwortung des Operateurs, sich davon zu überzeugen, daß

- ein Arztbrief mit Angaben zur aktuellen Medikation vorliegt,
- eine kurze Anamnese und klinische Untersuchung mit Dokumentation wesentlicher Herz- und Kreislaufparameter erfolgt und
- ein EKG-Monitoring und ein i.v.-Zugang vorhanden sind.

Vorteile der Lokalanästhesie liegen in der steten Verfügbarkeit und der exakten zeitlichen Planung des Eingriffes. Nachteile sind die erschwerte Präparation und die Vasokonstriktion. Ein Wechsel des Operationsgebietes bei schwierigen Gefäßverhältnissen kann problematisch werden. Bevorzugtes Lokalanästhetikum ist eine 1%ige Mepivacain-Lösung, z.B. Scandicain; auf Zusätze wie Ornipressin, z.B. POR 8 Sandoz, sollte wegen der vasokonstriktorischen Wirkung verzichtet werden.

Die Leitungsanästhesie

Die Blockade des axillären wie des supraklavikulären Plexus bietet durch die willkommene Vasodilatation aufgrund der Sympatikolyse häufig Anastomosenmöglichkeiten mit Venensegmenten, die zuvor bei der klinischen Untersuchung ungeeignet schienen. Ein Wechsel, eine Erweiterung des Operationsgebietes sind unproblematisch.

Aufwendiger ist die Vorbereitung des Patienten im Vergleich zur Infiltrationsanästhesie. Zusätzlich zu den oben genannten Punkten sind erforderlich: eine Röntgenaufnahme des Thorax, ein EKG, vom Labor aktuelle Werte für Serum-Kalium, Quick, PTT sowie ein kleines Blutbild einschließlich Thrombozyten.

Die Allgemeinnarkose

Zur Anlage einer Erstfistel bleibt die Allgemeinnarkose Ausnahmefällen vorbehalten. Die Indikation dazu ergibt sich von anästhesiologischer Seite bei polymorbiden, häufig schon via Katheterzugang andialysierten Patienten. Die Allgemeinnarkose gibt dem Anästhesisten bessere, vielfältigere Möglichkeiten der Überwachung und Behandlung dieser oft kritisch kranken Patienten. Die in früheren Jahren begründete Zurückhaltung gegenüber diesem Anästhesieverfahren läßt sich heute nicht mehr aufrechterhalten.

Die Anastomosentypen

Im weiteren gilt ausnahmslos: Die Bezeichnung der Anastomosen folgt der Strömungsrichtung des Blutes. Seit-zu-End-Anastomose bedeutet somit Arterie-Seit-zu-Vene-End-Anastomose (5).

Grundsätzlich möglich sind folgende Anastomosenarten:

- Seit-zu-Seit (SSA),
- End-zu-End (EEA),
- Seit-zu-End (SEA),
- End-zu-Seit (ESA).

Durch Ligatur des distalen venösen Schenkels bei einer SSA entsteht eine funktionelle SEA, bei zusätzlicher Ligatur des distalen arteriellen Schenkels eine funktionelle EEA. Analog kann eine SEA nach Unterbindung des distalen arteriellen Schenkels zur funktionellen EEA werden.

Die Seit-zu-Seit-Anastomose (Abb. 5.1.1)

Dieser Anastomosentyp markiert den Beginn der Fistelchirurgie und verbindet sich mit den Namen Brescia und Cimino (2). Bemerkenswert ist die

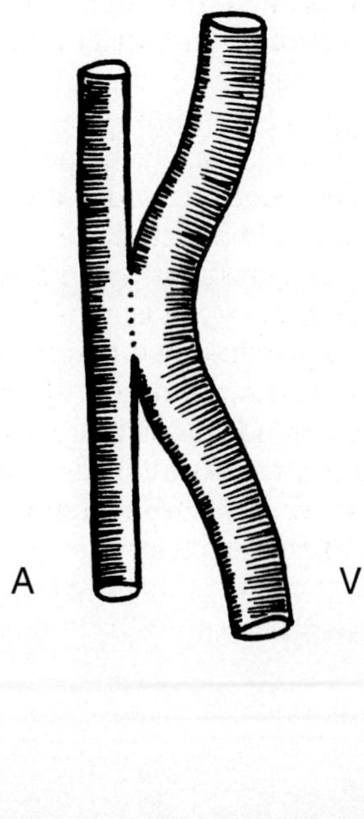

Abb. 5.1.1. Schema einer Seit-zu-Seit-Anastomose. (*A* Arterie, *V* Vene)

Tatsache, daß die Idee der arteriovenösen Verbindung auf das Jahr 1962 zurückgeht (1). BRESCIA und CIMINO zögerten zunächst mit der praktischen Umsetzung durch ihren Chirurgen APPEL, befürchteten sie doch eine Verschlechterung der kardialen Situation nach Anlage der a.v.-Fistel. Dazu muß man sich vergegenwärtigen, daß die damals zur Dauerdialyse akzeptierten Patienten in der Regel das klinische Vollbild einer Urämie boten und häufig eine urämische Perikarditis hatten. So erfolgte die erste Operation erst im Jahre 1964, ein Jahr später die Vorstellung der Methode auf einem Kongreß in Chicago, 1966 die Erstpublikation.

Operations-Technik: Den Grundsatz beachtend, wonach der Hautschnitt nicht über der später arterialisierten Vene liegen und darüber hinaus eine Verlagerung des Operationsfeldes nach proximal hin ermöglichen sollte, bietet sich die Schnittführung etwas medial des Verlaufes der A. radialis an, bei entfernter liegender Vene im distalen Anteil nach lateral umbiegend. Unter sorgfältiger Blutstillung erfolgt zunächst die schonende Präparation und das Anzügeln der Vene. Die Vene darf nie als Ganzes mit der Pinzette oder einem anderen Instrument umfaßt werden. Je nach Entfernung von der Arterie wird die Vene über 4–7 cm freigelegt. Ist das freigelegte Venensegment durch eine früher abgelaufene Phlebitis (Verweilkanülen!), Phlebosklerose oder gar eine Thrombose verändert, ist von einer Verwendung konsequent Abstand zu nehmen. Dilatierende Maßnahmen mögen initial erfolgreich sein; derart maltraitierte Venen lassen jedoch die späterhin erwünschte weitere Aufdehnung nicht zu und stenosieren meist. Kleine Venenäste werden abgesetzt, zur – nach Fertigstellung der Anastomose – arterialisierten Hauptvene hin vorzugsweise mittels einer Durchstechungsligatur, um ein Abgleiten der Ligatur unter dem hohen pulsatilen Druck zu verhindern. Besondere Aufmerksamkeit gilt dem Ramus superficialis des N. radialis, der, wenn eben möglich, nach subtiler, langstreckiger Freilegung medial der A. radialis gelagert wird.

Es folgt die Darstellung der Unterarmfaszie, unter der in der Loge zwischen den Sehnen des M. flexor carpi radialis und des M. brachioradialis die A. radialis mit ihren Begleitvenen verläuft. Unter den Bedingungen der Lokalanästhesie empfiehlt es sich, durch die noch geschlossene Faszie hindurch unter Sichtkontrolle Lokalanästhetikum nachzugeben; 1–2 ml sind meist ausreichend. Nach Spalten der Faszie über 3–4 cm wird die Arterie schonend freigelegt, die Adventitia entfernt, das Gefäß angeschlungen und die Seitenäste dargestellt.

Beträgt der Abstand zwischen A. radialis und V. cephalica antebrachii weniger als 2 cm, ist es vorteilhaft, die Arterie in situ zu belassen und arterielle Seitenäste nur mit einer einfachen Ligatur eines resorbierbaren Nahtmateriales zu versorgen. Ist die Distanz zwischen Arterie und Vene größer als 2 cm und läßt sich die Vene auch bei ausreichender Mobilisation nicht spannungsfrei parallel zur Arterie hin verlagern – was insbesondere dann der Fall ist, wenn die Vene in ihrem Verlauf zur Peripherie hin bogig nach lateral abweicht –, so wird die Arterie über 4–5 cm freigelegt, Seitenäste werden zwischen einfachen Ligaturen abgesetzt und das mobilisierte Gefäß dann in nach lateral ausgreifendem Bogen in Richtung auf die Vene hin verlagert.

Besondere Beachtung verdient hier der proximale Abschnitt der A. radialis: jegliche Torsion oder Abknickung stellt das Ergebnis des Eingriffes in Frage.

Es folgt die Stichinzision der Vene am medialen Aspekt mit einem spitzen Skalpell. Mußte die Vene in weiter ausgreifendem Bogen zur Arterie hin verlagert werden, so ist es sinnvoll, die Vene vor der Inzision einer Außenrotation von etwa 45 bis 90° zu unterziehen. Eine kleine POTTsche Schere dient zur Erweiterung dieser Inzision auf die vorgesehene Länge, die bei Venen mit einem Lumen von <3 mm 4–6 mm, bei einem Lumen von >3 mm 6–8, maximal 10 mm betragen kann. Größere Anastomosenlängen bringen keine Vorteile. Blutungen aus der Venotomie lassen sich durch proximale und distale digitale Kompression – eine Aufgabe des Assistierenden – kontrollieren. Eine „jungfräuliche" Vene sollte nie abgeklemmt werden. Auch die zarteste Klemme, z. B. FE 14 der Fa. Aesculap, kann ein Intimaödem verursachen, die Grundlage für eine Stenose.

Mit einem nach proximal vorsichtig eingeführten Venenkatheter wird die Durchgängigkeit der Vene geprüft, wobei der Kontinuität des venösen Abflusses in der Ellenbeugenregion erhöhte Aufmerksamkeit gelten sollte, ist diese Region doch das bevorzugte Areal für Blutentnahmen, Infusionen u. ä. mit der Folge von Lumeneinengungen und/oder Wandverdickungen mit Verlust der erforderlichen Dilatationsfähigkeit. Ist es bei Nachweis derartiger Veränderungen der Venenmorphologie in Höhe der Ellenbeuge möglich, heparinisierte physiologische NaCl-Lösung gegen nicht zu hohen Widerstand zu injizieren, so steht bei diesen Patienten ein Ramus perforans, das Verbindungsgefäß zum tiefen Venensystem, als Drainagestrecke zur Verfügung.

Nach Zurückziehen des Venenkatheters folgt die Prüfung der Dilatationsfähigkeit der Vene: dazu wird die V. cephalica antebrachii weiter proximal manuell abgedrückt und gegen diesen Widerstand sehr vorsichtig durch Injektion der heparinisierten physiologischen NaCl-Lösung aufgedehnt. Zu diesem Test eignet sich keinesfalls ein FOGARTY-Katheter, da die Gefahr einer Überdehnung mit den Folgen einer Intimaschädigung oder gar einer Ruptur groß ist.

Dosierte manuelle Kompression gewährleistet weiterhin die Blutstille im Bereich der Venotomie. Nunmehr werden die beiden arteriellen Schenkel ausgeklemmt mit den kleinsten, soeben die Blutleere wahrenden Gefäßklemmen. Die Technik der Arteriotomie entspricht dem bei der Venotomie beschriebenen Verfahren. Wichtig erscheint der Hinweis, die Arteriotomie am seitlichen, der Vene zugekehrten Aspekt der A. radialis vorzunehmen. Die Eröffnung der A. radialis an der Oberseite führt nach Anlage der Anastomose zu Verziehungen der beteiligten Gefäße. Abknickungen und Torsionen können die Folge sein.

Ist die Wand der A. radialis durch Kalkeinlagerungen starr, empfiehlt sich eine spitz-ovaläre Ausschneidung der Arteriotomie. Gelegentlich wird eine Endarteriektomie nicht zu umgehen sein. Läßt sich eine solch pathologisch wandveränderte Arterie nicht ausklemmen, bietet sich ein mit einem 3-Wege-Hahn bestückter FOGARTY-Katheter zur Blockade des Blutstromes an.

Auffallend sind Veränderungen der arteriellen Wandqualität bei Patienten, die über Jahre unter einer Steroidtherapie standen oder noch stehen:

Die Wand ist weich, was zu äußerster Vorsicht beim Durchstechen Anlaß gibt; ein unbedacht stärkerer Zug am Faden führt leicht zum Ausreißen.

Die Wahl des Nahtmateriales hängt ab von der Erfahrung und Vertrautheit des Operateurs mit einem bestimmten Fadentyp, zusätzlich bestimmt von den verfügbaren Nadelgrößen, -konfigurationen und -eigenschaften: bewährt haben sich Polypropylen (z.B. Prolene), degradierbare Fäden wie Polydioxan (z.B. PDS) oder Polyglycolsäure/Trimethylencarbonat = PTMC (z.B. Maxon) und ePTFE-Fäden (GORE TEX Sutures; siehe auch Kap. 5.1.6 Thoma).

Zur Naht der Anastomose bieten sich zwei Techniken an:

- Die klassische, wohl verbreitetste Technik fixiert zunächst den oberen und unteren Anastomosenwinkel. Die Abfolge der transluminären Naht der Rückwand ist Vene-außen-innen, Arterie-innen-außen. Der Rechtshänder wird die Naht im oberen (linken), der Linkshänder im unteren (rechten) Anastomosenwinkel beginnen. Der Faden wird, sobald er die Arterie nach außen verlassen hat, leicht angespannt. Dies sollte immer und nur dann geschehen, wenn der Faden das Gefäß nach außen hin verlassen hat, um zu gewährleisten, daß lumenseits Intima an Intima liegt und eine evertierende Naht resultiert; andernfalls kommt es zur Einstülpung der Gefäßränder ins Lumen. Ist die Naht vollendet, wird der Faden mit dem Überstand der Fixierungsnaht im anderen Anastomosenwinkel verknotet, das Prinzip der Gegenläufigkeit beachtend.

Die Naht der Vorderwand erfolgt in gleicher Weise: Vene-außen-innen und Arterie-innen-außen. Hierbei empfiehlt es sich, den Faden nach jedem Ausstich unter dosierter Spannung zu halten. Dies mindert das Risiko, beim nächsten Stich Anteile der schon fertiggestellten Rückwand der Anastomose zu erfassen – ein Fehler mit weitreichenden Folgen, der leicht zu vermeiden ist. Wenige Stiche vor Vollendung der Naht der Vorderwand kann mit Hilfe eines Venenkatheters oder einer Knopfkanüle heparinisierte physiologische NaCl-Lösung in die fast fertiggestellte Anastomose eingebracht werden als Kontrolle einwandfreier chirurgischer Technik.

Werden die Haltefäden in den Anastomosenwinkeln nicht mit zuvor geteiltem, sondern mit einem doppelt armierten Faden angelegt, können zur Erleichterung der Naht sowohl der Rück- als auch der Vorderwand im jeweils gegenüberliegenden Anastomosenwinkel vorab einige wenige Stiche mit dem freien Fadenanteil erfolgen.

Gelegentlich bietet eine (zu) großzügige, d.h. langstreckige Präparation von Arterie und Vene die Möglichkeit, nach Anlage der Eckfäden die Vene über die Arterie nach medial umzuklappen. Die Naht der Rückwand kann dann von außen her erfolgen.

Diese Technik einer Seit-zu-Seit-Anastomose stellt besondere Anforderungen an die Subtilität der Nahtführung, da es vor allem auch in den Anastomosenwinkeln schwierig werden kann, die Gefäßränder in der notwendigen Übersicht darzustellen und die Nadel exakt zu plazieren.

- Aufgrund der aufgezeigten technischen Anforderungen bei der „klassischen" Seit-zu-Seit-Technik bietet sich folgende Alternative, 1975 publiziert (6), an: Der doppelt armierte Faden wird nicht geteilt. Die erste Naht wird in der Mitte der Rückwand von Arterie und Vene angelegt – Stichrichtung jeweils innen-außen –, außen doppelt verknotet (Abb. 5.1.2). Ein Haltefaden in der Mitte der Vorderwand von Arterie und/oder Vene verbessert die Übersicht. Die Naht erfolgt, jeweils von der Mitte der Rückwand ausgehend, fortlaufend über die Winkel zur Vorderwand. Auch hier ist eine evertierende Naht anzustreben. Werden beide Fäden Vene-außen-innen-Arterie-innen-außen geführt, kann der letzte Stich vor dem Verknoten als Rückstich erfolgen. Dies entfällt, wenn ein Faden Arterie-außen-innen-Vene-innen-außen gestochen wird. Grundsätzlich sei dazu angemerkt, daß eine Arterie nur dann außen-innen durchstochen werden darf, wenn dies unter einwandfreier Sichtkontrolle erfolgt und die Wand der Arterie frei ist von arteriosklerotischen Plaques oder gar höhergradigen Verkalkungen.

Diese „offene" Variante bietet Vorteile bei der Verbindung dünnlumiger Gefäße, der Anlage kurzer Anastomosen, besonders in tiefliegenden Operationsgebieten, und ermöglicht eine sehr übersichtliche, exakte Naht.

Nach Abschluß der Gefäßnaht – gleich in welcher Technik – wird der Abschlußknoten vorgelegt, noch nicht fixiert. Als erstes wird die Gefäßklemme vom distalen, dann vom proximalen arteriellen Schenkel entfernt, die venösen Schenkel bleiben noch manuell abgedrückt. Die Anastomose gerät unter Druck, Restluft kann durch die noch lockere Naht entweichen. Nach Freigabe der venösen Schenkel wird der Knoten fixiert unter niedrigstmöglichem Zug, um eine Einengung der Anastomose zu vermeiden. „Schwitzt" die Anastomose, genügt in der Regel das Aufbringen von 0,9%iger NaCl-Lösung und etwas Geduld zur Blutstillung. Selten ist eine zusätzliche Übernähung erforderlich. Der Gebrauch von blutstillenden Materialien wie Tabotamp oder Lyostypt zählt bei diesen Operationen zu den Ausnahmen, legt chirurgische Nachlässigkeit nahe.

Der nächste Kontrollschritt dient dem Ausschluß von Torsionen und Abknickungen im Verlauf sämtlicher beteiligter Gefäßstrecken. Nicht minder wichtig ist das Beheben spastischer Phänomene, im arteriellen Bereich am ehesten durch Aufträufeln wahlweise eines Lokalanästhetikums, von Papa-

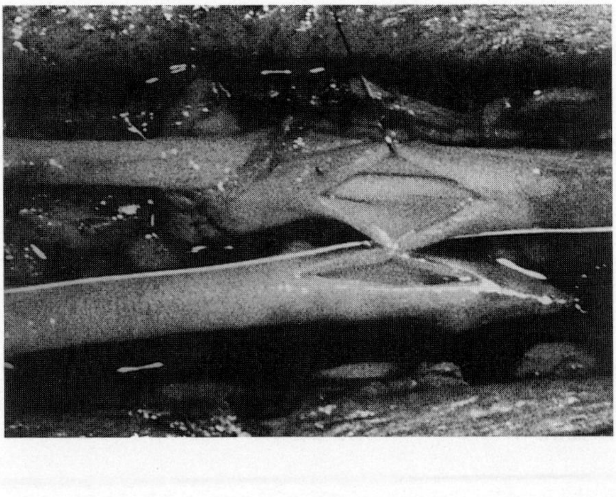

Abb. 5.1.2. Modifizierte Nahttechnik einer Seit-zu-Seit-Anastomose. Beginn der Naht in der Mitte der Rückwand

verin (Paveron) oder Nitroglyzerin. Venöse Spasmen lassen sich meist durch dosiertes Abdrücken entfernter Venensegmente – so eine vorübergehende intravasale Druckerhöhung herbeiführend – beseitigen. Die Hämodynamik dieser arteriovenösen Verbindungen ist die Ursache dafür, daß bei Ende des Eingriffes nicht beseitigte Engstellungen noch enger werden, eigengesetzlich zur Stenose führen.

Die nunmehr arterialisierte Vene muß palpatorisch gut gefüllt sein und das Gefühl des pulsierenden Strömens vermitteln. Eine Prallfüllung, dem palpierenden Finger als Pochen imponierend, spricht für ein proximales Abflußhindernis. Einschnürende Adventitiastränge sind zu lösen. Dank der weiträumigen Hautdesinfektion ist eine langstreckige Kontrolle des Schwirrens im Venenverlauf bis in den Oberarmbereich hinein möglich und sinnvoll.

Unter völligem Verzicht auf Subkutannähte wird der Hautverschluß vorzugsweise als Intrakutannaht angelegt. Aufwendige Einzelknopf-Nahttechniken sind zu vermeiden, da die Fäden, zumindest bei ambulant operierten Patienten, von mehrheitlich chirurgisch nicht geübten Kollegen oder Pflegekräften entfernt werden. Die Wundränder können zusätzlich mit sterilen Pflasterstreifen fixiert werden. Ein steriler Pflasterverband beendet den Eingriff.

Liegt das Operationsgebiet in Gelenknähe, empfiehlt sich die Stabilisierung des Gelenkes mittels eines nicht komprimierenden Watte-, Krepp-Papier- und Mullverbandes. Es ist nicht zuletzt ein psychologischer Faktor: Ein aufwendiger Verband signalisiert dem Patienten, mehr als die wohlmeinenden Ratschläge des Operateurs, die Bedeutung des Eingriffes und führt wie selbstverständlich dazu, dem Rat zur Ruhigstellung über die ersten postoperativen Tage nachzukommen.

Die peri- oder postoperative Gabe eines Antibiotikums ist weder sinnvoll noch notwendig; ausgenommen sind Patienten unter immunsuppressiver Therapie oder mit bekannter Infektanfälligkeit unterschiedlicher Ursache. Ebenso ist die Anwendung von Antikoagulanzien oder Aggregationshemmern auf Patienten zu beschränken, die schon zuvor damit behandelt wurden bzw. nach Diagnose einer Gerinnungsstörung gezielt therapiert werden müssen. Marcumarisierte Patienten, z.B. nach Herzklappenersatz, müssen präoperativ auf Heparin umgestellt werden. Chirurgische Defizite lassen sich durch eine gerinnungshemmende Behandlung nicht ausgleichen.

Die End-zu-End-Anastomose (Abb. 5.1.3)

Bereits 1967 veröffentlichte Sperling (15) die Technik einer End-zu-End-Verbindung zur Schaffung einer a.v.-Fistel. Leitgedanke war ein limitiertes Fistelvolumen ohne das Risiko einer peripheren Ischämie bzw. eines Steal-Syndroms. Entscheidend für das Gelingen und den Erfolg einer End-zu-End-Anastomose sind:

- der Bogen muß vollständig von der Arterie gebildet werden,
- die Lumendifferenz zwischen Arterie und Vene muß technisch gelöst werden.

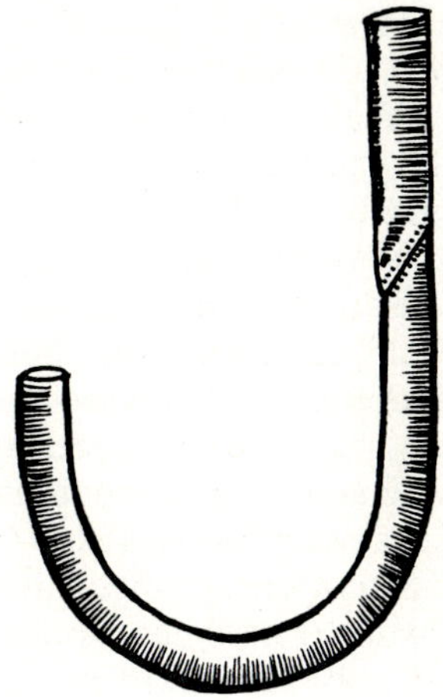

Abb. 5.1.3. Schema einer End-zu-End-Anastomose. (*A* Arterie, *V* Vene)

Strömungstechnische Untersuchungen von LYMBEROPOULOS (11) sowie jüngst von PFLUGBEIL (13) konnten eindeutig belegen, daß die End-zu-End-Anastomose die strömungsgünstigste Anastomosenvariante darstellt.

Operationstechnik: Hier bietet sich ein bogen-, günstiger noch ein S-förmiger Hautschnitt an, da die Arterie langstreckig freigelegt und dann nach proximal zur Vene hin verlagert werden muß. Zunächst sollte die Präparation der Arterie erfolgen, um sich von der Eignung des Gefäßes zu überzeugen. Fortgeschrittene arteriosklerotisch-verkalkende Veränderungen sollten Anlaß geben, eine andere Anastomosentechnik oder gar -lokalisation zu wählen. Bei geeigneter Arterie wird dann die Vene freigelegt, zur Peripherie hin unterbunden. Empfehlenswert ist es, direkt oberhalb dieser möglichst weit peripher anzulegenden Ligatur zu venotomieren, die Vene auf Durchgängigkeit und Dilatationsfähigkeit zu prüfen.

Die Arterie wird handgelenksnah unterbunden und im proximalen Wundwinkel ausgeklemmt; Seitenäste werden mit doppelten Ligaturen versehen und durchtrennt. Die Oberseite des Gefäßes wird mit einem Fadenrest markiert zur Erleichterung der Lagebestimmung beim Legen des Bogens. Dem Absetzen der Arterie folgt das vorsichtige Einführen eines Venenkatheters in den arteriellen Gefäßstumpf über wenige cm und die Injektion weniger ml einer heparinisierten physiologischen NaCl-Lösung; auch hier ist ein FOGARTY-Katheter fehl am Platz. Das nun folgende Legen des Bogens zur Vene hin ist ein risikoträchtiger, über den Erfolg des Eingriffes entscheidender Schritt: Jegliche Abknickung oder Torsion im Verlauf des Bogens führt unausweichlich zum Scheitern der Operation. Bedarfsweise kann der Arterienstumpf vorübergehend nach Lösen der proximalen Klemme stumpfnah ausgeklemmt werden, um die Qualität des Bogens unter Druck zu überprüfen; besonderes Augenmerk gilt dabei dem Arteriensegment im oberen Wundwinkel, in dem sich eine Torsion „verstecken" kann. Stets sollte die Arterie hinter dem Bogen noch 1–2 cm weiter gerade nach proximal verlaufen. Jetzt wird die Vene über der distalen Ligatur durchtrennt, evtl. etwas gekürzt. Beide Gefäßstümpfe, arteriell wie venös, werden angeschrägt, wobei die Zunge der Arterie die Fortsetzung des lateralen Aspektes des Bogens bildet (siehe Abb. 5.1.3). Nach Teilen von zwei doppelt armierten Fäden werden mit den vier Fadenanteilen vier Fixierungsnähte vorgelegt: Im oberen und unteren Anastomosenwinkel sowie in der Mitte von Vorder- und Rückwand, so daß sich nach jeweils 90° im Verlauf der Zirkumferenz ein Haltefaden befindet. Die Naht selbst verläuft nach den zuvor genannten Kriterien. Die Mobilität der Gefäße erlaubt durch entsprechendes Drehen, das jeweils in Arbeit befindliche Anastomosensegment nach oben zu drehen – eine technische Erleichterung. Am Ende eines jeden 90°-Segmentes wird der nähende Faden in sich, nicht mit dem folgenden Faden verknotet. Eine Kontraktur der Naht, somit eine Einengung der Anastomose, ist sorgfältig zu vermeiden.

Erfolgt die End-zu-End-Anastomose mit nicht oder kaum angeschrägten Gefäßstümpfen, genügen in der Regel drei Haltefäden.

Um einer narbigen Kontraktur der Anastomosennaht entgegenzuwirken, bietet sich nach BRITTINGER (3) eine Venenpatch-Erweiterungsplastik an. Dazu werden beide Gefäßstümpfe an den einander zugekehrten Seiten 3 mm tief eingeschnitten. Die so entstandene rautenförmige Öffnung wird mit einem entsprechend großen Venenflicken gedeckt.

Gelegentlich kann eine mäßige Kaliberdifferenz dadurch aufgefangen werden, daß durch Schräganschnitt des kleineren Gefäßes der Lumenunterschied ausgeglichen wird, somit ein flacher Winkel in der Gefäßachse entsteht (Abb. 5.1.4). Die Möglichkeiten dieser Notlösung sind naturgemäß begrenzt.

Ein Vorteil der End-zu-End-Anastomose ist, daß ausschließlich das Flußvolumen der A. radialis in die Vene umgeleitet wird und die seitlich angesetzten Anastomosen folgende Strömungsumkehr im distalen arteriellen Schenkel, die etwa 30% des Fistelvolumens ausmacht, entfällt. Bei intakter A. ulnaris und suffizientem arteriellem Hohlhandbogen dürften Zeichen einer peripheren Minderdurchblutung weitgehend zu vermeiden sein.

Nachteilig sind:

- Die Technik der Anastomose, gleich welcher Variante, ist anspruchsvoll und verlangt einen erfahrenen Operateur.

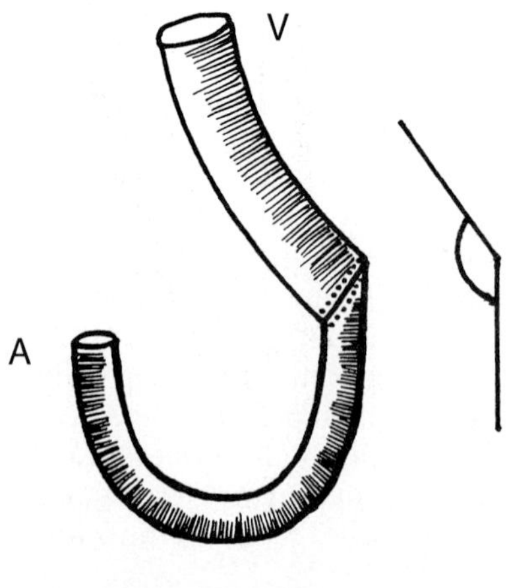

Abb. 5.1.4. Schema einer End-zu-End-Anastomose mit Abknickung der Gefäßachsen zum Ausgleich einer Lumendifferenz. (*A* Arterie, *V* Vene)

- Thrombose der Vene heißt so gut wie immer Thrombose der Arterie; die Thrombektomie des arteriellen Bogens kann schwierig sein; eine neue Anastomose in End-zu-End-Technik verlangt eine erneute langstreckige Freilegung der Arterie.

Aus diesen Gründen ist die End-zu-End-Anastomose in den Hintergrund getreten. Bei dem heute üblichen, in Zunahme begriffenen Anteil von älteren Patienten, Diabetikern und Patienten mit allgemeiner Gefäßsklerose infolge langjähriger Hypertonie bietet sich nur in wenigen Fällen eine A. radialis an, die den Kriterien zur Anlage des arteriellen Bogens standhält. Schon einzelne schollige Verkalkungen der Arterienwand verursachen eine Abknickung.

Der Boom der End-zu-End-Anastomose in den späten 60er bis Mitte der 70er Jahre läßt sich wohl so erklären: Auf dem noch jungen Gebiet der a.v.-Fistelchirurgie galt es, ein neues, durchaus attraktives Konzept auszuloten bei Patienten, die in der Regel jünger als 40 Jahre waren. Ein dialysepflichtiger Diabetiker war damals eine Rarität. Letztlich sei angemerkt, daß es dem erfahrenen Operateur schwer fällt, die Kontinuität einer so wichtigen Arterie einem Routineverfahren zu opfern, gibt es doch Alternativen.

Die Seit-zu-End-Anastomose (Abb.5)

Die Arterie-Seit-zu-Vene-End-Anastomose, 1968 von Röhl (14) eingeführt, ist heute als Standardverfahren anzusehen. Sie ermöglicht es, Gefäße unterschiedlichen Lumens und sehr variabler topographischer Zuordnung zu verbinden unter Erhalt der Kontinuität der A. radialis. Strömungstechnisch gesehen gehört die Seit-zu-End-Anastomose mit dem mehr oder weniger spitzen Winkel zwischen Arterie und Vene zu den ungünstigen Varianten. Bei einwandfreier operativer Technik fällt es jedoch schwer, klinisch relevante Nachteile anzugeben.

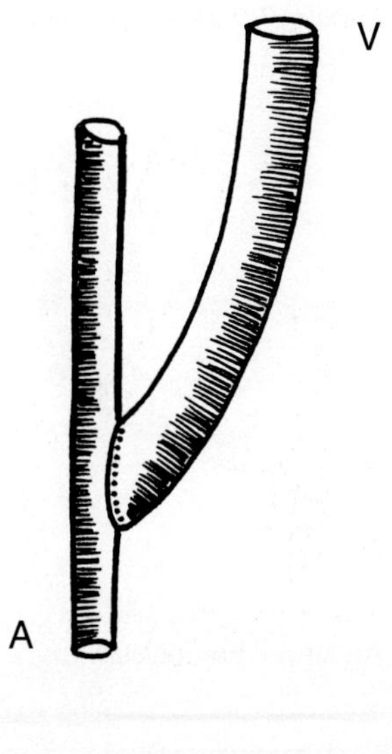

Abb. 5.1.5. Schema einer Seit-zu-End-Anastomose. (*A* Arterie, *V* Vene)

Operationstechnik: Zur Führung des Hautschnittes gilt das bei der Seit-zu-Seit-Anastomose Gesagte: Die Narbe sollte nicht über der arterialisierten Vene verlaufen. Je nach Abstand zwischen Arterie und Vene kann der etwas medial der Arterie angesetzte Hautschnitt im unteren Verlauf nach lateral umbiegen; im Extremfall läßt sich die Vene über einen zweiten Zugang freilegen. Venöse Seitenäste sollten mit langem Stumpf abgesetzt werden, gegebenenfalls unter Belassung eines Fadenrestes, der sich anklemmen läßt. Die Vene wird so weit wie möglich nach distal hin freigelegt und im unteren Wundwinkel ligiert. Es empfiehlt sich, direkt oberhalb dieser Ligatur eine kleine Längsvenotomie anzulegen, die als Venenkatheter-Zugang für die oben geschilderte Prüfung der Vene auf Durchgängigkeit und Dilatationsfähigkeit dient. Erfolgt die Anastomose infolge einer peripher ungeeigneten Vene z. B. in der Mitte des Unterarmes, ist die dort tief liegende A. radialis längerstreckig freizulegen, komplett zu isolieren, um sie spannungsfrei auf die Ebene der Vene vorverlagern zu können. Eine Abknickung im proximalen Arterienverlauf ist sorgfältig zu vermeiden. Nach Ausklemmen der Arterie schließt sich eine seitlich angesetzte Arteriotomie, zunächst über etwa 3 mm, an, um in beide Schenkel heparinisierte physiologische NaCl-Lösung zu injizieren.

Nach Absetzen der Vene oberhalb der distalen Ligatur wird das Gefäß zur Arterie hin verlagert. Dabei ist besonders darauf zu achten, daß

- die Vene einer kontrollierten Außenrotation unterliegt: d. h. je geringer der Abstand zwischen Arterie und Vene, je spitzwinkeliger die Anastomose wird, um so geringer ist diese Außenrotation; muß die Vene aus größerer Distanz zur Arterie hin verlagert werden, der Anastomosenwinkel sich 90° nähern, um so größer wird der Grad der Außenrotation, die gelegentlich 180° erreichen kann (Abb. 5.1.6); als Orientierungshilfe bewährt sich hier der Abgang eines Seitenastes. Zur Kontrolle dient die erneute Injektion der heparinisierten physiologischen NaCl-Lösung gegen den Widerstand proximaler manueller Kompression.
- Weiterhin ist darauf zu achten, daß bei spitzwinkeliger Anastomose die Länge der Arteriotomie bis zu 10 mm betragen und korrespondierend dazu

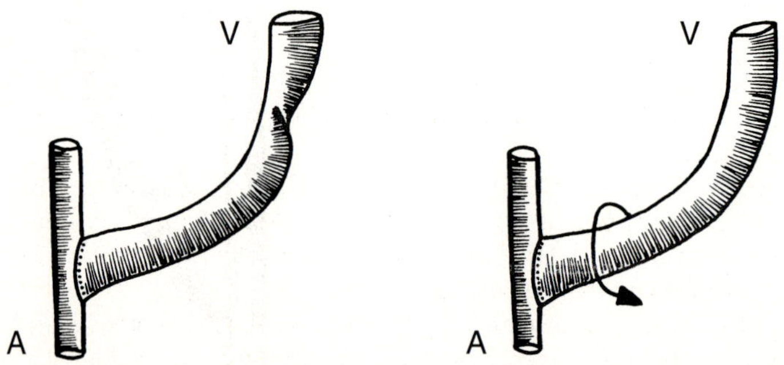

Abb. 5.1.6. Schema einer Seit-zu-End-Anastomose. *Links:* Torsion der Vene bei fehlender Außenrotation. *Rechts:* Keine Torsion der Vene nach Außenrotation.(*A* Arterie, *V* Vene)

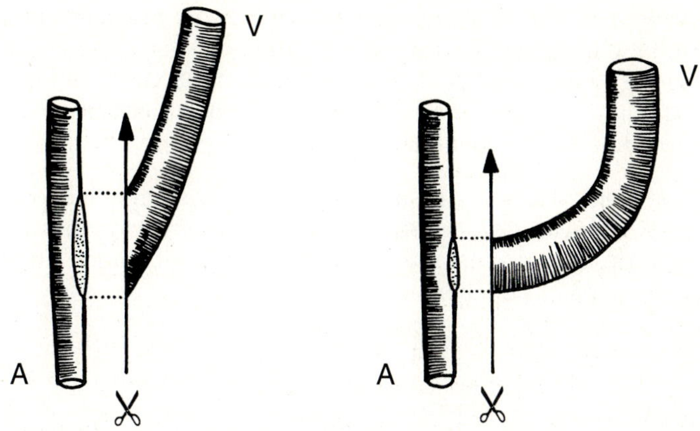

Abb. 5.1.7. Schema einer Seit-zu-End-Anastomose. Unterschiedliche Länge der Arterio- und Venotomie in Abhängigkeit vom Anastomosenwinkel. (*A* Arterie, *V* Vene)

der Venenstumpf auf diese Länge angeschrägt werden kann, unabhängig vom Durchmesser der beteiligten Gefäße; je mehr der Anastomosenwinkel auf 90° zugeht, um so mehr muß sich die Länge der Arteriotomie auf den Durchmesser der Vene beschränken, d.h. der Venenstumpf darf nicht mehr angeschrägt werden, sondern wird mit einem senkrecht zur Längsachse des Gefäßes geführten Schnitt angepaßt (Abb. 5.1.7).

Eine technische Erleichterung bei der Anlage einer Seit-zu-End-Anastomose kann folgende Variante bringen: Teilt sich die Vene peripher in zwei Äste auf, wird sie über diesen beiden Ästen abgesetzt unter Erhalt von etwa 5 mm eines jeden Astes, die im Zwickel längsvenotomiert werden. Der so entstandene Patch gestattet eine größere, übersichtlichere Anastomose. Bei 90-°-Verbindungen kann der komplette Patch ausgenutzt werden, bei spitzen Winkeln muß der obere Anteil des Patches reseziert werden. Angemerkt sei, daß diese Variante – bei aller willkommenen nahttechnischen Erleichterung – ein individuelles Anpassen der Vene über den Mechanismus der Außenrotation nicht zuläßt.

Zur Naht der Anastomose:

- Bei *eher spitzwinkeliger Konfiguration:*

a) Vorlegen beider Ecknähte, weiteres Vorgehen wie bei der „klassischen“ Seit-zu-Seit-Anastomose;
b) Anlage der oberen Ecknaht, gefolgt von 3–4 Stichen der Rückwand; dann erst wird die untere Ecknaht plaziert und die Naht der Rückwand vollendet; dies ermöglicht zu Beginn der Naht eine bessere Übersicht und fördert die Exaktheit dieser so wichtigen ersten Stiche;
c) mit doppelt armiertem Faden werden im oberen Anastomosenwinkel etwa je 3 Stiche der Vorder- und Rückwand in „Fallschirm“-Technik locker vorgelegt, dann angezogen; der Rest der Naht kann dann wahlweise mit oder ohne untere Ecknaht vollendet werden.

- bei einer *90-°-Anastomose* bieten sich die bei der Seit-zu-Seit-Anastomose beschriebenen Techniken an. Je kleiner der Querschnitt der Vene ist, um so vorteilhafter ist die „offene“ Nahttechnik, die in der Mitte der Rückwand beginnt. Sie erleichtert die Anlage von Anastomosen mit einem Venendurchmesser bis hinab zu 3 mm.

Die Kunst der Seit-zu-End-Anastomose besteht neben der Wahl der von Fall zu Fall günstigsten Nahttechnik in der optimalen Anpassung der Vene an die Arterie. Dabei entstandene Fehler lassen sich auch durch optimale Nahttechnik nicht beheben.

KARMODY (8) gab 1974 eine Variante der Seit-zu-End-Anastomose an, die auf den ersten Blick bestechend wirkt: Er formte aus der weit nach distal mobilisierten V. cephalica antebrachii einen Bogen, dessen aufsteigender Schenkel, von distal her an die A. radialis herangeführt, terminolateral mit der Arterie anastomosiert wurde. In strömungstechnischer Sicht ist diese Konfiguration ohne Zweifel vorteilhaft. Der langstreckige venöse Bogen zeigt jedoch exemplarisch die Probleme der Arterialisierung einer devaskularisierten Vene auf: langstreckige Freilegung der nativen Vene, was das spätere Risiko narbiger Einengungen erhöht, erhebliche Schwierigkeiten der exakten Anlage des Bogens im noch nicht arterialisierten Zustand mit der Gefahr einer Torsion oder einer Abknickung.

Fazit: Der „weiche Bogen“ nach KARMODY ist eine theoretisch attraktive, jedoch schwierig zu realisierende und mit einer Reihe von Risiken einhergehende Variante; er erfordert eine große Erfahrung, ein besonderes Einfühlen in die Venenmorphologie und in funktionelle Zusammenhänge. Es stellt sich die Frage nach der Indikation, ist doch bei allen diesen Patienten eine „normale“ Seit-zu-End-Anastomose möglich.

Die End-zu-Seit-Anastomose

Diesem Anastomosentyp – Arterie-End-Vene-Seit – kommt nurmehr historische Bedeutung zu. Bei variabler Anwendung der bisher beschriebenen Anastomosentechniken dürfte sich keine sinnvolle Indikation zur End-zu-Seit-Anastomose finden lassen. Im übrigen gelten hier die bereits bei der End-zu-End-Anastomose geäußerten Bedenken gegenüber dem Absetzen der A. radialis zur Peripherie hin und dem einwandfreien Legen des arteriellen Bogens.

Funktionelle Anastomosen

Von den Möglichkeiten, nach Anlage einer Seit-zu-Seit- oder Seit-zu-End-Anastomose durch Ligatur distaler Gefäßschenkel eine funktionelle Anastomose anderer Konfiguration herzustellen, seien drei Varianten herausgegriffen: die Umwandlung einer

- Seit-zu-Seit- in eine funktionelle Seit-zu-End-Anastomose,
- Seit-zu-Seit- in eine funktionelle End-zu-End-Anastomose,
- Seit-zu-End- in eine funktionelle End-zu-End-Anastomose.

Umwandlung einer Seit-zu-Seit- in eine funktionelle Seit-zu-End-Anastomose: Sprechen die Topographie und der Zustand der Gefäße für die Anlage einer (technisch leichteren) Seit-zu-Seit-Anastomose, ohne die sich später unter Umständen einstellenden hämodynamischen Nachteile (z.B. späterer unkontrollierter Abstrom nach distal) dieses Anastomosentyps in Kauf nehmen zu wollen, wird nach Freigabe des Blutstromes der distale venöse Schenkel in Höhe des unteren Anastomosenwinkels unterbunden. Zu vermeiden ist dabei die Entstehung eines venösen Blindsackes. Bewährt hat sich eine vom unteren Anastomosenwinkel schräg nach proximal/außen angelegte Durchstechungsligatur.

Das Ergebnis wird immer eine spitzwinkelige Anastomosenkonfiguration sein. Über den Vorteil einer im Vergleich zur Seit-zu-End-Anastomose einfacheren Technik hinaus bietet es sich an, das Prüfen der proximalen Vene von einer Venotomie im Verlauf des später nicht mehr genutzten distalen venösen Schenkels aus vorzunehmen, nachdem dieses Venensegment zuvor zur Peripherie hin ligiert wurde. Dieses Vorgehen schont das zur Anastomose vorgesehene Venensegment.

Umwandlung einer Seit-zu-Seit- in eine funktionelle End-zu-End-Anastomose: Hierbei werden nach Anlage einer Seit-zu-Seit-Verbindung sowohl der arterielle wie der venöse Gefäßschenkel im unteren Anastomosenwinkel ligiert. Wegen der ungünstigen spitzwinkeligen Form dieser funktionellen End-zu-End-Konfiguration sollte die Umwandlung einer funktionellen Seit-zu-End-Verbindung in eine funktionelle End-zu-End-Anastomose nur erfolgen, wenn

- sich intraoperativ ein erheblicher retrograder Fluß in der A. radialis von distal her nachweisen läßt und
- es sich um einen Patienten mit zuvor schon kritischer Durchblutung der Hand handelt.

Umwandlung einer Seit-zu-End- in eine funktionelle End-zu-End-Anastomose: Nach Unterbindung des distalen arteriellen Schenkels bei zuvor angelegter Seit-zu-End-Verbindung entsteht eine funktionelle End-zu-End-Anastomose. Die im vorherigen Abschnitt gemachten Anmerkungen gelten auch hier. Eine Indikation zur Routine-Ligatur (7) läßt sich heute nicht mehr nachvollziehen.

Die Tabatière-Fistel

Diese von einigen Arbeitsgruppen gepflegte Variante einer Erstfistel in der Tabatière (17) hat keine allgemeine Akzeptanz erlangt. Beschrieben werden Seit-zu-Seit- wie auch Seit-zu-End-Anastomosen, deren Anlage ein sehr subtiles Vorgehen und technisches Geschick erfordern. Als Vorteile werden angesehen

- die weit distale Lokalisation mit der Folge einer langen Punktionsstrecke,
- die Möglichkeit, späterhin eine a.v.-Fistel weiter proximal zu schaffen, und
- die Möglichkeit der ambulanten Durchführung des Eingriffes.

Die anatomischen Voraussetzungen für die Tabatière-Fistel dürften nur bei relativ wenigen Patienten gegeben sein.

Nach der Operation

Ergänzend zu den obigen Ausführungen zur Frage der peri- oder postoperativen Gabe eines Antibiotikums und einer Antikoagulation bzw. der Verordnung von Aggregationshemmern erscheinen folgende Aspekte erwähnenswert:

- Je dünnlumiger die anastomosierten Gefäße waren, um so wichtiger ist es, den Patienten über den Stellenwert eines konsequenten Venentrainings aufzuklären und ihm gezielte Anweisungen mitzugeben.
- Ein detaillierter, auch für den Nichtoperierenden verständlicher Operationsbericht, ergänzt um eine Skizze, ist umgehend den nephrologischen Kollegen zugänglich zu machen. Ein wesentlicher Bestandteil dieses Berichtes ist eine Stellungnahme des Operateurs zum Zustand der Gefäße, zur Prognose der Fistel und zu möglichen Alternativen bei Versagen der Erstfistel, ergänzt um eine Angabe, wo und wann die Erstpunktion erfolgen kann, gegebenenfalls zunächst in sog. Single-needle-Technik.
- Der Zeitpunkt der Erstpunktion, in der Literatur zumeist pauschalisierend mit 2 bis 4 Wochen postoperativ angegeben, hängt – eine saubere Anastomosentechnik vorausgesetzt – ausschließlich vom Lumen besonders der Vene ab. Es ist durchaus kein Einzelfall, daß Patienten vom Operationsraum in die Dialyseabteilung verlegt wurden und die Fistel fernab des Operationsgebietes z. B. in Höhe der Ellenbeuge punktiert werden konnte. Besonderes Augenmerk gilt in diesen Fällen einer behutsamen, ausdauernden Kompression nach Entfernen der Kanüle(n). Eine knappe Heparinisierung ist eine Selbstverständlichkeit. Geringe, nicht zu vermeidende Hämatome sind durch vorsichtiges Massieren von der arterialisierten Vene wegzudrücken, um das Gefäß für die nächste Punktion palpabel zu erhalten. Dieses so einfach erscheinende, für die dauerhafte Funktion und Entwicklung der Fistel unerläßliche Vorgehen setzt allerdings ein ausgeprägtes Engagement des beteiligten Dialysepersonals voraus, das zumeist nur durch wiederholte, geduldige Schulung erreicht wird.
- Der Patient sollte über die Prognose der soeben angelegten Fistel in aller Offenheit informiert werden. Eine „Alles-kein-Problem"-Haltung angesichts schwieriger Gefäßverhältnisse macht den Operateur auf Dauer unglaubwürdig.

Abschließende Überlegungen und Empfehlungen

Grundsätzlich sind a.v.-Verbindungen in einer der geschilderten Techniken im gesamten Verlauf der A. radialis möglich, abhängig von der Verfügbarkeit einer geeigneten Vene.

Das Ziel dieser Operationen, die Kunst der Fistelchirurgie, liegt darin, eine dauerhafte, zuverlässige Punktionsmöglichkeit zu schaffen, Voraussetzung für eine effektive Dauerdialyse-Behandlung. Der handwerklich-technische Vorgang der Anastomosenanlage ist nur Mittel zum Zweck. Verständlich ist der Wunsch des Nephrologen nach einer möglichst langen Punktionsstrecke, d.h. die Anastomose soweit peripher wie möglich anzulegen, dem Grundsatz des retrograden Gefäßverbrauches folgend. Der erfahrene Operateur wird dennoch bei diesem oder jenem Patienten eine etwas höher lokalisierte Variante anwenden in der klaren Einsicht, daß eine weit peripher gelegene a.v.-Verbindung z.B. mit einem dünnlumigen Seitenast der V. cephalica antebrachii zwar technisch möglich, aber mit einem erhöhten Risiko der postanastomotischen Stenose oder einer Einengung in Höhe der Einmündung in die Hauptvene verbunden ist. Dies führt zu einer ungenügenden Dilatation der zu punktierenden V. cephalica antebrachii; ein insuffizientes arterielles Fördervolumen und Punktionsprobleme erschweren die Dialysebehandlung bezüglich Durchführbarkeit und Effizienz. Erst eine Revision in Form einer etwas höher mit der größerlumigen V. cephalica antebrachii angelegten Anastomose bringt den gewünschten Erfolg.

Dies bedeutet: Das Abschätzen der Prognose einer a.v.-Fistel ist ein wesentlicher Bestandteil der präoperativen Planung und der intraoperativen Strategie. Standardisierung und Schematisierung – so sinnvoll bei Anlage der Naht – sind hier fehl am Platz, Variabilität ist gefordert. Art und Lokalisation der Anastomose müssen sich an den individuellen Gegebenheiten des Patienten orientieren, scheinbar unumstößliche Grundregeln („soweit peripher wie möglich") bewußt und wohlbegründet der Situation angepaßt werden.

Entscheidend für die Prognose einer a.v.-Fistel ist weniger das Lumen der Arterie und der Vene. Anastomosen mit dünnlumigen Gefäßen (Arterie = 1,5 mm, Vene um 2 mm) können, allerdings nach längerer Reifezeit und unterstützt von konsequentem Venentraining, zu einer guten, den klinischen Erfordernissen genügenden Fistelfunktion führen. Entscheidend ist die Dilatationsfähigkeit beider Gefäßanteile. Wedgwood (16) hat dazu 1984 folgende Zahlen publiziert: Das Flußvolumen der A. radialis liegt bei 25 ml/min, nach Freigabe der Anastomose steigt es auf etwa 200 ml/min an. Erst die weitere Dilatation der A. radialis stellt das zur Dialyse erforderliche Fistelvolumen von mehr als 400 ml/min bereit. Durchschnittliche Flußvolumina gut funktionierender a.v.-Fisteln liegen bei 600–1200 ml/min (9, 12). Daraus ergibt sich der Stellenwert, der der arteriellen Dilatation beizumessen ist, und es wird deutlich, wo die Grenzen einer ausbleibenden Dilatation liegen.

In diesem Zusammenhang sei erwähnt, daß – operativ-technisch gesehen – *eine* Vene arterialisiert wird, funktionell jedoch ein Venen*system*, eine Gefäßprovinz (10). Daraus ergibt sich die Konsequenz, Venenäste im Verlauf der arterialisierten Vene nicht zu unterbinden. Es ist ein Trugschluß, dadurch die Qualität der Hauptvene verbessern, das Strömungsvolumen „kanalisieren" zu können. Bei der Erstoperation ist nicht abzusehen, in welcher Form und in welchem Ausmaß sich die Arterialisierung des Venen*systems* entwickeln wird. Seitenäste können sich zur Punktionsreife entwickeln, suffiziente Kollateralbahnen bei zuvor nicht erkannten proximalen Einengungen der Hauptvene aufbauen, als Brücke zu entlegeneren Venensystemen dienen, bei Revisionen lokal als Schwenkplastik Verwendung finden oder als freies Interponat dienen.

Ähnlich kritisch verhält es sich mit der zuvor schon erwähnten Ligatur des distalen arteriellen Schenkels bei Seit-zu-Seit- bzw. Seit-zu-End-Verbindungen. Geht man davon aus, daß – ausgenommen die End-zu-End-Anastomose – alle peripheren a.v.-Fisteln zu einer Strömungsumkehr im distalen arteriellen Schenkel führen, verwundert es, so wenigen Steal-Syndromen, d.h. einer klinisch manifesten peripheren Minderdurchblutung, zu begegnen. Die Ligatur der Arterie distal der Anastomose ist beim Ersteingriff somit nur angezeigt, wenn bereits präoperativ ein Anhalt für eine periphere Minderversorgung bestand. Bei diesen Patienten stellt sich die Frage, ob die Anlage einer peripheren a.v.-Fistel überhaupt zu verantworten ist. Hier kann die nichtinvasive Diagnostik heute Entscheidungshilfen bieten und verhindern, daß durch einen wohlmeinend vorgenommenen Eingriff dem Patienten Schaden zugefügt wird.

Einen weiteren Aspekt stellte BRITTINGER heraus: „Nicht diejenige Shuntvariante ist zu wählen, die aktuell die günstigsten Anschlußbedingungen an die künstliche Niere bietet, sondern jene, die, bei ausreichender Funktion, möglichst viele Nachfolgeshuntformen zuläßt“ (4). Dies setzt voraus, daß der Operateur die oben ausgeführten Anastomosentechniken in kreativer Variabilität anwenden kann, in der Lage ist, sämtliche Abschnitte der A. radialis zur Anlage der Erstfistel zu nutzen, unterschiedliche Lumina und topographische Zuordnungen der Gefäße elegant und zweckgerichtet in eine gute Fistelfunktion umzusetzen und stets die nächstmöglichen Eingriffe vor Augen hat.

Die besten Ergebnisse werden dem erfahrensten Operateur gelingen. Die Erstoperation ist zugegebenermaßen ein „kleiner“ Eingriff, was leider allzu häufig dazu führt, daß er von „Gelegenheitsoperateuren“ und den jüngsten Kollegen durchgeführt wird. Viele, durchaus spektakuläre Revisionen sind technisch weit weniger anspruchsvoll als die Erstoperation, die ein Maximum an Subtilität und Fingerspitzengefühl verlangt und selbst winzige Fehler nicht verzeiht.

LITERATUR

1. Brescia MJ, Cimino JE (1984) Historical perspective on vascular access surgery for chronic hemodialysis. In: Waltzer WC, Rapaport FT (eds) Angioaccess. Principles and practice. Grune & Stratton, Orlando, Florida, pp 1–4
2. Brescia MJ, Cimino JE, Appel K, Hurwich BJ (1966) Chronic hemodialysis using venipuncture and a surgically created arteriovenous fistula. N Engl J Med 275:1089–1092
3. Brittinger WD, Twittenhoff WD (1975) Anschlußverfahren an die künstliche Niere. Technische und klinische Aspekte. Carl Bindernagel, Friedberg
4. Brittinger WD, Twittenhoff WD, Wagner W (1983) Möglichkeiten des Gefäßzuganges bei Verwendung körpereigener Gefäße. Mitt AG Klin Nephrol 12:78–92
5. Bünger P, Schütterle G (1975) Bemerkungen der Redaktion zur Nomenklatur. In: Bünger P, Schütterle G, München, Travenol GmbH (Hrsg) Die Gefäßanschlüsse zur Hämodialyse. Dialyse-Ärzte-Workshop 1975, Timmendorfer Strand 30.10.–1.11.1975
6. Garcia-Rinaldi R, Reed RL, Green ZD, Mattox KL (1975) Upper extremity arteriovenous fistulas for hemodialysis and administration of chemotherapeutic agents. South Med J 68:455–458
7. Jost JO, Rühland D, Müller RP, Schönleben K (1984) Arteriovenöse Fisteln zur Hämodialyse. Deutsches Ärzteblatt 81:3655–3659
8. Karmody AM, Lempert N (1974) „Smooth loop“ arteriovenous fistulas for hemodialysis. Surgery 75:238–242

9. Kathrein H, König P, Dittrich P, Judmaier G (1988) Nichtinvasive Beurteilung von Cimino-Brescia-Fisteln und PTFE-Shunts mit der Duplexsonograhie. VASA 26 (Suppl): 39–41
10. Krönung G (1980) Anschlußverfahren des extrakorporalen Kreislaufes im Rahmen der chronischen Hämodialysebehandlung. Inauguraldissertation, Bonn, S 198.
11. Lymberopoulos S, Melchior H, Gerlach R (1974) Die End-zu-End innere AV-Anastomose zur Hämodialyse (Operative Erfahrungen und vergleichende strömungsdynamische Untersuchungen). Verh Dt Ges Urol 25: 326–330
12. Nonnast-Daniel B, Martin RP, Lindert O, Mügge A, Schaeffer J, von der Lieth H, Söchtig E, Galanski M, Koch KM, Daniel WG (1992) Colour doppler ultrasound assessment of arteriovenous haemodialysis fistulas. Lancet 339: 143–145
13. Pflugbeil G, Liepsch D, von Sommoggy S, Tröster J, Klein G, Maurer PC (1993) Die orthotopen arteriovenösen Fisteln beim Dialysepatienten: eine Sonderstellung fluiddynamischer Problematik. VASA 22: 143–148
14. Röhl L, Franz HE, Möhring K, Ritz E, Schüler HW, Uhse HG, Ziegler M (1968) Direct arteriovenous fistula for hemodialysis. Scand J Urol Nephrol 2: 191–195
15. Sperling M, Kleinschmidt W, Wilhelm A, Heidland A, Klütsch K (1967) Die subkutane arteriovenöse Fistel zur intermittierenden Hämodialyse-Behandlung. Dtsch Med Wschr 92: 425–426
16. Wedgwood KR, Wiggins PA, Guillou PJ (1984) A prospective study of end-to-side vs. side-to-side arteriovenous fistulas for haemodialysis. Br J Surg 71: 640–642
17. Wehrli H, Chenevard R, Zaruba K (1989) Chirurgische Erfahrungen mit arterio-venösen Hämodialyse-Shunts (1970–1988). Helv Chir Acta 56: 621–627

5.1.2 Ulnarisfistel

F. Keller, C. Cetto

Einführung

Die klassische Dialysefistel ist der Cimino-Shunt (3), die Anastomosierung der Vena cephalica antebrachii mit der Arteria radialis, am häufigsten in Seit-zu-End-Technik.

Analog kann auch die distale Vena basilica antebrachii mit der Arteria ulnaris Seit-zu-End anastomosiert werden (2). Eine Ulnarisfistel wird aber nur ganz selten angelegt, weil die Ergebnisse schlechter sein sollen als die bei anderen Dialyseshunts.

Diese Einschätzung kann ein Vorurteil sein, es ist aber auch möglich, daß sie auf – allerdings bisher nicht publizierten – Erfahrungen beruht.

Methodische Vorgehensweise

Die Operationstechnik der Ulnarisfistel ist analog der der Radialisfistel. Die distale Vena basilica wird Seit-zu-End mit der Arteria ulnaris anastomosiert. Dabei gibt es allerdings ein anatomisches Problem: Das Ligamentum des Musculus flexor carpi ulnaris ragt als Kante in das Operationsgebiet, so daß die Arteria ulnaris ausreichend mobilisiert werden muß, um ohne Abknickung mit der Vena basilica antebrachii anastomosiert werden zu können.

Eigene Ergebnisse

Wir haben retrospektiv alle nephrologischen Shuntoperationen anhand der Operationsprotokolle ausgewertet. Der Untersuchungszeitraum erstreckte sich vom 01.07.1979 bis zum 30.04.1993. Die kumulative Funktionsrate wurde nach der Life-Table-Methode berechnet (5). Es handelt sich dabei um die Analyse der Gesamtfunktion; d. h. Frühverschlüsse wurden als Ereignis gewertet, wie auch umgekehrt Revisionsoperationen, die unter Erhalt der Stechstrecke durchgeführt werden konnten, in die erfaßte Funktionszeit miteingingen.

Als Kontrollkollektiv dienten Patienten mit insgesamt 154 CIMINO-Shuntoperationen, deren Ergebnisse bereits früher publiziert worden waren (4).

In dem Beobachtungszeitraum von 15 Jahren wurden insgesamt 1180 Shuntoperationen durchgeführt (Abb. 5.1.8). Dabei wurden 18 Ulnarisfisteln angelegt. Die kumulative Funktionsrate nach 5 Jahren betrug für die Ulnarisfistel 30 Prozent und für die klassische CIMINO-Fistel 54 Prozent (Abb. 5.1.9). Der Funktionsmedian der Ulnarisfistel liegt bei einem Jahr, wohingegen der Funktionsmedian der klassischen CIMINO-Fistel bei 6 Jahren liegt.

Praktischer Stellenwert der Ulnarisfistel

Die Ergebnisse nach Anlage einer Ulnarisfistel sind deutlich schlechter als nach Anlage einer CIMINO-Fistel. Ulnarisfisteln werden auch nur geschaffen, wenn eine CIMINO-Fistel nicht (mehr) möglich ist. Es handelt sich somit um eine Selektion von Patienten mit schlechten Gefäßverhältnissen oder bereits stattgehabten Verschlüssen ihrer CIMINO-Fistel. Die Funktionsraten der Ulnarisfisteln lassen aber einen biphasischen Verlauf erkennen. Es gibt offensichtlich ein Subkollektiv von etwa der Hälfte dieser Patienten, bei denen mit einer langfristigen Funktion der Ulnarisfistel gerechnet werden kann (Abb. 5.1.10).

In der Literatur gibt es eine Arbeit zur Ulnarisfistel, allerdings bei Kindern. Bei diesen wurden immerhin in 5 Prozent der Shuntoperationen Ulnarisfisteln angelegt (1). Mit einer 1-Jahres-Funktionsrate von 24 Prozent waren die Ergebnisse aber schlechter als in unserem Kollektiv. Die praktischen Erfahrungen mit der Ulnarisfistel lassen einige Besonderheiten erkennen:

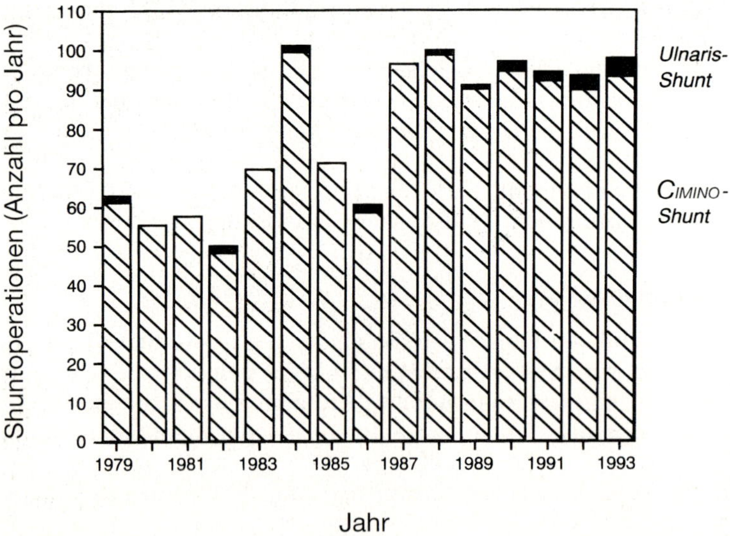

Abb. 5.1.8. Nephrologische Shuntoperationen im Zeitraum 1979 bis 1993: Es wurde nur eine geringe Anzahl von Ulnarisfisteln operiert, die Häufigkeit hat aber in den letzten Jahren eher zugenommen

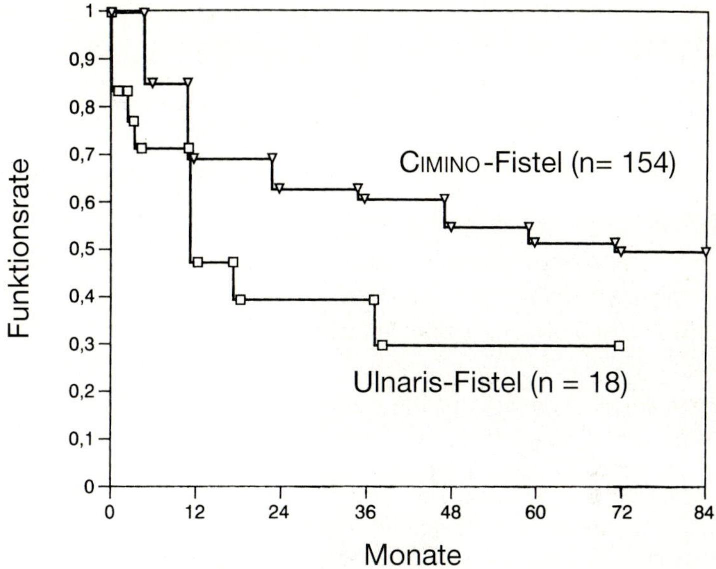

Abb. 5.1.9. Kumulative Funktionsrate von Ulnarisfisteln im Vergleich zur klassischen CIMINO-Fistel. Bei etwa der Hälfte der Ulnarisfisteln kann durchaus mit einer befriedigenden Langzeitfunktion gerechnet werden

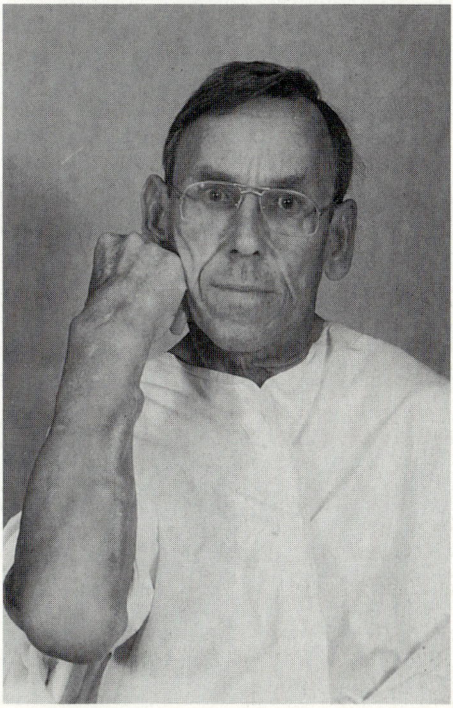

Abb. 5.1.10. Patient mit terminaler Niereninsuffizienz seit 25 Jahren. Die Ulnarisfistel funktioniert seit 6 Jahren, nachdem seine CIMINO-Fistel 19 Jahre funktionstüchtig war

- Ein Problem ist es, die Ulnarisfistel zu punktieren.
- Für die Patienten besteht die Schwierigkeit, während der Dialyse den Arm zu lagern.
- Es kann zu Flußproblemen kommen, da der Arm auf den Ulnarisshunt zu liegen kommt (Abb. 5.1.11).

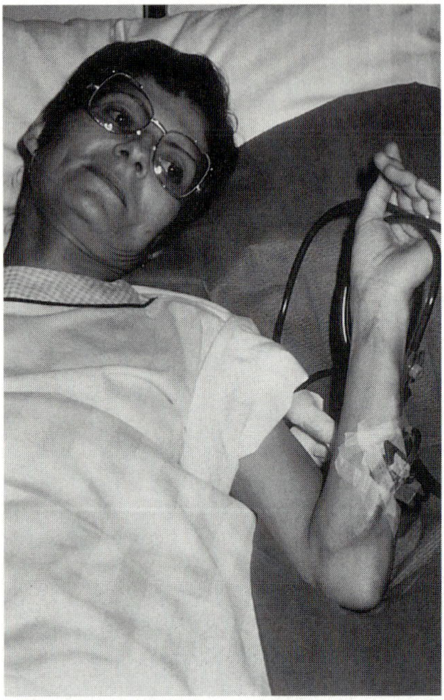

Abb. 5.1.11. Patientin mit Ulnarisfistel. Die Lagerung des Armes bei Punktion und während der Dialyse ist wenig komfortabel

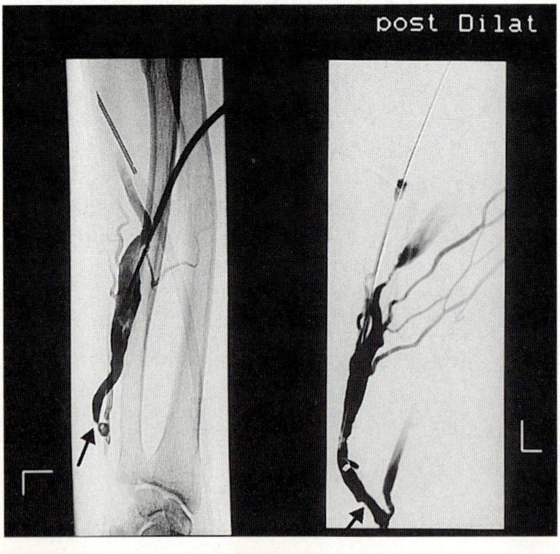

Abb. 5.1.12. Ulnarisfistel mit Stenosierung etwa 3 cm nach der arteriovenösen Anastomose. Diese Stenosierung wurde interventionell mit ausreichendem Resultat dilatiert (gleiche Patientin wie in Abb. 5.1.11)

- Ein Phänomen, das auch bei CIMINO-Fisteln auftreten kann, ist die Intimaproliferation mit Stenosierung des Shuntlumens. Dieses kommt bei Ulnarisfisteln jedoch deutlich häufiger vor. Es kann bis zu perlschnurartigen Deformierungen dieser Fisteln kommen, so daß eine Dialyse praktisch nicht mehr durchführbar ist. Einzelne dieser Stenosen sind aber einer Dilatation durchaus zugänglich (Abb. 5.1.12).

Resümierend kann gesagt werden, daß die Ulnarisfistel zwar Methode der zweiten Wahl ist, aber durchaus einen Platz in der Shuntchirurgie verdient.

LITERATUR

1. Bourquelot P, Cussenot O, Corbi P, Pillion G, Gagnadoux MF, Bensman A, Loirat C, Broyer M (1990) Microsurgical creation and follow up of arterio-venous fistula for chronic hemodialysis in children. Pediatric Nephrol 4:156–160
2. Cetto C, Keller F (1995) Relevance of the ulnaris fistula as a dialysis shunt. Nephrol Dial Transplant 10:877–878
3. Cimino JE, Brescia MJ (1994) The early development of the arteriovenous fistula needle technique for hemodialysis. ASAIO J 40:923–927
4. Keller F, Löwe HJ, Bauknecht KJ, Schwarz A, Offermann G (1988) Kumulative Funktionsraten von orthotopen Dialysefisteln und Interponaten. Deutsch Med Wschr 113: 332–336
5. Peto R, Pike P, Armitage WE (1977) Design and analysis of randomized clinical trials requiring prolonged observation of each patient. Brit J Cancer 35:585–612

5.1.3 Brachialisfistel

P. HEINRICH

Problem

Eine funktionstüchtige arteriovenöse Fistel entscheidet über das Schicksal des niereninsuffizienten Kranken. Die Lokalisation der ersten Wahl für die Anlage einer solchen Fistel zur Hämodialyse, seltener auch als Gefäßzugang bei konsumierenden Erkrankungen, ist die von BRESCIA und CIMINO 1966 empfohlene, handgelenksnahe Verbindung zwischen der A. radialis und der V. cephalica antebrachii.

Trotz aller Fortschritte der operativen Technik, des verfügbaren Nahtmaterials, optischer Hilfsmittel und ideenreicher Modifikationen bleibt die iatrogene Fistelanlage die Achillesferse des Kranken mit chronischer Niereninsuffienz.

Als Lokalisation der zweiten Wahl steht die Ellenbeuge zur Verfügung, wenn

- die Unterarmgefäße ungeeignet sind oder
- nach Thrombosierungen die Unterarmgefäße nicht mehr brauchbar sind.

Pathophysiologie der arteriovenösen Fistel

Jede arteriovenöse Fistel löst lokale, systemische sowie hämodynamische Veränderungen aus (2).

- *Die Höhe des Blutflusses* in den verbundenen Gefäßen (Arterie und Vene) folgt in Analogie dem OHMschen Gesetz elektrischer Widerstände. Nach Öffnung der arteriovenösen Fistel fällt der periphere Widerstand ab. Der schnellere Abfluß führt zu einer Verringerung des peripheren Flusses, der klinisch aber zunächst nicht relevant wird, da das Herzminutenvolumen ansteigt. Der zentrale Venendruck bleibt anfangs unverändert.
- *Die Höhe des Shuntvolumens* ist von der Größe der Fistel abhängig. Beträgt der Fistelquerschnitt weniger als 20 % des Querschnittes der zuführenden Arterie, tritt ein geringer Fluß auf: Diese Fisteln neigen zur Thrombosierung. Das Shuntvolumen steigt mit dem Fisteldurchmesser schnell an und erreicht bei 75 % der zuführenden Arterien ein auch kardial belastendes Shuntvolumen. Für die Hämodialyse ist ein Flußvolumen von 200–300 ml wünschenswert.
- *Lokale Gefäßveränderungen:* Der hohe Druck führt zur Arterialisierung der Vene. Beim Umbau werden die elastischen Fasern abgebaut, und es kommt zu einer Muskelhypertrophie, die zu Ernährungsstörungen der Gefäßwand führen kann. Die folgenden Erweiterungen folgen dem Gesetz nach LAPLACE, d. h. mit zunehmendem Durchmesser steigt der Druck auf die Venenwand.

Anästhesie

Auf eine Allgemeinnarkose bei der Anlage einer brachiozephalen Fistel kann in der Regel verzichtet werden. Die Kranken mit chronischer Niereninsuffizienz sind gefährdet, da aufgrund der Ausscheidungsleistung das Proteinbindungsvermögen von Medikamenten verringert und der Medikamentenabbau verzögert ist. Die Methoden der Wahl sind die Regionalanästhesie (Plexus brachialis) und die lokale Infiltrationsanästhesie.

Für die Regionalanästhesie eignet sich besonders der subaxilläre Block. Der Plexus-Block garantiert bei 95% der Patienten eine erfolgreiche Schmerzausschaltung. Nach Rasur und Desinfektion wird die A. axillaris zwischen Zeigefinger und Mittelfinger fixiert. Die Nadel wird unter ständigen Aspirationsversuchen bis zur Arterie geführt. In der Regel genügen 30–40 ml einer 1 %igen Lidocainlösung, bei länger andauernden Eingriffen sind Langzeitlokalanästhetika (z. B. 0,5 %iges Bupivacain) ratsam.

Procainpräparate sollten bei Patienten, die schon dialysiert werden, vermieden werden. Der Abbau des Procains erfolgt über die Pseudocholinesterase, welche bei der Hämodialyse herausgewaschen wird.

Die lokale Infiltrationsanästhesie ist das am häufigsten geübte Verfahren bei a.v.-Fistelanlagen. Zur sicheren Infiltration werden je nach Armstärke (Fettmantel) größere Volumina gebraucht. Die Beachtung der Maximaldosen sowie der Einsatz niedrig konzentrierter Lösungen (0,5 %) ist anzumahnen. Der niereninsuffiziente Patient ist gegen Überdosierung besonders gefährdet (MACINTOSH-law).

Operationstechniken und -möglichkeiten

Die Schnittführung in der Ellenbeuge sollte die Spaltlinien der Haut beachten und in der Ellenbeuge quer verlaufen. Zur besseren Darstellung der V. cephalica oder V. basilica ist eine bogenförmige Verlängerung des Schnittes ratsam (Abb. 5.1.13).

Für die Konstruktion einer autogenen Fistel stehen im Ellenbogenbereich die A. brachialis und die V. cephalica sowie die V. basilica zur Verfügung. Bei Eignung wird die V. cephalica bevorzugt. Rein theoretisch können die Arterie und die Vene Seit-zu-Seit, Seit-zu-End sowohl proximal als auch distal angelegt werden (Abb. 5.1.14). Die Wertigkeit der verschiedenen Vorgehensweisen ist jedoch unterschiedlich.

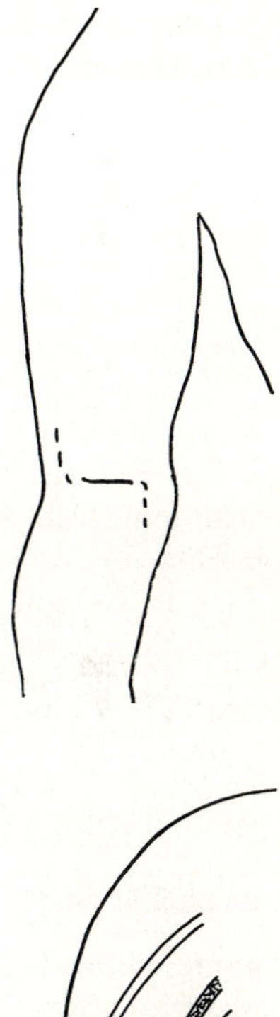

Abb. 5.1.13. Schnittführung in der Ellenbeuge zur Anlage einer zephalo- oder basilikobrachialen Fistel

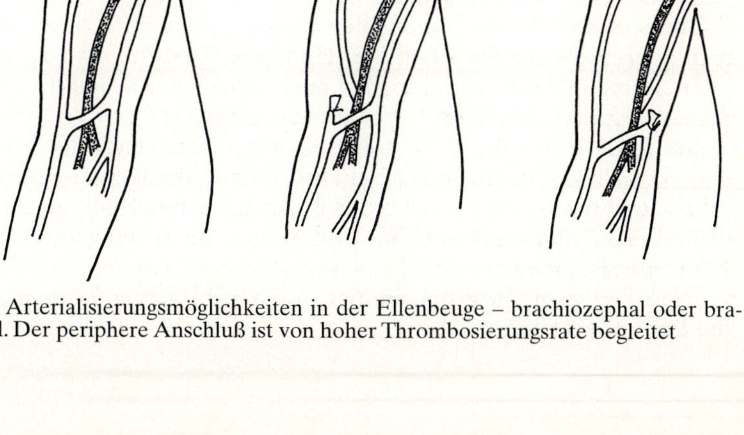

Abb. 5.1.14. Arterialisierungsmöglichkeiten in der Ellenbeuge – brachiozephal oder brachiobasilikal. Der periphere Anschluß ist von hoher Thrombosierungsrate begleitet

Die Seit-zu-Seit-Anastomosen weisen in der Regel das größte Fördervolumen auf. Nachteilig ist, daß das hohe Fördervolumen zu einem Steal-Effekt führen kann.

Die proximalen Venenanschlüsse im Sinne der Seit-zu-End-Fisteln ergeben die besten Punktionsstrecken an der Außenseite bei der V. cephalica bzw. an der Innenseite bei der V. basilica. Der Anschluß des jeweiligen distalen Schenkels setzt die gleichzeitige Zerstörung der Venenklappen voraus, andernfalls ist die Rate der Sofort- und Frühthrombosen zu hoch. Gelegentliche spontane Klappeninsuffizienzen sind seltener als Spontanthrombosen.

Für den Erfolg einer a.v.-Fistelanlage sind eine Reihe technischer sowie emotionaler Voraussetzungen wichtig. Wer als Operateur unter der Fistelanlage einen „kleinen Eingriff" versteht, sollte sich auf diesem Gebiet der Chirurgie nicht versuchen. Genauso programmiert ein wirklicher oder vermeintlicher Zeitdruck den Mißerfolg.

Technische Voraussetzungen

- Inspektion der Arme und Suchen nach einer adäquaten Vene. Bestehen Zweifel an der Weite oder am Zustand (nach häufigen Punktionen), sollte ein Venentraining der Fistelanlage vorausgehen. Mit einem Blutdruckgerät staut der Patient den Unterarm täglich 10–20mal auf einen Druck unter dem diastolischen arteriellen Druck. Erst wenn der Operateur von der Anlagemöglichkeit überzeugt ist, darf operiert werden.
- Der Eingriff hat im Sitzen zu erfolgen, Lupe und feines, atraumatisches Instrumentarium sind unverzichtbar.
- Das verwendete Nahtmaterial sollte nicht resorbierbar und in der Regel 6/0 sein. Bei guten Gefäßverhältnissen, d. h. ausreichend großen Lumina und fehlenden arteriosklerotischen Veränderungen, kann die Anastomose fortlaufend, überwendlich genäht werden. In allen Zweifelsfällen und bei starken Wandveränderungen ist eine Naht mit Einzelknopfnähten zu bevorzugen. Eine passagere Stentanlage kann nützlich sein, weil sie sicher vor Nahteinengungen schützt.

Komplikationen

- Der *thrombotische Verschluß* ist die häufigste und folgenschwerste Komplikation. Nach dem zeitlichen Auftreten unterscheidet man die Sofort- von den Früh- und Spätthrombosen.

Die *Soforthrombose*, im eigenen Krankengut mit 2,1 % vertreten, ist immer operationstechnisch bedingt. Häufigste Ursache sind zu eng genähte oder gezurrte Anastomosen, aber auch starke Gefäßwandveränderungen, die eine funktionstüchtige Anastomose verhindern.

Die *Frühthrombosen*, innerhalb des ersten Jahres nach Fistelanlage, haben viele Ursachen. Die nicht ausreichende Dilatation der Vene, geringer Querschnitt und mangelnder Fluß bei Blutdruckabfällen sind hier die häufigsten Gründe. Aber auch ungeschickte Punktionen mit ungeeigneten Nadeln lösen Frühthrombosen aus.

Die *Spätthrombosen* sind immer durch Fehler bzw. Komplikationen bei der Punktion bedingt.

Die Behandlung der thrombotischen Verschlüsse ist schwierig. Die einzusetzenden Methoden richten sich nach dem Zeitpunkt des Eintritts der Thrombose:

Die *Sofortthrombose* rechtfertigt den sofortigen Revisionseingriff. Im eigenen Krankengut gelang es bei fast 50% der Patienten, die Funktionstüchtigkeit auf Dauer wiederherzustellen. Die Frühthrombose erfordert den Einsatz unterschiedlicher Mittel. Bei Thrombose infolge Punktionsmißgeschickes sind vor allem fibrinolytische Maßnahmen gerechtfertigt. Stenosen der Anastomosen lassen sich am besten durch die perkutane transluminäre Dilatation behandeln. Eine operative Revision ist gerechtfertigt, wenn die Anastomose so weit eingeengt ist, daß eine Dilatation nicht möglich ist. *Spätverschlüsse* lassen sich in der Regel nicht beseitigen, sie verlangen eine Fistelneuanlage.

- *Infektionen* sind in die postoperativen und die nach Wochen und Monaten auftretenden zu unterteilen. Der Prozentsatz *postoperativer Wundinfektionen* am Arm liegt unter 1%, bei Nutzung der Vena saphena magna in der Leistenbeuge bei 1–2%; er steigt mit der Verwendung alloplastischen Materials.

Die *späten Wundinfektionen* sind Folgen mangelhafter Hygiene. Da das Schicksal des niereninsuffizienten Patienten aber von seiner Dialysierbarkeit abhängt, müssen alle Beteiligten, d.h. Ärzte, Krankenschwestern und Patient auf die konsequente Einhaltung der Hautdesinfektionsregeln (Desinfektion und Einwirkzeit) achten. Tritt eine lokale Hautinfektion und eine septische Thrombose auf, ist eine konservative Behandlung nur sehr bedingt anwendbar. In der Regel ist die chirurgische Revision mit Verlust der Fistel indiziert.

- *Handschwellungen* nach Anlage von arteriovenösen Fisteln sind die Folge der venösen Hypertonie und meist belanglos. Die Ödeme bilden sich innerhalb von 1–3 Monaten ganz oder weitgehend zurück. Die Handschwellungen bedürfen keiner speziellen Behandlung.
- Die *aneurysmatische Erweiterung* der arterialisierten Vene ist die Folge mechanischer Wandschädigung durch die Punktion. Das Wachstum des Aneurysmas folgt dem Gesetz von LAPLACE ($p = s \cdot r/d$; wobei p der Druck, s die Wandspannung, r der Radius und d die Wandstärke ist). In der Regel genügt ein Wechsel der Punktionstechnik, bei sehr großen Aneurysmen kann eine Resektion mit End-zu-End-Anastomose versucht werden. Nicht selten wird eine Neuanlage erforderlich.
- Das *Anzapfsyndrom* (steal syndrome) ist klinisch durch Kälte und Taubheit der Extremität charakterisiert, bei erheblicher peripherer Mangeldurchblutung treten schmerzhafte Fingernekrosen auf. Während der Dialyse verstärken sich die Beschwerden. Obwohl das Anzapfsyndrom relativ selten auftritt (0,05%), verlangt es eine chirurgische Intervention.

Offenheitsraten

Von 477 Gefäßzugängen wegen terminaler Niereninsuffizienz wurde die Fistel wegen vorgeschädigter Venen, mißglückten peripheren Anlageversuchen oder schlechten Venenverhältnissen in 145 Krankheitsfällen in der Ellenbeuge angelegt. Die Durchgängigkeitsraten der 104 Seit-zu-End angelegten Fisteln betrugen nach 72 Monaten noch 51 %, von den 34 Seit-zu-Seit angelegten Fisteln liefen noch 65 %.

Bei der genauen Analyse zeigte es sich. daß das Schicksal der Fistel in den ersten zwei Wochen entschieden wird: Die operationstechnischen und gefäßbedingten Schwierigkeiten führen zu einem frühzeitigen Fistelverschluß. Die punktionsbedingten Schäden der Venenwand treten mit der zunehmenden Zahl von Punktionen erwartungsgemäß vermehrt auf. Andererseits zeigt es sich, daß sorgfältige Hautpflege und gewissenhafte Punktionstechnik auch Laufzeiten von 14 Jahren und mehr erlauben.

Als wichtigste Voraussetzung für eine lange Laufzeit von Fisteln konnte der Venendurchmesser erkannt werden. Venendurchmesser unter 2 mm sind für Fistelanlagen nicht geeignet und sollten nur im Ausnahmefall versucht werden.

Schlußfolgerungen

Die BRESCIA-CIMINO-Fistel ist die Methode der ersten Wahl. Wenn die Gefäßsituation eine erfolgversprechende Anlage jedoch nicht erlaubt oder die Gefäße durch Voroperationen aufgebraucht sind, stellt die brachiozephale Fistel eine Alternative dar. Die Langzeitergebnisse sind gleichwertig. Technisch ist die Seit-zu-Seit- oder die proximale Seit-zu-End-Anastomose zu bevorzugen.

LITERATUR

1. Bender MH, Bruyninckx CM, Gerlay PG (1994) The brachiocephalic elbow fistula: a useful alternative angioaccess for permanent haemodialysis. J Vasc Surg 20:808–813
2. Bennion RS, Williams RA, Wilson SE (1994) In: Veith FJ, Hobson RW, Williams RA, Wilson SE (eds) Principles of Vascular Access Surgery in Vascular Surgery, 2nd ed.
3. Coburn MC, Carney W (1994) Comparison of basilic vein and polytetrafluoroethylene for brachial arteriovenous fistula. J Vasc Surg 20:896–902
4. Elchroth J, de Pauwl L, Kinnaert P (1994) Elbow arteriovenous fistulas for chronic haemodialysis. Br J Surg 81:982–984
5. Khalil J, Steir NP (1993) The surgical management of high-output cardiac failure due to arteriovenous haemodialysis fistulae. Eur J Vasc 7:577–579
6. Nazzal MMS, Neglen P, Nassen J, Christenson JT, Al-Hassan HK (1990) The brachiocephalic fistula: a successful secondary vascular access-procedure. VASA 19:396–328
7. Nonnast-Daniel B (1994) Lokale Lysetherapie bei Dialyseshuntthrombosen. Krankenhaus-Arzt 67:12–15
8. Rivers SP, Scher LA, Sheehan E, Lynn R, Veith FJ (1993) Basilic vein transposition: an underused autologous alternative to prosthetic dialysis angioaccess. J Vasc Surg 18: 391–396
9. Schanzer H, Skladany M, Haimov M (1992) Treatment of angioaccess-induced ischemia by revascularization. J Vasc Surg 16:861–864
10. Tautenhahn J, Heinrich P, Meyer F (1994) Arterio-venöse Fisteln für die Hämodialyse-Durchgängigkeitsraten und Komplikationen – eine retrospektive Studie. Zentralbl Chir 119:506–510
11. Wilson SE, Owens ML (1980) Vascular Access Surgery. Year Book Medical Publishers, Inc., Chicago–London

5.1.4 Der Gefäßzugang beim Diabetiker – Erfahrungen, Überlegungen

K. Konner

Einführung

Die Zahl der Dauerdialysepatienten mit diabetischer Nephropathie nimmt dramatisch zu. Den Angaben der Registratur der EDTA (European Dialysis and Transplantation Association) zufolge waren 1976 3% aller Dialysepatienten in Europa Diabetiker. Dieser Anteil stieg über 11% im Jahre 1985 auf 17% im Jahre 1992 (3, 10) an. 1993 betrug der Prozentanteil neu zur Dialysebehandlung akzeptierter Diabetiker in den USA 33,8% (9).

Noch in den 70er Jahren beobachteten wir bei den damals noch selten operierten Diabetikern nach Anlage einer peripheren Erstfistel eine vergleichsweise hohe Rate von Frühthrombosen, von Punktionsproblemen durch ungenügenden arteriellen Zustrom und von Spätthrombosen bereits nach wenigen Wochen oder Monaten. Es entwickelte sich die Vorstellung, daß – neben der Verfügbarkeit einer geeigneten Vene – der Qualität der Arterie eine entscheidende Bedeutung zukommt, ergänzt durch die jedem Operierenden bei Revisionen geläufige Beobachtung einer arteriellen Dilatation (Abb. 5.1.15). Dies schien den Umkehrschluß zu rechtfertigen, wonach eine arteriosklerotisch verkalkte, lumeneingeengte periphere A. radia-

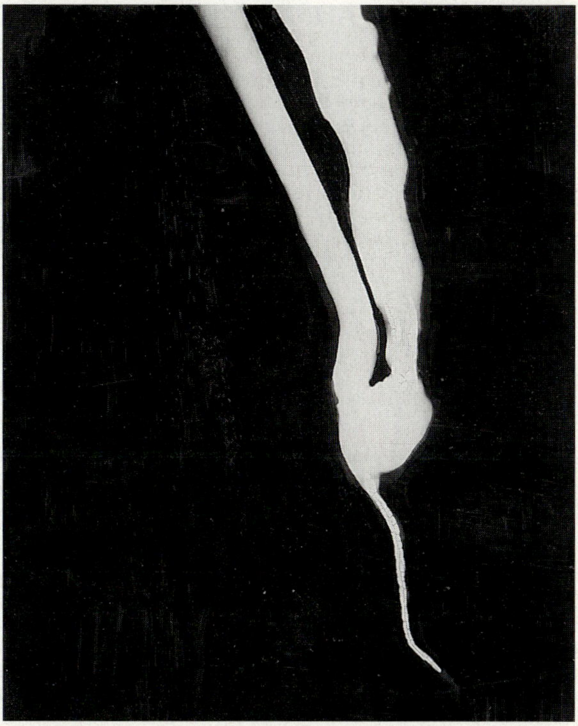

Abb. 5.1.15. Angiogramm einer peripheren Seit-zu-End-Anastomose (A. radialis – V. cephalica antebrachii). Deutliche Dilatation der zur Anastomose führenden A. radialis

lis nur bedingt in der Lage ist zu dilatieren, somit ein steigendes Fistelvolumen bereitzustellen, Voraussetzung für eine klinisch erfolgreiche Dialyse.

Die Idee war, bei Diabetikern eine Arterie mit größerem Lumen, z.B. die proximale A. radialis oder die A. brachialis in der Ellenbeugenregion, als Anschlußgefäß für die Erstfistel zu benutzen bei bewußter Limitierung der Anastomosenweite.

Erfahrungen

Von 456 zwischen Januar 1992 und Dezember 1993 durchgeführten Fisteloperationen waren 223 (= 49%) Erstanlagen. 177 dieser Patienten waren Nichtdiabetiker (Gruppe I), 46 Patienten (= 21%) Diabetiker (Gruppe II). Eine Einteilung in Typ-1- und Typ-2-Diabetiker erfolgte nicht. Das Durchschnittsalter zum Zeitpunkt der Erstoperation lag für die Gruppe I bei 58,6 Jahren, für die Gruppe II bei 60,5 Jahren; die jüngste Untergruppe waren die männlichen Nichtdiabetiker mit 56,6 Jahren, die älteste Untergruppe die Diabetikerinnen mit 63,8 Jahren. 34% der Nichtdiabetiker waren weiblich gegenüber 52% in der Diabetiker-Gruppe.

Keine der Erstfisteln wurde mit ePTFE-Material angelegt.

Die Nachuntersuchungszeit umfaßte 12 Monate pro Patient. Für die Gruppen I und II wurden vergleichend ermittelt: Lokalisation der Anastomose (Unterarm vs. Ellenbeugenregion), Anzahl der nach 12 Monaten funktionierenden Fisteln mit und ohne Revision, thrombotische und nichtthrombotische Komplikationen.

Eine Erstfistel am Unterarm erhielten 142 (= 80%) der 177 Nichtdiabetiker, dagegen 17 (= 37%) der 46 Diabetiker. Die Ellenbeugenregion war somit bei 63% der Diabetiker die bevorzugte Lokalisation. A.v.-Verbindungen nach Gracz (6) erhielten 10 Nichtdiabetiker (= 5,7%) und 5 Diabetiker (= 11%) (Abb. 5.1.16).

Das Schicksal eines sudanesischen Diabetikers konnte nicht weiter verfolgt werden, so daß sich die weitere Auswertung auf 45 Diabetiker bezieht.

Am Ende der 12-Monats-Nachuntersuchungszeit dialysierten 120 Nichtdiabetiker und 29 Diabetiker über die Erstfistel ohne Revision (68 vs. 64%). Neunzehn Nichtdiabetiker (= 11%) und 9 Diabetiker (= 20%) verstarben ohne kausalen Zusammenhang mit dem Gefäßzugang. Vier Patienten – zwei aus jeder Gruppe – hatten funktionierende Anastomosen ohne ausreichende Punktionsmöglichkeiten. In drei Fällen erfolgt die Dialysebehandlung mit Hilfe eines über die V. jugularis interna implantierten einlumigen Silikon-Vorhof-Katheters, ein Diabetiker wechselte zur CAPD. Bei einem Diabetiker mußte die a.v.-Fistel wegen peripherer Ischämie verschlossen werden.

In der Summe dialysierten nach zwölf Monaten 156 der 177 Nichtdiabetiker mit einer primären oder revidierten a.v.-Fistel (= 88%); dieser Anteil liegt für die Diabetiker bei 33 Patienten (= 73,3%).

In der Gruppe I kam es zu 14 Thrombosen (= 8%), davon 7mal als Früh- (<4 Wochen postoperativ) und 7mal als Spätthrombose. Bei den Diabetikern sahen wir keine Früh-

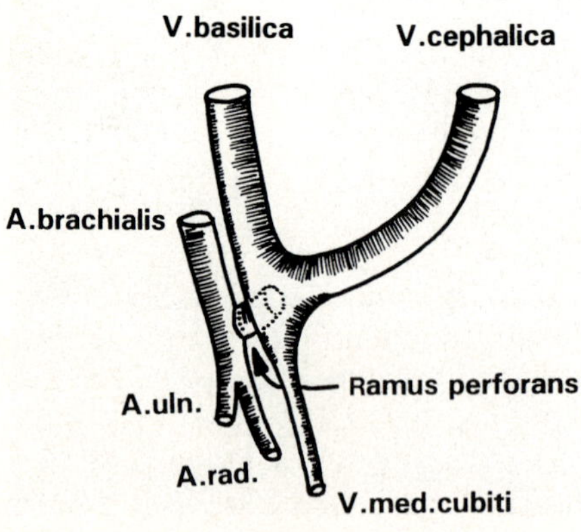

Abb. 5.1.16. a.v.-Fistel nach Gracz (6) zwischen A. brachialis und dem aus der Aufzweigung der V. basilica/V. cephalica und V. mediana cubiti in die Tiefe abgehenden Ramus perforans. Anastomosenweite etwa 4 mm

thrombose bei 3 späten Ereignissen (= 7%), wobei zwei dieser Spätthrombosen eine Patientin betrafen.

Eine höhere Zahl von nicht-thrombotischen Komplikationen sahen wir bei den Nichtdiabetikern (Gruppe I): 14 postanastomotische Stenosen (Gruppe II: 0), 8 Steal-Syndrome (Gruppe II: 4mal, 3 Patienten), 4mal erschwerte Punktion unterschiedlicher Ursachen (Gruppe II: 3), 3mal Zeichen der venösen Insuffizienz (Gruppe II: 0) und 9 langstreckige Stenosen (Gruppe II: 1). Dies entspricht einer Rate nichtthrombotischer Komplikationen – bezogen auf die Zahl der Erstoperationen – von 22% bei den Patienten der Gruppe I gegenüber 16% in der Gruppe II. Alle diese Patienten unterzogen sich einer chirurgischen Revision. Angestrebt wurden prophylaktische Revisionen vor Eintritt der Thrombose, in der Mehrzahl der Fälle indiziert aufgrund klinischer und/oder dialysebezogener Parameter.

Überlegungen und Empfehlungen

Der Diabetiker mit den bekannten Problemen der Mikro- und Makroangiopathie ist eine besondere Herausforderung für die Fistelchirurgie. Neben der Hypotonie und der KHK sieht HEPP (7) den Diabetes mellitus als signifikanten Risikofaktor für die Funktionsdauer einer a.v.-Fistel mit einer höheren Rate von Sofort- und Frühverschlüssen an. WINDUS (12) berichtet über eine auf das Zweifache erhöhte Komplikationsrate bei Diabetikern. Angesichts der steigenden Zahl dialysepflichtig werdender Diabetiker erstaunt es, in der Literatur nur vereinzelt Arbeiten zu den besonderen Fragen des Gefäßzuganges bei Patienten mit diabetischer Nephropathie zu finden. ADAMS (1) berichtete 1986 über 81 Diabetiker mit einer initialen Erfolgsrate von 48% nach Erstoperation.

Zur Anlage einer distalen Erstfistel bei Diabetikern sind einige Modifikationen beschrieben worden, um den besonderen Umständen der Mikro- und Makroangiopathie Rechnung zu tragen:

- Blutungskontrolle mittels dünnlumiger Okklusionskatheter bei Wandstarre aufgrund fortgeschrittener Verkalkung,
- spitz-ovaläre Ausschneidung der Arteriotomie,
- Umwandlung einer primären Seit-zu-Seit- bzw. Seit-zu-End-Anastomose durch Ligatur der distalen Gefäßschenkel in eine funktionelle End-zu-End-Anastomose,
- Schaffung einer End-zu-End-Anastomose durch Überstülpen der peripher durchtrennten Vene, welche bogig an die zur Hand hin abgesetzte A. radialis herangeführt wird, und Sicherung der „Anastomose“ durch einen zirkulären Faden oder Gewebekleber.

US-amerikanische Publikationen zeigen bei Erstfisteln eine Tendenz zur primären Implantation von ePTFE-Material mit einem Anteil von bis zu 80%, Diabetiker eingeschlossen (5, 12). Andere Autoren betonen die Überlegenheit der nativen a.v.-Fistel beim Diabetiker im Vergleich zum Einsatz von Gefäßersatzmaterialien (4, 8).

Ansatzpunkt unserer Überlegungen war die Dilatationsfähigkeit der zur Anastomose führenden Arterie als Voraussetzung für das zur Dialyse erforderliche Flußvolumen, das mit 600–1200 ml/min angegeben wird. Eine normale periphere A. radialis hat ein Flußvolumen von etwa 25 ml/min, das nach Eröffnung der Anastomose auf 200–300 ml/min ansteigt (2, 11). Erst der über Wochen und Monate gehende Prozeß der arteriellen Dilatation garantiert die benötigten höheren Flußraten. Beim Diabetiker wird diese Entwicklung häufig beeinträchtigt durch die mehr oder minder ausgeprägte Sklerose im Rahmen der Makroangiopathie, verbunden mit einem Elastizitätsverlust und einer vorgegebenen, fixierten Lumeneinengung. Diese vorgeschädigten peripheren Arterien können das hohe, den klinischen Erfordernissen entsprechende Fistelvolumen nicht bereitstellen. In der Summe führen diese Faktoren zu den leidlich bekannten Komplikationen der distalen a.v.-Fistel beim Diabetiker: Früh- und Spätthrombose, erhebliche Punktionsprobleme bei kritisch niedrigem arteriellem Fördervolumen.

Konsequenz war zu versuchen, eine größerlumige Arterie, d.h. die proximale A. radialis oder die A. brachialis, zu anastomosieren unter bewußter Reduktion der Anastomosenweite auf 3–5 mm. Hinzu kam die bekannte Beobachtung, daß der Grad der Verkalkung bei vielen Patienten peripher ausgeprägter ist als in mehr zentralwärts gelegenen Arterienabschnitten. Diese Idee war nicht neu, bereits 1979 war sie von der Arbeitsgruppe um Butt in New York erwähnt worden (8).

Zwei Vorstellungen verknüpfen sich mit dieser Idee:

- es wird eine größerlumige Arterie über eine kleindimensionierte Anastomose „angezapft“ und
- aufgrund der minder ausgeprägten Sklerose ist die Dilatationsfähigkeit dieses Arteriensegmentes noch erhalten.

Den erstgenannten Punkt hatten Jendrisak und Anderson im Jahre 1990 durch ihren Vorschlag, bei Diabetikern als arteriellen Anschluß einer ePTFE-Strecke einen der Seitenäste der A. subclavia zu wählen, konsequent umgesetzt.

Die individuelle Variabilität des Venensystems in der Ellenbeugenregion bietet in der Regel genügend Anschlußmöglichkeiten für eine a.v.-Fistel mit einem begrenzten Fistelvolumen, ausreichend zur venösen Dilatation. Diese Venen sind großlumig angelegt und – besonders im Fall der V. cephalica – der Punktion gut zugänglich. Die Fistel nach Gracz (6) bringt in diesem Zusammenhang zusätzliche Vorteile: durch die tiefe Lage der Anastomose des venösen Ramus perforans auf die tiefliegende A. radialis oder A. brachialis steht das oberflächliche Venensystem in seinem gesamten Verlauf der Punktion zur Verfügung (siehe Abb. 5.1.16). Abweichend von der Empfehlung Gracz's – Resektion der tiefen Vene an der Einmündung des Ramus perforans – setzen die Autoren den R. perforans über dem tiefen Venensystem ab; die Kontinuität des tiefen Venensystems bleibt stets erhalten. Ursprung, Durchmesser und Länge dieses Ramus perforans unterliegen großen individuellen Schwankungen, wodurch sehr variable Lösungen möglich sind.

Der Kurzschluß großlumigerer Gefäße der Ellenbeugenregion bei der Mehrzahl der Diabetiker dürfte auch dafür verantwortlich sein, daß die typischen Komplikationen der peripheren Anastomose – Frühthrombose und postanastomotische Stenose – hier nicht beobachtet wurden.

Die vorgelegten Ergebnisse scheinen die Vorstellung zu bestätigen, bei Diabetikern die Ellenbeugenregion zur Anlage einer primären a.v.-Fistel zu favorisieren; in unserem Patientengut lag dieser Anteil bei 63 %. Das Risiko der peripheren Ischämie ist geringer im Vergleich zur distalen Anastomose, eine Aussage, die sich allerdings an der Auswertung über einen längeren Zeitraum als 12 Monate wird messen lassen müssen.

Bei manchem Diabetiker stellt sich die Frage, ob die Anlage einer av-Fistel überhaupt zu verantworten ist. Dies betrifft besonders Patienten mit bereits erfolgter Amputation im Bereich der unteren Extremitäten. Hier empfiehlt sich zusätzlich zur klinischen Untersuchung eine dopplersonographische Kontrolle; steht diese Technik nicht zur Verfügung, kann eine Nativaufnahme des Unterarmes den Grad der Gefäßverkalkung demonstrieren. Bei Patienten mit fortgeschrittenen Zeichen der peripheren Minderdurchblutung der oberen Extremität bleibt die Wahl zwischen einer Form der Peritonealdialyse und der Anlage eines Vorhofkatheters.

Mag dieses Konzept die Ergebnisse von Erstfisteln bei Diabetikern verbessern helfen, die Herausforderung, die diese Patientengruppe an den Operateur wie den Nephrologen stellt, bleibt unverändert bestehen.

LITERATUR

1. Adams MB, Majewski JT, Kiselow MC, Kauffman HM (1986) Diabetic vascular access. Dial Transpl 15:307–308
2. Anderson CB, Etheridge EE, Harter HR, Codd JE, Graff RJ, Newton WT (1977) Blood flow measurements in arteriovenous dialysis fistulas. Surgery 81:459–461
3. Brunner FP, Brynger H, Challah S, Fassbinder W, Geerlings W, Selwood NH, Tufveson G, Wing AJ (1988) Registry report. Renal replacement therapy in patients with diabetic nephropathy, 1980–1985. Report from the European Dialysis and Transplant Association Registry. Nephrol Dial Transpl 3:585–595
4. Chazan JA, London MR, Pono LM (1995) Long-term survival of vascular accesses in a large chronic hemodialysis population. Nephron 69:228–233
5. Conlon PJ, Schwab SJ (1994) Optimal hemodialysis: Access. Seminars in Dialysis 7: 268–271
6. Gracz KC, Ing TS, Soung LS, Armbruster KFW, Seim SK, Merkel FK (1977) Proximal forearm fistula for maintenance hemodialysis. Kidney Int 11:71–74
7. Hepp W, Aichinger C (1991) PTFE-Interponate in der intermittierenden Hämodialyse Welche Faktoren haben Einfluß auf die primäre Funktionsdauer? angio 13:29–36
8. Ortega-Gaytan M, Hong JH, Shirani K, Adamsons RJ, Manis T, Friedman EA, Butt KMH (1979) Angioaccess for maintenance hemodialysis in end-stage diabetic nephropathy. Proc Dial Transplant Forum 9:99–101
9. US Renal Data System (1994) Annual Report. Incidence and causes of treated renal disease. Am J Kidney Dis 24 (Suppl 2): S48–S56
10. Valderrábano F (1994) EDTA Registry Annual Report on Management of Renal Failure in Europe, XXIV, 1993. EDTA Annual Congress, Vienna
11. Wedgwood KR, Wiggins PA, Guillou PJ (1984) A prospective study of end-to-side vs. side-to-side arteriovenous fistulas for haemodialysis. Br J Surg 71:640–642
12. Windus DW, Jendrisak MD, Delmez JA (1992) Prosthetic fistula survival and complications in hemodialysis patients: Effects of diabetes and age. Am J Kidney Dis 19: 448–452

5.1.5 Die Subkutanverlagerung – eine Technik für Dialyseshunts

G. H. Müller

Einführung

Die Verwendung von Eigengefäßen, eigenen Arterien und eigenen Venen, ist für die Herstellung von arteriovenösen Shunts in der Dialyseshunt-Chirurgie ein Imperativ. Angesichts der immer älter werdenden Patienten mit entsprechenden Gefäßverlusten wird dies immer schwieriger. Aber auch junge Patienten, die nicht voroperiert sind, haben gelegentlich schlecht anwendbare venöse Gefäße aufgrund einer vorliegenden Adipositas.

Die Autoren haben in den letzten Jahren, insbesondere bei jungen adipösen Mädchen, eine Methode verwendet, bei der die tiefliegende Vene in ein knapp unter der Haut subkutan verlaufendes neues Bett verlagert wird und danach mit der Arterie im Sinne einer End-zu-Seit-Anastomose verbunden wird. Für drei Regionen wurden Indikationen und Anwendungsmöglichkeiten gesehen:

1. Subkutanverlagerung der Vena cephalica im Unterarmbereich

Bei jungen, sehr adipösen Patientinnen zeigte sich mehrfach, daß die Vena cephalica zwar gut vorhanden war, aber so in Fett eingebettet, daß sie präoperativ kaum darzustellen war.

Technik: Mit einem längs oder bogenförmig über dem gedachten Gefäßverlauf ziehenden Hautschnitt wird bis auf die Unterarmfaszie eingegangen und die Vena antebrachii komplett dargestellt. Die abgehenden Gefäße werden mittels feiner Ligaturen versorgt. Die Vena cephalica wird nach der Präparation möglichst bis an die Ellbeugenregion erneut durch die Subkutis verlagert. Wir verwenden dazu einen Thoraxmandrin mit Thoraxschlauch der Größe 24. Dabei wird der Mandrin unmittelbar subkutan von distal Richtung ellenbogenwärts durchgestochen und retrograd über diesen Mandrin der Schlauch geschoben. Mit dem Schlauch wird dann die Vene subkutan ohne Spannung handwärts gezogen (Abb. 5.1.17). Die Wegstrecke wird zuvor mit einem Bändchen exakt abgemessen, um die gewünschte Länge zu erhalten. Peripher ist dann eine typische End-zu-Seit-Anastomose mit der Arteria radialis durchzuführen.

Wie bei jedem neu angelegten Shunt ist zu empfehlen, in den ersten zwei Wochen diesen nicht anzupunktieren. Bereits wenige Tage nach der Anlage wird mit dem Shunttraining begonnen.

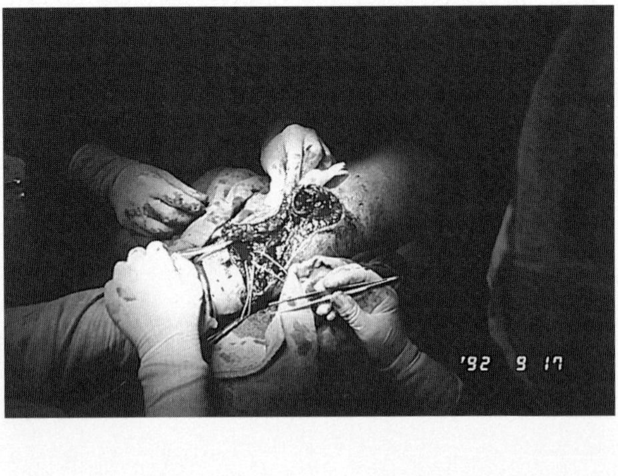

Abb. 5.1.17. Durchzug der Vena cephalica subkutan: intraoperatives Bild

2. Subkutanverlagerung am Oberarm

Ähnlich der Verwendung der Vena cephalica versuchen wir auch am Oberarm, tiefliegende Venen bei dickleibigen Patienten vorzulagern. Aber auch bei Normalgewichtigen gelingt es mit dieser Technik, die die Arteria brachialis begleitende tiefe Vene vom Nervenverlauf entfernt ca. 2 cm parallel zur Arterie in einem neuen Subkutanbett am Oberarm zu verlegen. Auch hier kann die gleiche Tunnelierungstechnik im Subkutangewebe angewandt werden, die möglichst langstreckige freie Isolierung der Vene und End-zu-Seit-Anastomosierung in Höhe der Ellenbeuge.

Problematisch ist hier wie im Bereich des Unterarms die subkutane Lappenbildung, die zu Seromen und Hämatomen neigt. Wichtig ist, die Vene so zu verlagern, daß eine Nerv- oder Arterienverletzung bei Punktionen vermieden wird.

3. Subkutanverlagerung am Oberschenkel

Die dritte Region, mit der die Autoren Erfahrung mit Venenvorverlagerungen haben, ist die Region der Leiste. In mehreren Fällen haben wir die V. saphena magna durch ein höhergelegenes subkutanes Bett getunnelt neu verlegt und mit der A. superficialis femoris End-zu-Seit anastomosiert. Dabei ist auf einen Maximaldiameter von 4 mm bezüglich der Anastomosenweite zu achten, um kein Steal-Syndrom oder gar eine Herzinsuffizienz zu erzeugen.

Risiken der Subkutanverlagerung

- Die Subkutanverlagerung verlangt eine gewebeschonende Technik, sonst drohen Wundheilungsstörungen. Die chirurgischen Risiken sind Blutergüsse und Serome und die damit verbundene erhöhte Gefahr der Infektion.
- Die subkutan verlagerten Venen sind durch entzündliche Vorgänge nicht immer sofort optimal punktierbar. In einem Fall haben wir im Bereich des Oberarms aufgrund der postoperativen ödematösen Situation auf einen Gebrauch des Shunts sogar ganz verzichten müssen.
- Leider werden die neugetunnelten subkutanen Venenlager immer etwas narbig, so daß die Venen sich nicht so optimal gleichmäßig aufdehnen, wie man das eigentlich von ihnen erwarten würde. Insofern sind sie alloplastischem Material unterlegen. Der große Vorteil ist die Verwendung von autologem Material und die damit verbundene geringe Infektionsgefahr bzw. bessere Behandlungmöglichkeit von lokalen Infekten. Bei zentralen Stenosen an der Vena subclavia sehen wir regelmäßig erhebliche Lymphödeme. Bei solchen Lymphödemen sind grundsätzlich alle Venenverlagerungen problematisch. Wir sehen deshalb bei solchen Patienten von einer Subkutanverlagerung ab, obwohl sie primär ähnlich imponieren wie Patienten mit adipösen Extremitäten.

Zusammenfassung

Die Subkutanverlagung in der Region des Unterarms, des Oberarms und des Oberschenkels ist eine Technik für Dialyseshunts, die wir aufgrund der eige-

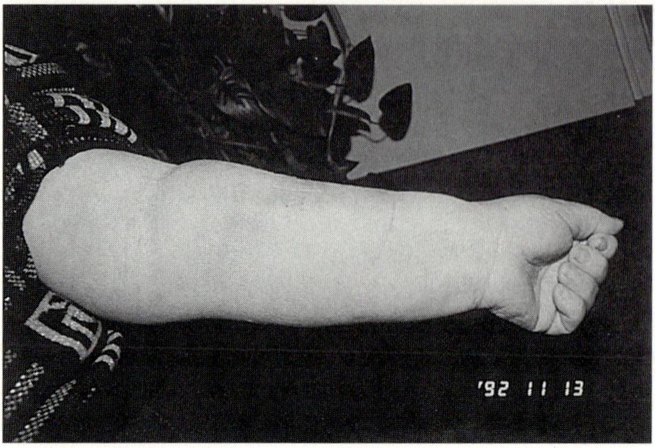

Abb. 5.1.18. Dialyseshunt mit Verlagerung der Vena cephalica bei Adipositas permagna 6 Jahre nach subkutaner Venenverlagerung

nen Erfahrungen in speziellen Fällen empfehlen können. Wir sehen eine Alternative zur Verwendung von alloplastischem Material insbesondere bei infektgefährdeten Patienten.

Wir haben in den letzten 15 Jahren etwa zwei Dutzend Patienten von etwa 1000 mit diesen speziellen Shunts versorgt, das heißt einen verschwindend geringen Anteil. Besonders gut haben sich dabei die Unterarmverlagerungen bewährt und hier wiederum solche bei jungen, sehr adipösen Damen, die postoperativ ausgezeichnete Shuntfunktionen zeigten (Abb. 5.1.18).

5.1.6 Degradierbares Nahtmaterial bei direkten Dialysefisteln

S. THOMA, W. HEPP

Einführung

Mittelfristig degradierbares Nahtmaterial hat sich bei autogenen Gefäßrekonstruktionen in infiziertem Gewebe experimentell und klinisch bewährt (9, 12, 13, 15). Es lag daher nahe, dieses Nahtmaterial auch in anderen, vor allem komplikationsträchtigeren Bereichen der Gefäßchirurgie einzusetzen, zumal eine Reihe erfolgversprechender experimenteller Berichte vorlagen (5, 10, 11). Von Vorteil schien dies möglicherweise auch bei den direkten Dialysefisteln zur Komplikationsreduzierung.

Methodische Vorgehensweise

Der Einsatz von Polydioxanon (PDS) wurde im Rahmen einer prospektiven, randomisierten Studie bei direkten a.v.-Fisteln durchgeführt. Als Kontrollgruppen wurden mit Polypropylen (Prolene) und Polytetrafluoroethylen (Gore-Tex) zwei bewährte, nichtresorbierbare Nahtmaterialien gewählt, die seit Jahren in der Gefäßchirurgie routinemäßige Verwendung finden.

Anhand folgender Parameter sollte die Wertigkeit des PDS-Nahtmaterials beurteilt werden:

- Nachblutung
- Wundheilung
- Dilatation/Aneurysma
- Stenose
- Fistelfunktion.

Die Verlaufskontrolle erfolgte einerseits klinisch, was bei der oberflächlichen Lage der Fisteln einfach und sicher und während der chronischen Hämodialyse ohne vermehrten Aufwand durchführbar war. Andererseits wurde in zwei definierten Zeiträumen zur Beurteilung der Morphologie eine farbkodierte Duplexsonographie durchgeführt.*

Patienten

Vom 01.01.1989 bis zum 30.06.1991 wurden randomisiert 186 direkte a.v.-Fisteln bei 141 Patienten angelegt. Die Operationen umfaßten direkte Fisteln am Unterarm und am distalen Oberarm. Alle Anastomosen erfolgten in standardisierter End-zu-Seit-Technik unter Verwendung einer Lupenbrille. Die Nahtstärken waren 5-0, 6-0, 7-0. Bei 95,2% wurde mit einem doppelt armierten Faden die gesamte Anastomose hergestellt. Die Eingriffe wurden fast ausschließlich in axillärer Plexusanästhesie vorgenommen.

In die klinische Auswertung konnten 177 Fisteloperationen an 132 Patienten einbezogen werden. 108 Patienten waren weiblichen und 69 Patienten männlichen Geschlechts, bezogen auf die Gesamtzahl der Operationen. 121 Shunts (68,4%) wurden am linken und 51 (28,8%) am rechten Arm angelegt. 90,4% (160 Operationen) waren primäre oder modifizierte CIMINO-Shunts und 9,6% (17 Operationen) Brachialisfisteln. Durch Randomisierung wurden die Operationen den drei Nahtmaterial-Gruppen zugeordnet (Tabelle 5.1.1).

Die demographischen Daten der verschiedenen Gruppen waren annähernd gleich.

Neben der klinischen Verlaufskontrolle wurde in den Zeitabschnitten Januar bis März 1991 und Oktober bis November 1991 zusätzlich eine farbkodierte duplexsonographische Untersuchung (FD) vorgenommen. In Anbetracht von Morbidität und Mortalität dieser Risikopatienten stand für letztere Untersuchungsreihe, die nicht im Dialysezentrum durchgeführt werden konnte, nur noch ein Teil der Patienten zur Verfügung. In die erste FD-Untersuchung konnten 62 (47,0%) und in die zweite 42 Patienten (31,8% des Ausgangskollektivs) einbezogen werden.

Ergebnisse

Der gesamte Beobachtungszeitraum umfaßte 36 Monate. Die durchschnittlichen Follow-up-Zeiten zum Zeitpunkt der ersten FD-Untersuchung betrugen für die Prolene-Gruppe

Tabelle 5.1.1. Randomisierung von 177 direkten Fisteloperationen

	n	%
Prolene	57	32,20
Gore-Tex	56	31,64
PDS	64	36,16
gesamt	177	100,0

* Die Autoren danken dem Direktor der Radiologischen Klinik und Poliklinik des Universitäts-Klinikum-Rudolf-Virchow/Standort Charlottenburg, FU Berlin, Prof. Dr. med. Dr. h.c. R. Felix, für die personelle und apparative Unterstützung dieser Studie.

(P-Gruppe) 16,1 Monate, für die Gore-Tex-Gruppe (G-Gruppe) 14,2 und für die PDS-Gruppe 14,2 Monate.

▪ **Nachblutung** Eine Nachblutung fand sich bei 14,0 % der P-Gruppe, bei der G-Gruppe zu 3,6 % und bei PDS zu 4,7 % (Abb. 5.1.19).

▪ **Wundheilung** Eine Wundinfektion trat bei P zu 7,0 %, bei G zu 3,6 % und bei PDS zu 1,6 % auf (siehe Abb. 5.1.19).

▪ **Dilatation/Aneurysma** Eine Dilatation fand sich bei P und G zu jeweils 7,1 % und bei PDS zu 12,5 % (siehe Abb. 5.1.19). Hierbei handelte es sich um lokalisierte Dilatationen im Anastomosenbereich (überwiegend venös), die das 1,5fache des angrenzenden Kalibers überschritten. Eine Shuntdysfunktion bzw. Indikation zur Reoperation ergab sich daraus in keinem Fall.

▪ **Stenose** In diesem Zusammenhang interessierten nur die Stenosen, die an der Gefäßnaht oder in deren unmittelbarer Nähe auftraten. Gleichzeitige Stenosen an Arterie und Vene wurden hierbei doppelt gezählt. Eine Stenose wiesen bei P 15,8 % auf, bei G waren es 14,3 % und bei PDS 14,1 % (Abb. 5.1.20).

▪ **Shuntdysfunktion** Eine einwandfreie Shuntfunktion wurde hierbei so definiert, daß das Shuntvolumen mindestens 200 ml/min betragen mußte, der Shunt gut punktierbar war und das typische Schwirren sowie der Auskultationsbefund einwandfrei festzustellen waren. Fehlte einer dieser Parameter, wurde der Shunt als dysfunktionierend eingestuft (6). Unter dieser Definition fand sich im gesamten Verlauf der Beobachtung bei P in 37,0 % der Fälle, bei G in 26,8 % und bei PDS in 36,3 % eine Shuntdysfunktion (siehe Abb. 5.1.20).

Diskussion

Während sich in den letzten Jahren kurz- und mittelfristig degradierbare Nahtmaterialien in vielen operativen Disziplinen fest etablierten, konnte diese Entwicklung trotz biologischer Vorteile bisher auf die Gefäßchirurgie nur unzureichend übertragen werden.

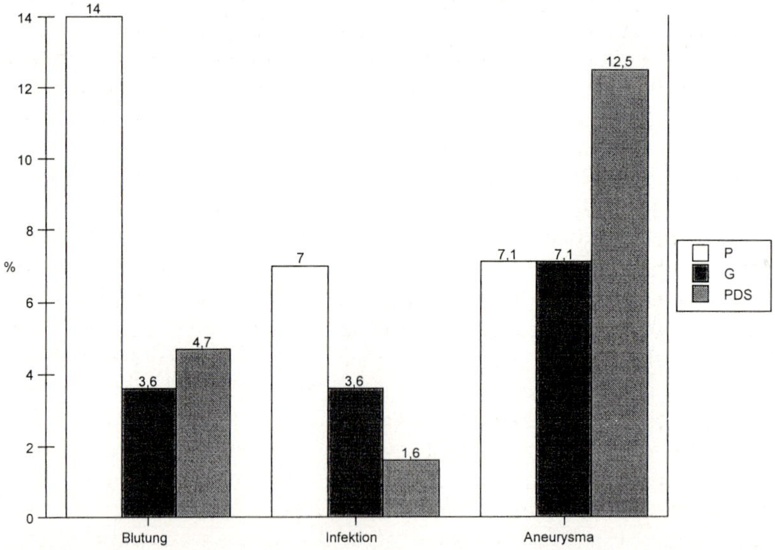

Abb. 5.1.19. Nachblutung, Wundinfektion und Aneurysma in Abhängigkeit vom verwendeten Nahtmaterial. (*P* Polypropylen [Prolene], *G* Polytetrafluorethylen [Gore-Tex], *PDS* Polydioxanon)

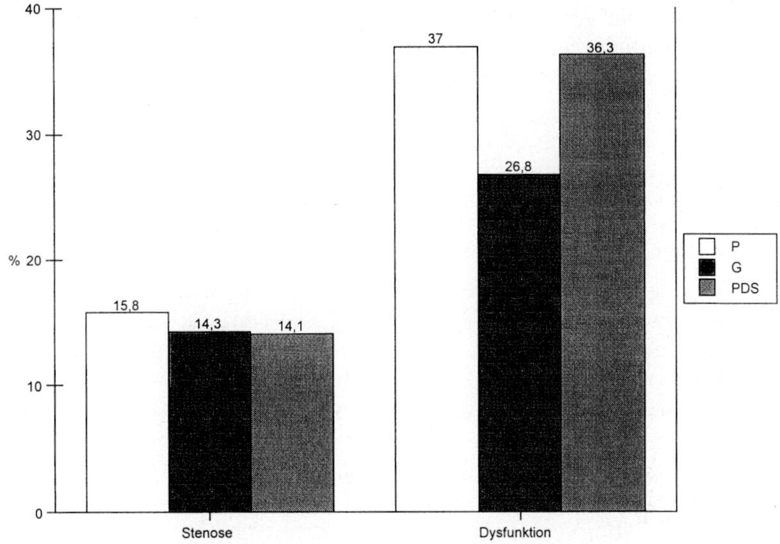

Abb. 5.1.20. Anastomosennahe Stenosen und Shuntdysfunktion in Abhängigkeit vom verwendeten Nahtmaterial. (*P* Polypropylen [Prolene], *G* Polytetrafluorethylen [Gore-Tex], *PDS* Polydioxanon)

Die Vorstellung, resorbierbare Nahtmaterialien in der rekonstruktiven Gefäßchirurgie einzusetzen, geht bereits auf den Anfang der 50er Jahre zurück. Damals wurde von verschiedenen Arbeitsgruppen Catgut in die Arterienchirurgie eingeführt, später dann im selben Indikationsbereich vornehmlich tierexperimentell, aber auch klinisch, der Polyglycolsäure (PGS)-Faden. Diese KAN (*k*urzfristig *a*bsorbierbares *N*ahtmaterial) wie PGS und Polyglactin, die nichtresorbierbare Nahtmaterialien in vielen Bereichen verdrängt haben, konnten sich in der Gefäßchirurgie nicht durchsetzen. Ursachen dafür waren die für Gefäßnähte ungeeignete polyfile Struktur, der zu schnelle Verlust an Reißkraft und die damit verbundene Gefahr von Nahtaneurysmen bzw. Dilatationen der Anastomosenregion (7, 13).

Erst die Entwicklung von mittelfristig absorbierbaren Nahtmaterialien (PDS, Maxon) führte in den letzten Jahren zunehmend zu einer experimentellen und klinischen Anwendung in der kardiovaskulären Chirurgie, die für spezielle Indikationen (z. B. Coarctatio aortae, septische Gefäßoperationen) ein geeignetes Nahtmaterial suchte. Den nichtresorbierbaren Nahtmaterialien, seit Jahrzehnten in der Gefäßchirurgie etabliert, sind dort Grenzen gesetzt, wo ein Wachstum der Anastomose gefragt ist, z. B. in der Kindergefäßchirurgie. Dasselbe gilt für die septische Gefäßchirurgie, da hier nichtresorbierbare synthetische Nahtmaterialien trotz Explantation infizierter Gefäßprothesen eine Infektion unterhalten können (13).

Auch bei Operationen mit höherer Infektionsgefahr wären mittelfristig absorbierbare Nahtmaterialien wünschenswert: direkte Dialyseshunts, Versorgung von Gefäßverletzungen und kruro- bzw. pedale Venenbypass-Chirurgie. Im Zeitalter des zunehmenden Einsatzes der transluminalen Angioplastie kann die Verwendung von degradierbarem Nahtmaterial später möglicherweise auch die Voraussetzung zur Angioplastie einer Nahtstenose sein. Dies betrifft gerade auch Stenosen nach direkten a.v.-Fisteln (3).

Diese Überlegungen waren Anlaß zu dieser Studie. Die direkte a.v.-Fistel wurde wegen ihrer oberflächlichen Lage gewählt, aufgrund derer sie mit einfachen Methoden beurteilt werden konnte: klinisch sowie mit Hilfe der farbcodierten Duplexsonographie. Von Nachteil waren allerdings die erhöhte Morbidität und Mortalität dieses Patientenkollektivs, was zu einer hohen Ausschlußquote führte.

PDS zeigte von allen drei Materialien die niedrigste Infektionsrate und eine wesentlich niedrigere Nachblutungsinzidenz im Vergleich zu Prolene. Das Auftreten von Stenosen war in allen Gruppen gleich. Auffällig war in der PDS-Gruppe die hohe Anzahl von Dilatationen im Anastomosenbereich, keine dieser Dilatationen führte zu einer Shuntdysfunktion oder Reoperation. Als Aneurysma konnte man diese Befunde noch nicht bezeichnen.

Als Ergebnis dieser Studie läßt sich daher sagen, daß sich bei Verwendung von PDS zur Anlage von direkten a.v.-Fisteln zumindest dieselben Ergebnisse zeigten wie bei Verwendung der bewährten, nichtresorbierbaren Nahtmaterialien. Die niedrigere Infektionsinzidenz und die höhere biologische Qualität dürfte in Zukunft die Entscheidung für die routinemäßige Verwendung von PDS beim direkten a.v.-Shunt erleichtern.

In der eigenen Arbeitsgruppe waren diese Ergebnisse der Anlaß, bei autologen Gefäßnähten nurmehr PDS zu verwenden (Tabelle 5.1.2). Mit Maxon, das von anderen Arbeitsgruppen auch empfohlen wird, bestehen keine eigenen Erfahrungen. Auch die finanzielle Seite spricht für die Verwendung von PDS.

Tabelle 5.1.2. Indikation zum Einsatz von Polydioxanon in der Gefäßchirurgie

- Direkte a.v.-Fistel
- Karotis-Chirurgie:
  - VY-Plastik
  - Eversions-Endarteriektomie
- Karotis-Subclavia-Transposition
- Krurale Bypasschirurgie mit Venen-Graft
- Jedweder direkter Arteriotomie- und Venotomie-Verschluß
- Autogene Rekonstruktion in der septischen Gefäßchirurgie
- Sonstige autogene Rekonstruktion

LITERATUR

1. Arenas JD, Myers JI, Gleason MM, Vennos, A, Baylen, B.G, Waldhausen, JA (1991) End-to-End Repair of Aortic Coarctation Using Absorbable Polydioxanone Suture. Ann Thorac Surg 51:413–417
2. Gesak B (1991) Comparison between Absorbable and Nonabsorbable Sutures in Arterial Anastomoses in Growing Dogs. J Cardiovasc Surg 32:757–760
3. Gmelin E (1991) Ballondilatation von Stenosen und Verschlüssen bei insuffizienten Hämodialysefisteln. angio archiv 22:91–95
4. Halluck RS, Richenbacher WE, Myers JL, Miller CA, Abt AD, Waldhausen JA (1990) Results of Aortic Anastomoses Made Under Tension Using Polydioxanone Suture. Ann Thorac Surg 50:392–395

5. Harjola PT, Ala-Kuluiu K, Heikinnen L (1984) Polydioxanone in Cardiovascular Surgery. Thorac Cardiovasc Surg 32:100–101
6. Hepp W, Aichinger Ch (1991) PTFE-Interponate in der intermittierenden Hämodialyse: Welche Faktoren haben Einfluß auf die primäre Funktionsdauer? angio 13:29–36
7. Myers JL, Waldhausen JA, Pä WE, Abt AB, Prophet GE, Pierce WS (1982) Vascular Anastomoses in Growing Vessels: The Use of Absorbable Sutures. Ann Thorac Surg 34:529–536
8. Myers JL, Campbell DB, Waldhausen JA (1986) The Use of Absorbable Monofilament Polydioxanone Suture in Pädiatric Cardiovascular Operations. Thorac Cardiovasc Surg 92:771–775
9. Palenker J, Pallua N, Cordes M, Hepp W (1991) Die Behandlung des infizierten Gefäßtransplantates: eine Gefäßchirurgische Herausforderung. In: Hepp W, Palenker J (Hrsg) Wundinfektionen in der Gefäßchirurgie. Steinkopff, Darmstadt, S 47–54
10. Schmitz-Rixen T, Horsch S, Klein B, Pichelmayr H (1984) Experimentelle Untersuchungen zur Gefäßwandregeneration bei Verwendung eines neuen monofilen resorbierbaren Nahtmaterials für arterielle Anastomosen. Langenbecks Arch Chir 362: 53–60
11. Schmitz-Rixen T, Storck T, Erasmi H, Schmiegelow P, Horsch S (1991) Vascular Anastomoses with Absorbable Suture Material: An Experimental Study. Ann Vasc Surg 5:257–264
12. Torsello GB, Sandmann W, Lenz W, Rosin H (1986) Experimental Studies with Absorbable and Non-Absorbable Sutures in Infected Canine Arterial Anastomoses. J Vasc Surg 3:135–139
13. Tuchmann A, Dienstl K (1984) Polydioxanone in Vascular Surgery. J Cardiovasc Surg 25:225–229
14. Verschuere J, Francois K, DeRoose J, Berzsenyi G, Derom F (1985) Polydioxanone Suture Material in Growing Vascular Anastomoses. J. Thorac. Cardiovasc. Surg. 90:765–770
15. Zühlke HV, Häring R, Grosse G, Lohse M, Schilling S (1988) Mittelfristig resorbierbares Nahtmaterial bei tiefer Infektion nach gefäßchirurgischen Eingriffen. angio 10:117–128

5.1.7 Revisionseingriffe bei Dysfunktion von direkten Gefäßzugängen

W. Hepp

Einführung

Ein sparsamer Umgang mit den Gefäßen ist oberstes Gebot, um langfristig über funktionstüchtige Gefäßzugänge verfügen zu können. Hierbei zeigt die direkte a.v.-Fistel die besten Shuntfunktionszeiten (7, 12). Unter Beachtung dieser beiden Sätze ist zu fordern, eine direkte Fistel so lange wie möglich funktionstüchtig zu erhalten. Dies führte zwangsläufig auch zu einer erheblichen Zunahme von Revisionseingriffen und sog. Service-Operationen (1, 4).

Dialyseshunt erster Ordnung ist die Brescia-Cimino-Fistel. Andere direkte Fisteln, wie auch die Brachialisfistel, stehen an zweiter Position. Erst dann, wenn eine direkte Fistel nicht oder nicht mehr möglich ist, besteht eine Indikation zur arteriovenösen prothetischen Interposition.

Problematik

Bis Anfang der 80er Jahre kam ein Patient mit Dialyseshunt-Versagen fast grundsätzlich erst im Stadium des Shuntverschlusses zur Reoperation. Dadurch wurde dann intraoperationem gleichzeitig die Klärung der Verschlußursache und die Korrektur derselben erforderlich, was oft nicht gelang oder zumindest erschwert war (4). Dies hatte wesentliche Nachteile zur Folge, etwa längere und mehrere Inzisionen, längere Operationszeiten, damit verbunden eine höhere Infektionsgefahr und insgesamt eine größere Traumatisierung gerade der Extremität, die der Patient für die regelmäßig durchzuführende und lebensnotwendige Dialyse so dringend notwendig brauchte (4, 5). Wegen unzureichender Abklärung der Verschlußursache wurde nicht ganz selten sehr frühzeitig zum langstreckigen arteriovenösen Interponat Zuflucht genommen. Man geht daher sicher nicht fehl in der Annahme, daß manchmal noch zur Dialyse verwendbare Gefäße in falscher Einschätzung vorzeitig aufgegeben wurden.

In der eigenen Arbeitsgruppe wurde 1982 mit der Direktpunktion subkutaner extraanatomischer Grafts zur DSA begonnen (3). Die guten Ergebnisse führten dazu, dieses Verfahren schon wenig später in die Diagnostik des „failing shunts" als Feinnadel-Brachialis-DSA einzuführen (4, 8); es wurde rasch ein Routineverfahren im diagnostischen Repertoire. Die Methodik wurde anderweitig ausführlich beschrieben (8, siehe auch Kap. 4.4). Nach Möglichkeit wurde also jeder Patient, der die Zeichen der Shuntdysfunktion aufwies, dieser Untersuchung unterzogen (5). Die daraus gezogene Konsequenz war, daß zunehmend häufiger im Stadium des „failing shunts" im Rahmen einer sog. Service-Operation frühzeitig interveniert werden konnte. Daraus ableitend wurde ein standardisiertes operatives Konzept entwickelt.

Mittlerweile wird durch die Entwicklung der Duplexsonographie und besonders ihrer farbkodierten Variante ein nichtinvasives Verfahren angeboten, das ausreichend sicher die Dysfunktionsursache zeigen kann. Dennoch bleibt die i.a.-Brachialis-DSA in bestimmten Fällen der Duplexsonographie noch überlegen (11).

Methodik und operatives Konzept

Ziel jeder Service-Operation ist, so zu revidieren, daß zumindest ein verwendungsfähiger Teil der alten Punktionsstrecke noch erhalten bleibt. Dadurch kann frühzeitig wieder über dieses Punktionssegment dialysiert werden, so daß anderweitige passagere Gefäßzugänge vermieden werden. Ist die verbliebene Punktionsstrecke für zwei Kanülen zu kurz, kann passager die „single-needle-Methode" eingesetzt werden.

Als Ursachen der Dysfunktion liegen überwiegend kurzstreckige Stenosen im Anastomosenbereich (venös oder arteriell), direkt postanastomotisch oder im weiteren Verlauf der drainierenden Vene vor. Langstreckige Stenosen der Shuntvene werden seltener beobachtet. Häufiger sind dagegen mehr zentral gelegene Blockaden des venösen Abflusses. In Abhängigkeit davon stehen folgende Korrekturmöglichkeiten zur Verfügung (5):

- neue direkte Anastomose auf höherem Niveau (Abb. 5.1.21),
- kurzstreckige arteriovenöse PTFE-Interposition (Abb. 5.1.22),
- kurzstreckige venovenöse PTFE-Interposition (Abb. 5.1.23),
- in geeigneten Fällen endovaskuläre Technik, oft auch kombiniert chirurgisch/endochirurgisch (siehe Kap. 6.2),

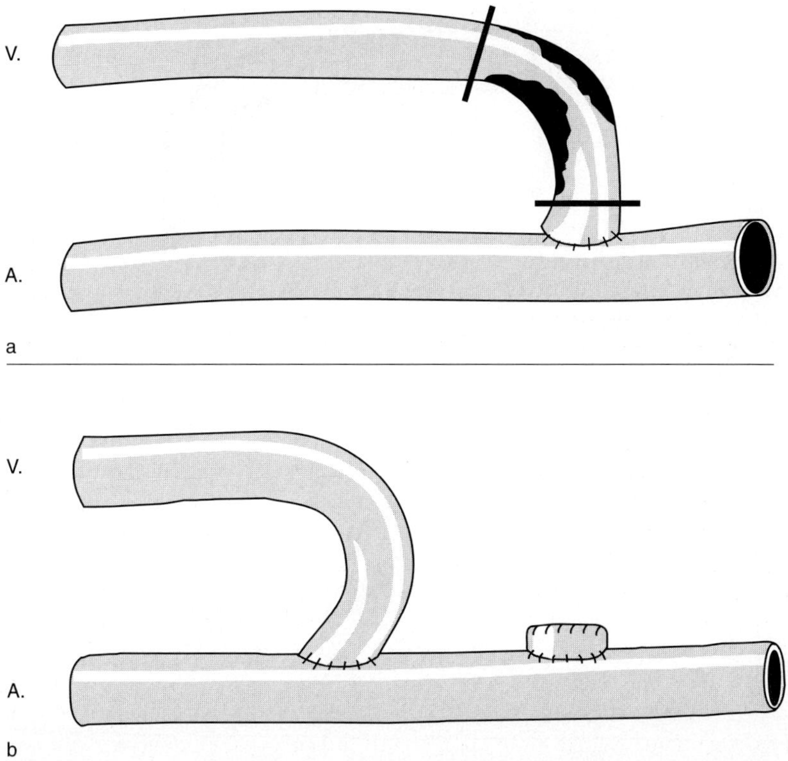

Abb. 5.1.21. Eine anastomosennahe Stenose der Shuntvene (**a**) oder auch der Arterie (*A*) bei typischer CIMINO-Fistel wird durch Neuanastomosierung der Shuntvene (*V*) auf höherem Niveau, d. h. nur wenige cm höher, korrigiert (**b**). Voraussetzung zur Neuanastomosierung auf höherem Niveau ist ein einwandfreier arterieller Zustrom und eine gute Venenpunktionsstrecke

- neue direkte a.v.-Fistel kontralateral in gleicher Höhe oder am selben Arm in zentralerer Position, wenn langstreckige Veränderungen der Shuntvene vorliegen,
- Übergang zum langstreckigen PTFE-Interponat.

Die i.a.-DSA via Arteria brachialis, mittlerweile als Feinnadel-Brachialis-DSA etabliert, hat sich in mehrfacher Hinsicht als vorteilhaft erwiesen und ist daher anderen angiographischen Darstellungsweisen häufig vorzuziehen (4, 8). Sie stellt eine einfache und komplikationsfreie Untersuchungsmethode dar, mit der sich die gesamte Shuntstrecke mit arterieller Ein- und venöser Ausstrombahn darstellen läßt (8–11, 13). Ihre Aussagekraft ist insgesamt sehr gut. Als Nachteil ist anzusehen, daß bis zu fünf Untersuchungen notwendig sind, um den gesamten Shuntabschnitt darzustellen, da sowohl arterielle Einstrombahn, Anastomosenregion, Punktionsstrecke und venöser Abstrom bis in den zentralen Bereich abgebildet werden sollten (5, 8).

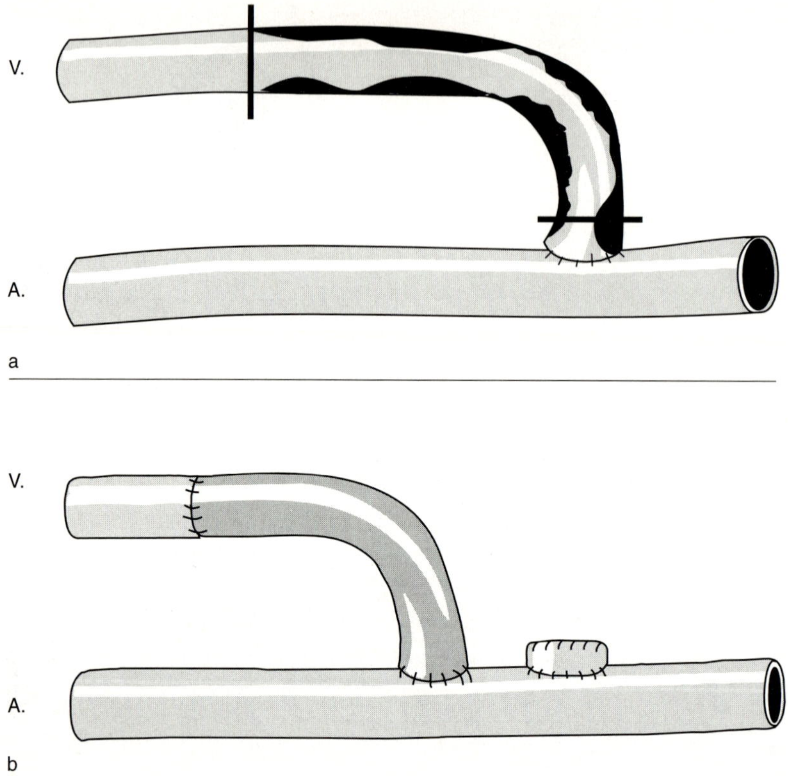

Abb. 5.1.22. Bei Zustand nach früherer höherer Neuanastomosierung oder primär bereits mehr zentraler Anastomosenlage kann eine erneute Neuanastomosierung auf höherem Niveau durch Herüberbringen der Vene (*V*) zur Arterie (*A*) zu einer beträchtlichen Verkürzung der Punktionsstrecke führen. Hier bietet sich zur Korrektur der Shuntvenenstenose (**a**) eine kurzstreckige arteriovenöse Protheseninterposition (PTFE) an (**b**). Das Prothesensegment sollte jedoch, wenn irgendwie vermeidbar, in die Punktionsstrecke später nicht miteinbezogen werden

Durch duplexsonographische Erstuntersuchung kann die gezielte Fragestellung mehr eingeengt und dadurch differenzierter angiographisch verfahren werden (siehe Kap. 4.3 und 4.4). Vergleichende Untersuchungen von Dialyseshunts mit i.a.-DSA und Duplexsonographie zeigten eine hohe Aussagefähigkeit der Duplexsonographie bei der postoperativen Kontrolle von Hämodialyse-Shunts mit gezielter Fragestellung (11). Daher hat sich die Duplexsonographie in den letzten Jahren zunehmend in Routinefragen bewährt; sie gilt als Methode der ersten Wahl und hat die invasive Methode der i.a.-DSA zu einem hohen Prozentsatz abgelöst.

Zur Abklärung im Stadium der Dysfunktion, insbesondere bei komplizierten Shuntverhältnissen, und zur Beurteilung des zentralen Abstroms, war jedoch die i.a.-DSA, die bei Verwendung von nichtionischem Kontrastmittel in allen Fällen eine exzellente Bildqualität ergab, der Duplexsonographie noch überlegen (11). Auch die farbkodierte Duplexsonographie konnte die

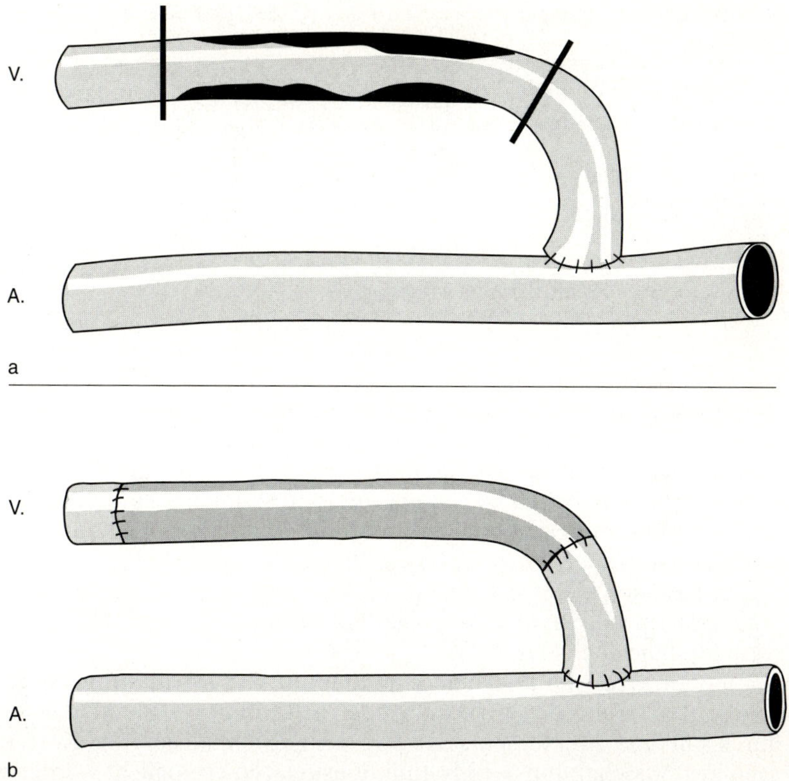

Abb. 5.1.23. Tritt nach CIMINO-Fistel hinter einem gut aufgeweiteten Anfangssegment der Vena cephalica (*V.*) ein kurz- oder längerstreckiges stenotisches Segment (**a**) auf und ist die Vene am proximalen Unterarm wieder ausreichend kaliberkräftig und punktionsgeeignet, kann als Service-Operation der stenosierte Abschnitt durch ein venovenöses Protheseninterponat überbrückt werden (**b**). Bezüglich der Punktion des PTFE-Materials gilt analoges zur Abb. 5.1.22

i.a.-DSA bisher zumindest bei komplizierten Shuntverhältnissen noch nicht verdrängen.

Durch den routinemäßigen Einsatz dieser beiden Methoden und konsequente Anwendung des dargestellten Korrekturmanagements hat sich der Anteil der Dialyseshunt-Korrekturverfahren in der eigenen Arbeitsgruppe im Verlauf der 80er Jahre entscheidend verändert (Tabelle 5.1.3), was ausschlaggebenden Einfluß nahm auf das Management der folgenden Jahre. Dies zeigt sich in einer Gegenüberstellung der Jahre 1982 mit 143 Operationen im Bereich der Dialyseshunt-Chirurgie und 1989 mit 171 Operationen. 1982 waren 35,7% aller Operationen auf dem Shuntsektor CIMINO-Shunts, 1989 waren dies 36,3%. Dagegen sank die Zahl der langstreckigen PTFE-Interponate von 16,1% auf 2,3% ab. In Anbetracht der aggressiveren Einstellung für Service-Eingriffe, gerade bei den direkten Fisteln, wobei die präoperative Abklärung der Dysfunktion nach der dargestellten Methode durchgeführt wurde, stieg der Anteil der Revisionen an direkten Fisteln von 15,4% 1982 auf 31,0% im Jahre 1989 an.

Es war also möglich, direkte Fisteln in wesentlich höherer Anzahl im Stadium des „failing shunts“ durch gezielte Service-Operationen längerfristig

Tabelle 5.1.3. Verteilung der Dialyseshunt-Eingriffe 1982 gegenüber 1989 (UKRV/Charlottenburg Berlin)

	1982 n = 143	1989 n = 171
CIMINO-Shunt*	35,66%	36,26%
Rev. CIMINO-Shunt	15,38%	30,99%
a.v.-Interponat	16,08%	2,34%
Rev. a.v.-Interponate	11,89%	8,77%
Sonstige	20,98%	21,64%

* Alle direkten Fisteln darunter subsummiert

funktionstüchtig zu erhalten (1). Der Nephrologe erhielt jedoch bei kurzstreckiger PTFE-Interposition immer den Hinweis, weiterhin nur die Shuntvene zu punktieren, da das Interponat nur als Hämodynamik-verbessernde Maßnahme zum Erhalt der alten venösen Shuntstrecke betrachtet wurde und nicht den punktionstraumatisierenden Veränderungen der langstreckigen Kunststoffinterponate unterworfen werden sollte (5).

Zur Revision bietet sich eine Reihe von operativen Verfahren an; auch die Angioplastie von Shuntstenosen gehört mittlerweile zum Behandlungsspektrum (2; siehe auch Kap. 6.2).

Ziel der invasiven Diagnostik im Stadium der Dysfunktion ist die rechtzeitige Abklärung der verursachenden Faktoren vor Shuntverschluß. Dadurch soll eine direkte, sparsame und wenig traumatisierende Korrektur mit gezielter Ausschaltung der Dysfunktionsursache ermöglicht werden und zumindest partiell die alte Punktionsstrecke erhalten bleiben. Direkte Fisteln können längerfristig funktionstüchtig bewahrt werden, und durch die frühzeitige Punktierbarkeit nach Service-Operationen werden andere passagere Gefäßzugänge, die durchaus zu zentralvenösen Strombahnblockaden führen können, vermieden (4, 8). Seit dem routinemäßigen Einsatz der i.a.-DSA stellten wir bei 17% aller Patienten zentralvenöse Strombahnblockaden fest (8). Dies ist möglicherweise einer in der Vergangenheit etwas zu unkritischen Handhabung des SHALDON-Katheters zuzuschreiben.

Durch diesen routinemäßigen diagnostischen Einsatz können Shuntrevisionen überwiegend als sog. Service-Operation vorgenommen werden. Entsprechend der höheren Anzahl und Erfolgsquote der Revisionen direkter Fisteln sank in der eigenen Arbeitsgruppe die Anzahl primärer langstreckiger PTFE-Interponate von 16,1% (1982) auf 2,3% (1989) ab. Dies beeinflußte das therapeutische Management der folgenden Jahre entscheidend.

Unabdingbare Voraussetzung für dieses Therapiekonzept ist aber, daß die gesamte Shuntchirurgie sich in einer Hand befindet. Entscheidend ist dabei nicht etwa die Facharztqualifikation, sondern die Kompetenz des Operateurs. Der Autor betont als Gefäßchirurg ausdrücklich, daß auch ein auf diesem Gebiet versierter Nephrologe die Dialyseshunt-Chirurgie in hoher Qualität komplett abdecken kann. Die von nephrologischer Hand geschriebenen chirurgischen Beiträge dieses Buches belegen dies nachdrücklich. Lösungen, wie sie an vereinzelten Kliniken zu finden sind, daß der Nephrologe für die direkten Dialysefisteln und der Chirurg/Gefäßchirurg für die arteriovenösen Interponate zuständig ist, stellen für dieses Therapiekonzept allerdings die ungünstigste Möglichkeit dar. Das weite Feld der Revisionseingriffe, vor allem an direkten Fisteln, wird dabei – da keiner der beiden dafür zuständig ist und auch meist nicht über ausreichende Erfahrung verfügt – zum Nachteil des Patienten vernachlässigt. Viel zu früh wird bei dieser Arbeitsteilung dann zum oft noch vermeidbaren langstreckigen arteriovenösen Kunststoff-Interponat gegriffen.

LITERATUR

1. Erike Y (1997) Revisionen direkter av-Fisteln zur chronischen intermittierenden Hämodialyse. Revisionsscore als Prognoseaussage über Revisionsausgang und Sekundärfunktionszeit. Inauguraldissertation, Fachbereich Humanmedizin der Freien Universität Berlin
2. Gmelin E (1991) Ballondilatation von Stenosen und Verschlüssen bei insuffizienten Hämodialysefisteln. angio archiv 22:91–95
3. Hepp W, Banzer D, Felix R (1984) Angiographische Darstellung der Abflußverhältnisse nach axillofemoralem Bypass durch Kombination von Bypass-Direktpunktion und Digitaler Subtraktionsangiographie (DSA). angio archiv 6:96–98
4. Hepp W, Ehmann T, Langer M, Zwicker C, de Jonge K (1987) Stellenwert der intraarteriellen digitalen Subtraktionsangiographie (i.a.-DSA) bei der Planung von Reoperationen an Dialysefisteln. angio 9:41–45
5. Hepp W (1995) Behandlung beim „failing"-Dialyse-Shunt. TW Urologie/Nephrologie 7:51–56
6. Hinsdale JG, Lipkowitz GS, Hoover EL (1985) Vascular access for hemodialysis in the elderly: results and perspectives in a geriatric population. Dialysis & Transplantation 14:560–565
7. Keller F, Loewe H-J, Bauknecht K-J, Schwarz A, Offermann G (1988) Kumulative Funktionsraten von orthotopen Dialysefisteln und Interponaten. DMW 113:332–336
8. Langer M (1984) Anwendungsmöglichkeiten der digitalen Subtraktionsangiographie – tierexperimentelle und klinische Studien zur Wahl des geeigneten Kontrastmittels, klinische Prüfung der Kontrastmitteltoxizität, klinische Anwendung der intravenösen und intraarteriellen DSA. Med Habilitationsschrift, Freie Universität Berlin
9. Neufang KFR, Erasmi-Körber H, Wimmer G (1983) Verfahren der Shuntdarstellung bei Dialysepatienten unter besonderer Berücksichtigung der digitalen Subtraktionsangiographie (DSA). Röntgen-Bl 36:145–151
10. Picus D, van Breda A, Katzen BT, Steinberg DL (1987) Use of digital subtraction angiography for evaluation of vascular access for hemodialysis. Cardiovasc Intervent Radiol 10:210–214
11. Scholz A, Zwicker Ch, Langer R, Langer M (1991) Postoperative Kontrolle von Hämodialyseshunts durch intraarterielle DSA und Duplexsonographie. angio archiv 20: 86–90
12. Stöhr M (1997) Die direkte AV-Fistel zur chronischen Hämodialyse. Inauguraldissertation, Fachbereich Humanmedizin der Freien Universität Berlin
13. Zieger M, Schneider R (1985) Die Bedeutung der digitalen Subtraktionsangiographie in der Kontrolle von Dialyseshunts. Fortschr Röntgenstr 142:540–542

5.2 Arteriovenöse Interponate

5.2.1 Übersicht

M. HAUG, E. VONDERBANK

Historische Entwicklung

Nur drei Jahre nach Einführung der direkten arteriovenösen Fistel von BRESCIA und CIMINO (4) wird bereits über die Möglichkeit der indirekten Verbindung durch Zwischenschaltung eines Saphenasegmentes berichtet (12). Allerdings konnte sich diese Technik nicht lange behaupten. Die Funktionsraten dieser autologen Brückenfistel waren vergleichsweise enttäuschend, insbesondere dann, wenn bereits zum Zeitpunkt der Implantation gewisse degenerative Veränderungen vorgelegen hatten. Anders als beim arteriellen Ersatz macht die Vene in arteriovenöser Position offensichtlich infolge der turbulenten Strömung eher regressive Veränderungen durch. BORCHARD et al. (3) beschreiben die sklerosierenden Prozesse innerhalb solcher Gefäße als Folge einer rezidivierten parietalen Thrombose mit nachfolgender Organisation und Proliferation sog. modifizierter glatter Muskelzellen. Abgesehen von diesem gravierenden Nachteil hatte man auch schon damals die Saphena als potentielles Transplantat für die koronare und peripher-arterielle Revaskularisation betrachtet und sie nur ungern für andere Zwecke freigegeben. Hinzu kommt noch der nicht unerhebliche operative und anästhesiologische Aufwand.

In den folgenden Jahren sind verschiedene andere Bioprothesen als arteriovenöse Interponate eingesetzt worden. Nur die bovine Bioprothese hat weltweit Anerkennung gefunden und wurde in entsprechend großer Zahl eingesetzt. Die erste Mitteilung über eine größere Serie stammt von HAIMOV aus dem Jahre 1974 (6). Auch für die Autoren (14) war diese Prothese über Jahre das bevorzugte Material, wenn keine Möglichkeit bestand, körpereigene Gefäßstrecken direkt zu anastomosieren. Die Durchgängigkeitsraten dieser Prothesen waren überraschend gut, enttäuschend war dagegen die hohe Infektanfälligkeit und das Risiko der punktionsbedingten Ruptur mit teilweise katastrophalen Blutungen.

Erst die Anfang der 70er Jahre entwickelte ePTFE-Prothese konnte sich einen dauerhaften Platz als arteriovenöses Interponat erobern. 1976 wurde von BAKER et al. (1) zum ersten Mal über größere Erfahrungen berichtet. Die elektronenoptisch erkenntliche Knoten- und Fibrillenstruktur dieser gereckten Teflonprothese erlaubt gutes Einwachsen und gleichzeitig gute Punktierbarkeit. PTFE erzielte aufgrund seiner günstigen Eigenschaften weltweite Akzeptanz als Dialyse-Shunt-Material. In einer Flut von Publikationen wurde wiederholt gezeigt, daß die Funktionsraten noch höher als bei der bovinen Karotis und damit weit über dem Saphenatransplantat liegen. Abb. 5.2.1 zeigt eine vergleichende Metaanalyse. Die uneingeschränkte Verfügbarkeit in allen Größen und das leichte Handling der Prothese war natürlich der eigentliche Fortschritt bei einem Verschleißteil wie dem a.v.-Interponat zum Zwecke der Punktion.

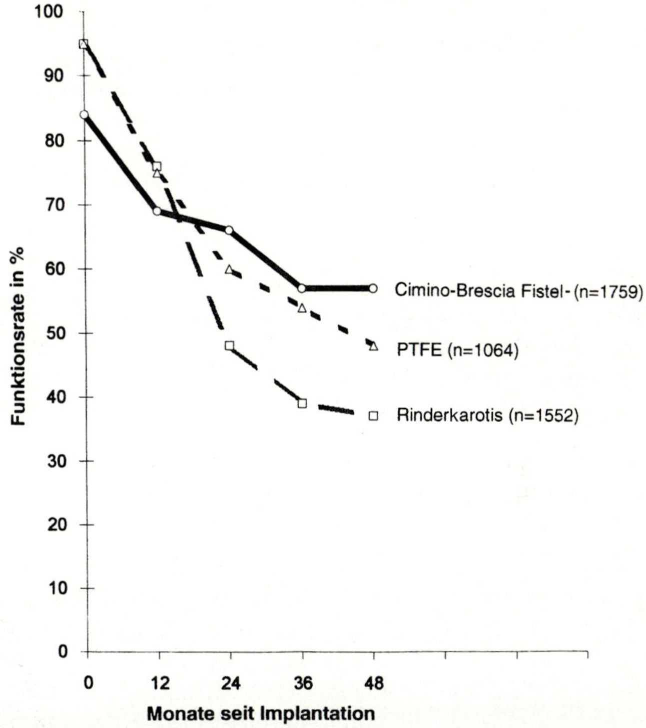

Abb. 5.2.1. Metaanalyse mittlerer sekundärer Durchgängigkeitsraten verschiedener a.v.-Interponate. (Nach 13)

Indikationen zur a.v.-Interposition

Immer wenn durch eine direkte arteriovenöse Verbindung keine brauchbare Punktionsstrecke geschaffen werden kann, bietet sich das Interponat als Lösungsmöglichkeit an.

Das Interponat kann:

- einen insuffizienten arteriellen Einstrom in das Punktionssegment ersetzen (z. B. von der A. brachialis zur distalen V. cephalica);
- ein unbrauchbar gewordenes Punktionssegment ersetzen (z. B. bei kurzstreckiger Obliteration oder bei störender Aneurysmabildung);
- eigens als Punktionsgefäß dienen, am häufigsten in Form einer Schleife (loop), seltener als gerade Strecke (straight) (Abb. 5.2.2).

Darüber hinaus läßt sich mit großlumigen Interponaten ein zentralvenöses Abstromproblem korrigieren, wenn es nicht primär durch Katheterintervention gelöst werden kann (Abb. 5.2.3).

Nebenbei kann das Interponat durch bestimmbare Länge und Weite als Blutflußregulator dienen. Die Erklärung hierfür findet sich im HAGEN-POISEUILLE-Gesetz. Dieses beschreibt die laminare Strömung einer Flüssig-

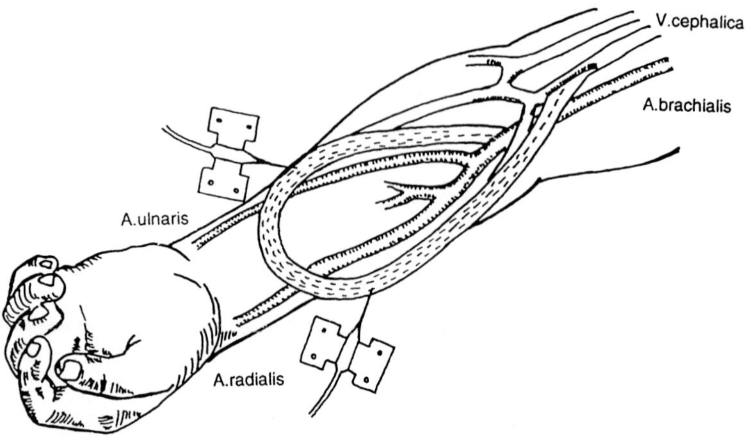

Abb. 5.2.2. Typische Konfiguration eines PTFE-Unterarmshunts in Schleifenform („loop") mit liegenden Punktionskanülen in ausreichender Distanz

keit unter dem Einfluß einer zwischen Ein- und Ausgang wirkenden Druckdifferenz. Es besagt, daß das in der Zeiteinheit durchströmende Volumen proportional der Druckdifferenz und dem Radius in 4. Potenz und umgekehrt proportional der Interponatlänge und der Viskosität ist. In der Praxis bedeutet dies, daß drohendes Herzversagen infolge zu hohen Shuntvolumens oder eine Stealischämie durch arteriovenöse Interposition eines Rohres von definierter Weite und Länge bzw. durch nur geringe Verringerung des Radius eines Interponates rückgängig gemacht werden kann (19; siehe auch Kap. 2.1 und 6.1.1).

Empfehlungen zum operativen Vorgehen

Anästhesiologische Aspekte

Während die „typische" CIMINO-Fistel in Handgelenksnähe noch ohne weiteres in Lokalanästhesie angelegt werden kann, dürfte dies bei höher gelegenen Fisteln schwierig, bei arteriovenösen Interponaten sogar unmöglich sein. In solchen Fällen muß unter Heranziehung des Anästhesisten zwischen Regional- und Allgemeinanästhesie entschieden werden. Nach Möglichkeit wird man eine Leitungsanästhesie bevorzugen, um die schwierige Narkoseführung zu umgehen. Allgemeinanästhesie ist zwar grundsätzlich möglich, man muß aber mit erheblichen Problemen rechnen, die sich durch Hyperkaliämie, Überwässerung, Hypotonie, Hypertonie und medikamentöse Wechselwirkungen ergeben können.

Sofern die Operation am Arm erfolgt, bietet sich eine Plexusblockade an. Beim niereninsuffizienten Patienten gibt es aber hierbei einige Besonderheiten:

- Regelhaft besteht eine Blutgerinnungsstörung, die weder am QUICK-Wert noch an der PTT abgelesen werden kann, allenfalls an der Blutungszeit, denn es handelt sich hierbei um eine Thrombozytopathie.

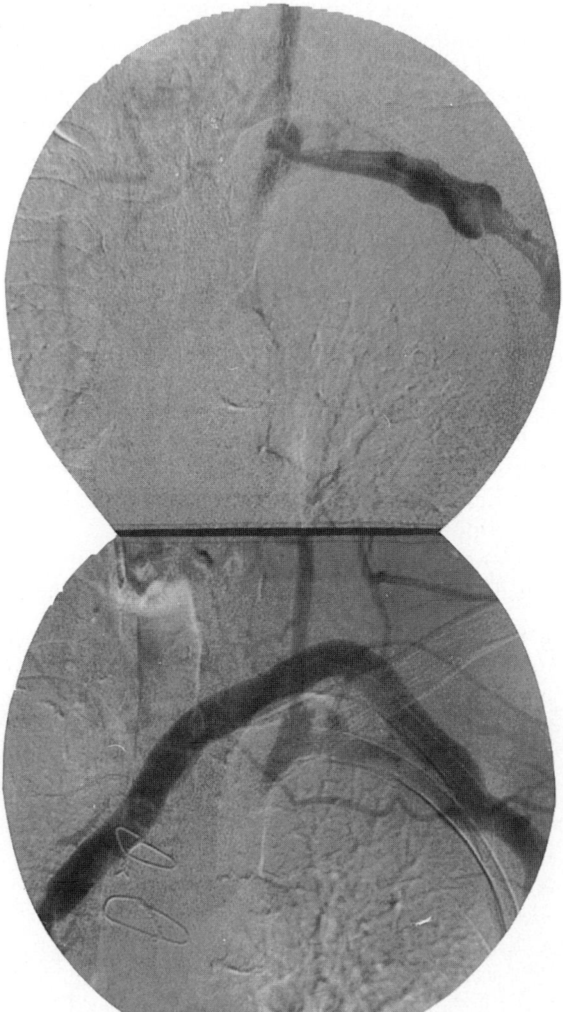

Abb. 5.2.3. *Oben:* zentralvenöser Verschluß bei funktionierendem Shunt. *Unten:* Rekonstruiert mit großlumigem a.v.-Interponat zur V. cava superior

- Die Resorption des Lokalanästhetikums erfolgt infolge des hohen Herzzeitvolumens rascher, die Toxizität ist damit höher, die Wirkungsdauer kürzer.
- Oft wird nur eine unvollständige Betäubung erzielt, möglicherweise als Folge der urämischen Polyneuropathie.

Eine komplette Armbetäubung liefert der supraklavikuläre Plexus nach KULENKAMPFF. Für unsere Zwecke ist er dennoch wenig geeignet, denn für den meist ambulanten Dialyseshunt-Patienten sind die Risiken dieser Plexusform (z. B. Pneumothorax) zu problematisch. Deshalb gilt der axilläre Plexus als Standard. Er bietet Schmerzfreiheit für alle Eingriffe am Unterarm, teilweise auch am Oberarm, zumindest an der Vorder- und Innenseite. Leider wird gerade die Radialseite des Unterarms wegen des hohen Abgangs des N. musculocutaneus oft nicht genügend erfaßt. Der Chirurg sollte diese Schwäche einkalkulieren und – wenn möglich – eine andere Verlaufsrichtung wählen oder seine Manipulationen durch zusätzliche Infiltration unterstützen.

Ist eine Shuntoperation an den unteren Gliedmaßen vorgesehen, sollte man der Allgemeinanästhesie den Vorzug geben, von einer rückenmarksnahen Betäubung wird im Hinblick auf die Gerinnungsstörung und die Neigung zur Hypotonie abgeraten (11).

Operationstechnische Aspekte

Dialyseshunt-Chirurgie verlangt mehr als nur technische Fertigkeiten. Das Produkt muß nicht nur funktionieren, sondern auch gut brauchbar sein. Aus der Sicht des Anwenders wird vom Shunt ein gutes Flußvolumen, eine genügend lange Punktionsstrecke sowie eine hygienisch einwandfreie Position erwartet. Auch die patientenseitigen Bedürfnisse wie kosmetische Aspekte und freie Beweglichkeit müssen mit in die operationstaktischen Überlegungen einfließen.

Derartige Überlegungen führen – auch unter Berücksichtigung der Erfahrungen von HUMPHRIES et al. (9) – zu folgenden Empfehlungen:

- Für a.v.-Interponate ist der Unterarm am besten geeignet. Ob eine geradlinig oder schleifenförmig verlaufende Interposition gewählt wird, hängt von der Qualität des Zustroms ab. Wichtig ist, daß die punktierbaren Segmente lang genug gewählt werden, um zwei Kanülen in turbulenzfreier Distanz plazieren zu können. Hierzu sind mindestens 10 cm erforderlich.
- Der Standarddurchmesser ist 6 mm. Kleinere Interponate schaffen Punktionsschwierigkeiten, größere ein zu hohes Flußvolumen. Ausnahmen sind natürlich denkbar. So kann z.B. bei einem sehr dicken subkutanen Fettpolster durchaus ein 8 mm weites Rohr eingesetzt werden; damit das Flußvolumen nicht zu hoch wird, müßte das arterienseitige Ende konisch gestaltet werden mit einem Anfangsdurchmesser von 6 mm. Der routinemäßige Einsatz solcher von der Industrie angebotener konischer Interponate ist nicht erforderlich, da die Komplikationen des hohen Flows-Steal-Syndrom und High-output-failure – mit nur 1–2 % sehr selten sind. Eine weitere Möglichkeit zur Flußreduktion bei bereits implantierter Prothese ist die Zwischenschaltung eines engeren Segmentes (z.B. 4 mm) an beliebiger Stelle (15).
- Die zur Anastomosierung vorgesehene Vene muß mindestens 3 mm weit sein, ansonsten läßt der Reverschluß nicht lange auf sich warten. Irgendeine Vorkehrung gegen die sich frühzeitig und fast regelmäßig einstellende anastomosennahe intimale Hyperplasie sollte getroffen werden, z.B. Einzelknopfnähte im Bereiche der Anastomosenspitze, oder eine Form der Patcherweiterungs-Technik.
- Die „straight“-Form im Unterarm ist nur dann sinnvoll und hämodynamisch gut, wenn noch ein gut aufgeweiteter und anschlußfähiger Stummel eines früheren CIMINO-Shunts vorhanden ist.
- Ein nicht seltenes Problem nach a.v.-Interposition mit Kunststoff ist die Schwellung des Unterarmes, besonders bei Interponaten in „loop“-Konfigu-

ration. Unterstellt man eine venöse Hypertonie als Ursache, so müßte die Schwellung ohne weiteres durch Ligatur des venösen Umkehrstromes zu beheben sein. Leider ist dies nicht so. Schuld ist eher die Hemmung des Lymphabstroms durch Nichtbeachtung des Verlaufes der Lymphgefäße. Nachteilig ist ein großer Querschnitt in der Ellenbeuge, nachteilig ist aber auch die Vereinnahmung der gesamten Volarseite durch einen „loop" mit großem Bogen.

• Arterielle und venöse Anastomose sollten nicht unmittelbar auf- oder nebeneinander liegen. Dies erschwert die Revision unnötigerweise. Besser sind zwei separate Inzisionen mit entsprechender Distanz der Anastomosen.

• Der das Implantat aufnehmende Tunnel soll so weit gewählt werden, daß das Implantat ohne Überdehnung und Gewebescherung durchgezogen werden kann, andererseits eng genug, um unmittelbar direkten Gewebekontakt aufnehmen zu können.

• Wichtig ist auch, daß das Implantat nicht direkt unter den Hilfsinzisionen zu liegen kommt, da es hier leicht einer bakteriellen Kontamination ausgesetzt ist.

• Knickbildungen in engen Kurven oder Gelenkbeugen müssen verhindert werden. Dies ist sicher möglich durch Einfügen extern verstärkter Prothesensegmente (Abb. 5.2.4).

• Kommt weder Unterarm noch Oberarm für die Interposition in Frage, so bieten sich noch eine ganze Reihe von Positionsmöglichkeiten an (Abb. 5.2.5). Am geläufigsten ist der axilloaxilläre prästernale Shunt. Natürlich mag auch in Einzelfällen ein iliakoiliakaler oder gar ein aortokavaler Shunt zum Zuge kommen. Diese Shuntformen sollten aber wegen ihrer Risiken nur ein letzter Ausweg sein.

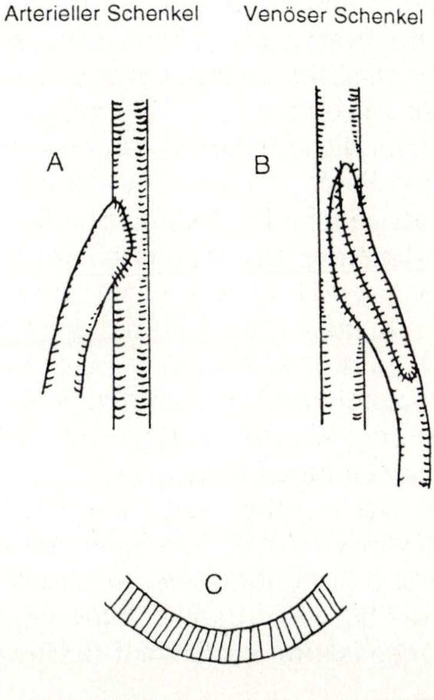

Abb. 5.2.4. Technik der Implantation: **A** arterielle Anastomose: Abgangswinkel in Flußrichtung; **B** venöse Anastomose: langstreckig mit zusätzlichen Erweiterungsmaßnahmen; **C** evtl. externe Verstärkung an der Schleife

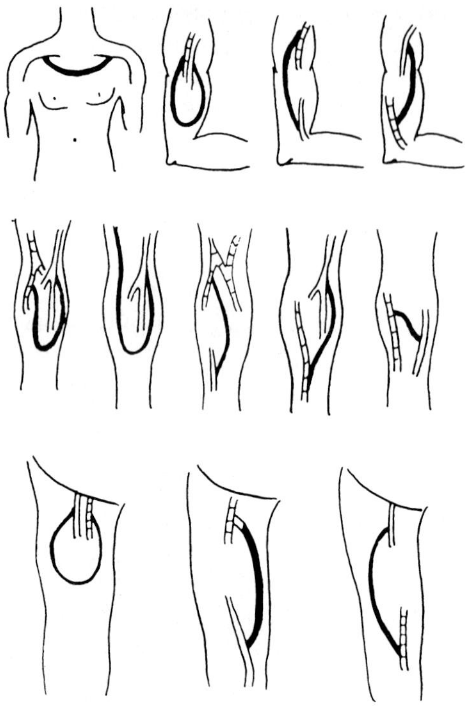

Abb. 5.2.5. Positionsmöglichkeiten von a.v.-Interponaten

Strömungs- und punktionsbedingte Alterationen

Das bis heute ungelöste Problem ist die progrediente Stenosierung in Höhe der venösen Anastomose bzw. kurz dahinter (Abb. 5.2.6). Ursache ist eine proliferative Gewebereaktion, die aufgrund ihres morphologischen Aspektes als intimale Hyperplasie bezeichnet wird. Es gibt zahlreiche Hypothesen zur Entstehung der Hyperplasie. Alle beziehen sich letztlich auf die gestörte Hämodynamik im Anastomosenbereich. Die Bemühungen zielen deshalb auf die Reduktion bzw. Verhinderung von Turbulenzen. Ansätze gibt es genügend: z. B. Modifikation der Flußraten, Veränderung der Anastomosengeometrie, Modifikationen der Implantationstechnik, letztlich auch Entwicklung von Graftmaterial mit arterienähnlichen Elastizitätseigenschaften (5).

Da die Lösung bisher nicht gefunden ist, wird man neben präventiver Operationstechnik eine regelmäßige Kontrolle mit der Duplexsonographie anbieten und höhergradige Stenosen vor dem endgültigen Verschluß dilatieren; ein Verfahren also, wie es sich bei peripheren Bypasses schon seit längerer Zeit bewährt hat.

Punktionsbedingte Veränderungen am und im Interponat sind von BORCHARD et al. (3) eingehend untersucht worden. Demnach können durch wiederholte Punktion mit großkalibrigen Kanülen Defekte gesetzt werden, die über eine örtliche Blutung in den Punktionskanälen mit nachfolgender Organisation schließlich flache, pilzförmige Intimapolster über den Punk-

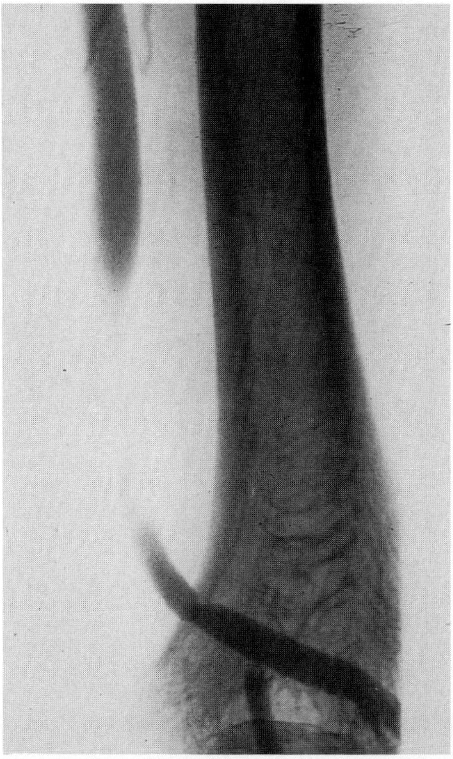

Abb. 5.2.6. Intimale Hyperplasie mit nachfolgender Stenosierung im Bereich der venösen Anastomose

tionskanälen hervorrufen (Abb. 5.2.7). Durch mehrere Punktionen in unmittelbarer Nachbarschaft können auf diese Weise herdförmige Stenosen entstehen. Wird das Prinzip der Strickleiterpunktion nicht beachtet, können

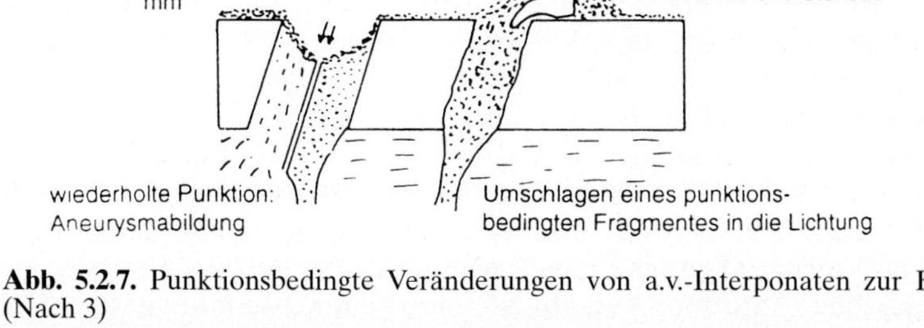

Abb. 5.2.7. Punktionsbedingte Veränderungen von a.v.-Interponaten zur Hämodialyse. (Nach 3)

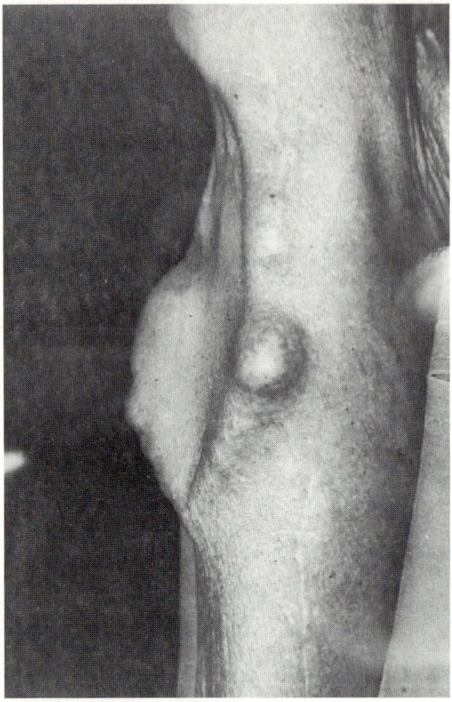

Abb. 5.2.8. Pseudoaneurysmenbildung als Folge multipler Punktionen desselben Areals

nach vielfachen Punktionen teilweise monströse Pseudoaneurysmen entstehen (Abb. 5.2.8).

Vor- und Nachteile der künstlichen a.v.-Interposition

Für viele Shuntchirurgen steht die Kunststoffinterposition an letzter Stelle der möglichen Maßnahmen. Ihre Argumente liegen auf der Hand: Thrombosierungsrate und Infektanfälligkeit sind hoch. In der Tat ist die Inzidenz der Thrombosen, bezogen auf 100 Graft-Monate, bei PTFE-a.v.-Prothesen 4mal höher als bei Cimino-Fisteln, die Inzidenz der Infektionen gar 9mal höher (13). Dennoch ist es nicht unklug, bereits zu einem früheren Zeitpunkt eine Kunststoffperiode einzuschieben, um – wenn irreparable Komplikationen eintreten sollten – nochmals eine autologe Rekonstruktion in Reserve zu haben. Die höhere Thrombosierungsrate wird darüber hinaus teilweise wieder wettgemacht durch die ausgesprochen leichte Thrombektomierbarkeit eines Interponates, so daß die sekundäre Durchgängigkeitsrate letztendlich deutlich höher zu liegen kommt als die primäre (Abb. 5.2.9).

Auch durch Fibrinolyse läßt sich das thrombosierte Implantat relativ leicht wiedereröffnen, allerdings muß anschließend die meist mechanische Ursache entweder angioplastisch oder operativ beseitigt werden. Daß dieses Verfahren sich nicht entsprechend verbreitet, liegt an der Schwierigkeit der organisatorischen Einordnung und nicht zuletzt am Kostenaufwand.

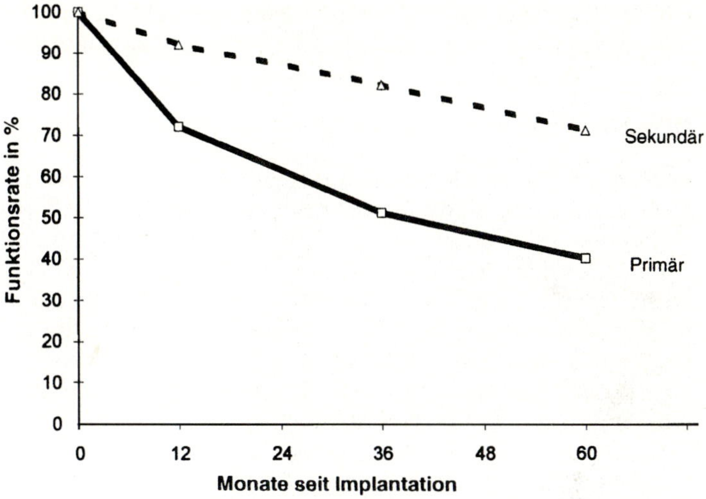

Abb. 5.2.9. Kumulative Funktionsrate bei PTFE-Interponaten (Beobachtungszeitraum 5 Jahre). (Nach 16)

Als vorteilhaft muß auch die frühzeitige Punktierbarkeit des Interponates angesehen werden, wenngleich dies gegen alle chirurgischen Grundregeln geht, zumal die innige Verbindung zwischen Prothese und Gewebe einen gewissen Schutz gegen eine Tunnelinfektion bietet. Immerhin aber konnte bei Verwendung der dehnbaren PTFE-Prothese (Gore-Stretch) gezeigt werden, daß sich die Komplikationen nicht ausweiten, wenn bereits am 5. postoperativen Tag punktiert wird (18).

Ein gravierender Nachteil synthetischer Ersatzgefäße ist die allgemein höhere Infektanfälligkeit, die natürlich noch mehr zum Tragen kommt, wenn der Kunststoff beim Niereninsuffizienten mit seiner bekannten Abwehrschwäche implantiert wird und zudem auch noch dreimal pro Woche mit großkalibrigen Kanülen punktiert werden muß. Nahezu typisch für die Infektion eines a.v.-Interponates ist, daß sie äußerlich kaum erkenntlich ist und dennoch rasch zur schweren Sepsis mit allen denkbaren Organkomplikationen führen kann. Man stellt sich vor, daß in den Poren des Kunststoffes ganze Bakterienhaufen sitzen, die mit der Punktion in den Kreislauf eingeschwemmt werden. Hierdurch erklärt sich, daß die Fieberspitzen während der Dialyse auftreten (2). Nur die vollständige Entfernung des Implantates verspricht Ausheilung. Allerdings ist der chirurgische Akt eine höchst prekäre Angelegenheit, da durch Mitinfektion der arteriellen Anastomose die Extremität in großer Gefahr ist. Darüber hinaus schafft die Explantation eines gut inkorporierten Implantates oft erhebliche kosmetische Defekte (siehe auch Kap. 6.1.3).

Angesichts der Probleme, die sich aus einer Infektion ergeben können, erscheint eine effiziente Prophylaxe angebracht. Vancomycin ist das Mittel der Wahl. Es ist bakterizid gegenüber Staphylococcus aureus und wird durch die

Dialyse nicht eliminiert. Therapeutische Spiegel können bei anurischen Patienten mit einer einzigen Dosis über 7–21 Tage gehalten werden.

Alternativen und neue Entwicklungen

PTFE ist nicht für alle Shuntchirurgen das a.v.-Interponat der Wahl. Es gibt Kliniken, die mit mindestens ebenso guten Erfolgen die homologe Vene implantieren. So wird z.B. aus der Uniklinik Utrecht über gute Funktionsraten der in Chlorhexidinlösung denaturierten homologen Vene berichtet (52% nach 3 Jahren), dabei liegt die Infektinzidenz bei nur 2,6% (8). Selbst die bekannte Aneurysmabildung ist mit 8,7% noch vertretbar. Ähnlich gute Ergebnisse erzielten SCHOLZ et al. (17) mit der aldehydkonservierten und innenflächensilikonierten Vene; auch hier wird die kritisierte Aneurysmabildung mit „nur" 7,1% angegeben. Nicht zu unterschätzen allerdings ist der Kostenfaktor; konservierte homologe Venen sind 3mal teurer als PTFE (8).

Fairerweise muß gesagt werden, daß auch Dacron als a.v.-Interponat dienen kann. Allerdings konnten bis heute nicht genügend Erfolgsbeweise erbracht werden.

Am Rande sei noch erwähnt, daß selbst die Vena femoralis als a.v.-Interponat eingesetzt werden kann (10). Sicher kommen hierfür nur anderweitig unlösbare Situationen in Frage. Denkbar wäre zum Beispiel der Einsatz bei ständig wiederkehrenden Infektproblemen und wenn ein Ausweichen auf die Bauchfelldialyse nicht möglich ist.

Der Wunsch nach mehr Komfort und besseren Funktionsraten führte zu weiteren Entwicklungen. Insbesondere wird zur besseren Hämostase nach Punktion das Prinzip der Selbstversiegelung verfolgt. Die neue Diastat-Prothese der Firma Gore trägt diesem Anspruch Rechnung. Sie besteht aus der bekannten Basisprothese und einem zusätzlich aufgetragenen Punktionssegment. Dieses wiederum besteht aus einer Vielzahl von Fibrillen und einer schützenden Deckschicht. Wird die Prothese punktiert, werden die Fibrillen auseinandergedrängt. Nach dem Zurückziehen richten sich die Fibrillen wieder linear aus und decken den Defekt.

Eine andere Technologie liegt dem Corvita Compliant Vascular Graft zugrunde. Ein Netz von Polyurethancarbonat-Fasern ermöglicht Dehnbarkeit in longitudinaler und radiärer Richtung. Damit ähnelt dieser Graft der natürlichen Arterie im Hinblick auf ihre physiologischen Eigenschaften. Sicherlich wird auch mit dieser Technik die Hämostase nach Punktion verbessert. Ob sie auch geeignet ist, die intimale Hyperplasie zu minimieren, wird erst die Zukunft zeigen.

LITERATUR

1. Baker LD, Johnson LM, Goldfarb D (1976) Expanded polytetrafluorethylene (PTFE) subcutaneous arteriovenous conduit: an improved vascular access for chronic hemodialysis. Trans Amer Soc Artif Intern Organs 22:382–384
2. Bhat DJ, Tellis VA, Kohlberg WI, Driscoll B, Veith FJ (1980) Management of sepsis involving expanded polytetrafluorethylene grafts for hemodialysis access. Surgery 87:445–450

3. Borchard F, Loose DA, Kemkes BM (1981) Morphologische Befunde an durchströmten arteriovenösen Fisteln zur Hämodialyse. angio 3:135–145
4. Brescia MI, Cimino JE, Appell K, Hurwich BJ (1966) Chronic hemodialysis using venopuncture and a surgically created arteriovenous fistula. N Engl J Med 275:1089–1029
5. Fillinger MF, Kerns DB, Schwartz RA (1991) Hemodynamics and Intimal Hyperplasia. In: Sommer BG, Henry ML II (eds) Vascular Access for Hemodialysis. WL Gore and Associates, Inc Precept Press, Inc, pp 21–51
6. Haimov M, Burrow L, Baez A, Neff M, Silfkin R (1974) Alternatives for vascular access for hemodialysis: Experience with autogenous saphenous vein autografts and bovine heterografts. Surgery 75:708–712
7. Haug M, Müller-Wiefel H (1981) Die Rolle des bovinen Heterotransplantates im Rahmen der Dialyse-Shunt-Chirurgie. angio 5:199–209
8. Heintjes RJ, Eikelboom BC, Steigling JJ, van Reedt Dortland RW, van der Heijden FH, Batini M, van der Graaf Y, Blankestijn PJ, Vos J (1995) The results of denatured homologous vein grafts as conduits for secondary hemodialysis Access Surgery. Eur J Vasc Endovasc Surg 9:58–63
9. Humphries AL, Nesbit RR, Carnanca RJ, Hutchins RS, Heimburger AR, Wray CH (1981) Thirty-six Recommendations for Vascular Access Operations. The American Surgeon 47:145–151
10. Kasprczak P, Raithel D (1993) Die Vena femoralis als Gefäßersatz beim Dialyseshunt. In: Sommoggy S von, Kistler D (Hrsg) Hämodialyse, Shuntchirurgie: Neue Wege, Komplikationen, Sekundäreingriffe. Blackwell-Wiss.-Verl., Berlin, S 59–65
11. Martin E (1987) Anästhesieverfahren bei akuter und chronischer Niereninsuffizienz. In: Lawin P, van Alken H (Hrsg) Anästhesie und eingeschränkte Organfunktion. Thieme, Stuttgart, New York, S 65–73
12. May I, Tiller D, Johnson I, Stewart I, Shell AGR (1969) Saphenous vein arteriovenous fistula in regular dialysis treatment. N Eng J Med 279:770–773
13. Mehta S (1991) Statistical Summary of clinical Results of Vascular access procedures for Hemodialysis. In: Sommer BG, Henry ML (eds) Vascular Access for Hemodialysis. WL Gore and Associates, Inc Precept Press Inc, pp 145–157
14. Müller-Wiefel H, Haug M (1983) Zur Frage des geeigneten Gefäßersatzes in der Dialyse-Shunt-Chirurgie. angio 5:199–209
15. Rosenthal JJ, Bell DD, Gaspar MR, Movius HJ, Lemire GG (1980) Prevention of High Flow Problems of Arteriovenous Grafts. Am J Surg 140:231–233
16. Sabanayagam P, Kugaczewski J, Novello J, Westby G, Sorkin H, Arora S, Williams S, Halley S, Soricelli R, Clark J (1991) Angio access – A decade of experience. In: Sommer BG, Henry ML (eds) Vascular access in hemodialysis, II. WL Gore and Associates, Inc Precept Press, Inc, pp 52–59
17. Scholz H, Bürger K, Naundorf M, Matthes G, Nieter B, Precht K, Buntrock P (1991) 10-jähriger klinischer Einsatz allogener, formfixierter, aldehydkonservierter und innenflächensilikonisierter Venen als av-Interponate für die Dialyse bei mehr als 500 Patienten. angio archiv 22:41–44
18. Simoni EJ, Jain KM, Munn JS (1994) Use of 6 mm Stretch PTFE Grafts for early Use in Hemodialysis. In: Henry ML, Ferguson RM (eds) Vascular Access for Hemodialysis III. WL Gore and Associates, Inc Precept Press Inc, pp 142–145
19. West JC, Evans RD, Kelley SE, Burns-Morrison B, Campbell P, Harostock M, Cross CB (1987) Arterial insufficiency in Hemodialysis Access Procedures: Reconstruction by an Interposition Polytetrafluorethylene Graft Conduit. Am J Surg 153:300–301

5.2.2 Brachiosubklaviale Shunts

S. Gutschi, H. Fruhwirth, W. Amann

Einführung

Arteriovenöse Fisteln mit künstlichem Gefäßersatz stellen Dialyseshunts der zweiten Wahl dar. Da zuvor die Möglichkeiten autologer Shuntanlagen für die chronische Hämodialyse ausgeschöpft wurden, stellt der venöse

Transplantatanschluß die Schwachstelle dieser Fisteln dar. Die infraklavikuläre Vena subclavia ist ein großkalibriges Gefäß, welches gut zugänglich ist und damit ein mögliches Empfängersegment für diese Shuntformen aufweist. A.v.-Shunts mit dieser Vene als Empfängersegment werden als sogenannte brachiosubklaviale Fisteln angelegt.

Die Beschreibung dieser Fistel erfolgte 1986 durch MINALE (4). Dabei wurde als Transplantat eine PTFE-Prothese von der Arteria cubitalis subpektoral zur Vena subclavia geleitet. Der Eingriff erfolgte in Lokalanästhesie. Es wurde über die Erfahrungen bei 2 Patienten berichtet. Eine Modifikation dieses Verfahrens wird dadurch erreicht, daß das Transplantat bogenförmig an der Außenseite des Oberarmes über den Musculus deltoideus zur Vene geleitet wird. Durch diese Position wird eine längere Punktionsstrecke gewonnen, und das Transplantat verläuft fern vom Gefäßnervenbündel (2).

Operationsindikation

Die Indikation zur Anlegung eines arteriovenösen Shunts mit Gefäßersatz wird erst nach Aussschöpfung sämtlicher Möglichkeiten für Fisteln mit körpereigenen Venen gestellt (3). Häufig sind damit auch die Venen im Kubitalbereich verbraucht, so daß ein zentraler venöser Anschluß gefunden werden muß. Als venöser Anschluß für einen Oberarmshunt bieten sich Vena cephalica, Vena basilica, Vena brachialis, Vena axillaris und Vena subclavia an (1).

Die Vena subclavia im infraklavikulären Abschnitt bietet den Vorteil eines großlumigen Gefäßes, welches relativ wandstark ist. Von Nachteil ist, daß bei Verschluß dieser Empfängervene die genannten vorgeschalteten Gefäße nicht mehr genutzt werden können. In bestimmten Fällen wäre bei Verschluß der Vena subclavia noch die Möglichkeit zur Verlängerung des Transplantates zur Vena jugularis interna zu erwähnen. Präoperativ ist eine sonographische Überprüfung der Durchgängigkeit der Vena subclavia unerläßlich. Schwere Formen einer arteriellen Durchblutungsstörung der oberen Extremität stellen eine Kontraindikation dar.

Dieser Shunt bringt auch für jüngere Patientinnen ein zufriedenstellendes kosmetisches Ergebnis und führt zu keiner wesentlichen Funktionseinschränkung des Armes.

Operativer Zugang

Als Spenderarterie dient die Arteria brachialis kurz vor dem Eintritt in die Fossa cubitalis. Dieses Gefäß wird im Sulcus m. bicipitis brachii ulnaris freigelegt. Die Vena subclavia wird nach einem Hautschnitt im Sulcus deltoideopectoralis zwischen diesen beiden Muskeln aufgesucht, welche meist stumpf auseinandergedrängt werden können. Als Leitgebilde können eine zarte Vena cephalica oder deren Äste dienen, die hier in die Tiefe zur Hauptvene führen. Die Vene wird meist nur an der Vorderseite präpariert und nicht angeschlungen. Um eine ausreichend lange Gefäßstrecke darstellen zu können, muß meist der Musculus pectoralis minor eingekerbt werden.

Chirurgische Technik

Die Anastomose des Grafts mit der Arteria brachialis erfolgt End-zu-Seit. Ein Anschrägen der Prothese mit einem Durchmesser von 6 mm ist nicht erforderlich. Die Gefäßnaht erfolgt fortlaufend mit 7-0- oder 6-0-atraumatischem Nahtmaterial. Das Transplantat wird dann bogenförmig subkutan an der Außenseite des Oberarmes über dem Musculus deltoideus zur Vena subclavia geleitet. Mit speziellen Tunneliergeräten von PTFE-Herstellerfirmen gelingt das Verlegen des Grafts ohne Hilfsinzision. Um einen flacheren Verlauf des Interponates zur Vena subclavia zu erzielen, muß häufig der mediale Rand des Musculus deltoideus eingekerbt werden. Die Vene wird tangential ausgeklemmt, ohne sie völlig aus ihrer Fixierung im umgebenden Gewebe zu lösen. Eine möglichst lange Venotomie sollte angelegt werden. Gleichzeitig muß eine Knicktendenz des Transplantates im Anastomosenbereich vermieden werden (Abb. 5.2.10 u. 5.2.11).

Transplantate

Zur Transplantatwahl stehen PTFE-Prothesen und sogenannte biologische Prothesen zur Verfügung. Unter den PTFE- Prothesen können sowohl teilberingte als auch unberingte Transplantate von 6 mm Durchmesser verwen-

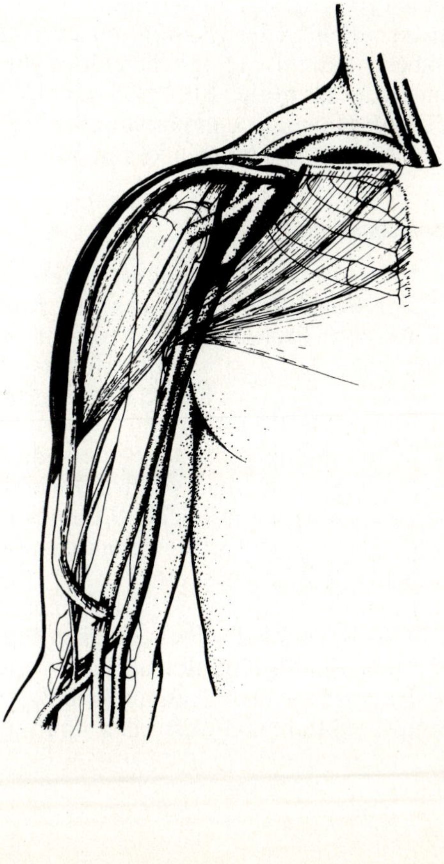

Abb. 5.2.10. Brachiosubklavialer Shunt (rechts)

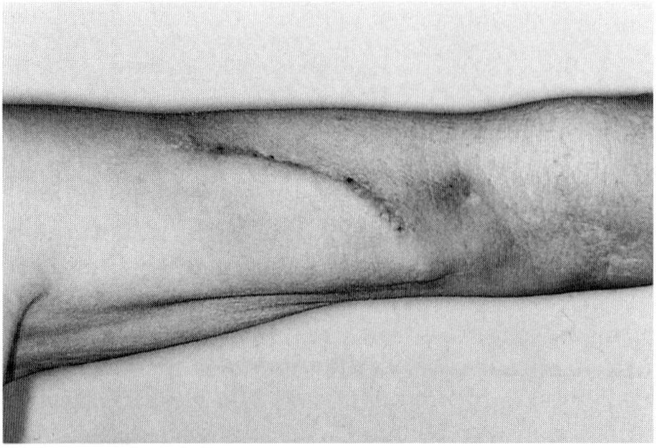

5.2.11. Brachiosubklavialer Shunt 12 Monate nach Implantation (links)

det werden. Die Ergebnisse zeigen für extern verstärkte Grafts statistisch keine signifikant besseren Ergebnisse, so daß eine Knickstabilität im Schulterbereich von untergeordneter Bedeutung zu sein scheint. PTFE-Prothesen bedürfen im Gegensatz zu biologischen Prothesen keiner Vorbereitungszeit durch den Spülvorgang. Die korrekte Verlegung dieser Transplantate ist aufgrund der Eigenstabilität einfacher.

Biologische Prothesen (Schafskollagenprothesen) weisen in dieser Region etwas bessere Langzeitergebnisse auf. Dies ist auf ein Fehlen von Protheseninfekten zurückzuführen. Die Anastomosierungstechnik an der Vena subclavia ist mit biologischen Grafts, bedingt durch die Wandbeschaffenheit, einfacher als mit PTFE-Prothesen. Darüber hinaus entfallen Stichkanalblutungen. Hingegen kann es vor allem an der venösen Anastomose leichter zu Transplantatknickungen kommen.

Komplikationen

- Hauptursache für das akute Fistelversagen ist die Shuntthrombose, welche in der Regel durch eine zentrale progrediente Anastomosenstenose ausgelöst wird. Früh- oder Sofortthrombosen stellen bei dieser Shuntform eine Seltenheit dar. Auslösend hierfür sind hypotone Kreislaufsituationen, sonst sind diese Frühverschlüsse stets transplantatbedingt und betreffen Bioprothesen (OMNIFLOW).
- Shuntinfektionen stellen eine bedrohliche Komplikation dar und führen in der Regel zum Shuntverlust. Die hierdurch hervorgerufenen Aneurysmen können lebensbedrohliche Blutungen auslösen. Infektionen wurden ausschließlich bei PTFE-Interponaten gesehen und betrafen in unserem Krankengut 7 % der Implantate.
- Echte Aneurysmen der Transplantate wurden weder bei PTFE noch bei Bioprothesen beobachtet, lediglich Pseudoaneurysmen im Zusammenhang mit fehlerhafter Punktionstechnik.
- Trotz des weiten Anschlußgefäßes stellen in der Langzeitbeobachtung venöse Abflußhindernisse den limitierenden Faktor dieser Shuntform dar.

Diese Stenosen entwickeln sich allmählich, so daß bei erhöhtem Abflußwiderstand frühzeitig eine angiographische Kontrolle erfolgen sollte. Zur Korrektur der Stenosen werden in erster Linie interventionelle Techniken mit Dilatation und Stentimplantation eingesetzt. Erst bei Versagen ist ein chirurgisches Vorgehen durch Einsetzen eines Interponates oder eine Patchplastik angezeigt. Grundsätzlich besteht auch die Möglichkeit, bei irreparablem Verschluß der Vena subclavia ein Verlängerungsinterponat zur Vena jugularis interna zu ziehen.

Die Durchgängigkeitsrate aller Implantate (n=117), berechnet nach der Life-Table Methode, betrug im eigenem Krankengut nach 30 Monaten 79,4% (2).

LITERATUR

1. Coburn MC,Carney WI jr (1994) Comparison of basilic vein and polytetrafluorethylene for brachial arteriovenous fistula.J Vasc Surg 20:896–902
2. Gutschi S, Amann W, Koch G, Fruhwirth H (1993) Erfahrungen mit PTFE- und OMNIFLOW-Prothesen beim brachiosubclavialen Dialyseshunt. angio archiv 25:55
3. Hepp W, Aichinger CH (1991) PTFE-Interponate in der intermittierenden Dialyse: Welche Faktoren haben Einfluß auf die primäre Funktionsdauer? angio 13:29–67
4. Minale C, Hollmann JP, Messmer BJ (1987) Ein zentraler Zugang für die chronische Dialyse: Eine Alternative für kritische Patienten. angio 9:363

5.2.3 Die Vena jugularis interna als Anschlußvene des Gefäßersatzshunt

W. D. Brittinger, G. Walker, W.-D. Twittenhoff, E.-U. Metzler, N. Konrad

Einführung

Im Rahmen der oft jahrzehntelangen Dialysepflichtigkeit kommt es bei relativ vielen terminal Nierenkranken zu Stenosen oder Verschlüssen zentraler Venen, die die Funktion bzw. Anlage arteriovenöser Shunts im Bereich der entsprechenden Extremität beeinträchtigen bzw. verbieten. Besonders häufig verursachen Katheterismen der Vena subclavia solche Komplikationen. Da bei manchen dieser Patienten gute Shuntalternativen in anderen Körperregionen nicht oder nicht mehr bestehen, wird es hier wichtig, auf eine Shuntanschlußvariante zurückgreifen zu können, die trotz Verschluß von Vena subclavia oder Vena axillaris eine normale Shuntfunktion am betroffenen Arm gestattet.

Bereits 1988 berichteten die Autoren über vier Patienten (1), bei denen nach Verschluß der Vena subclavia ein alloplastischer Gefäßersatzshunt zwischen Arteria brachialis und Vena jugularis interna erfolgreich angelegt worden war. Inzwischen wurde diese Anschlußvariante bei mehr als 80 Patienten zum Einsatz gebracht (2); sie ist zu einer sehr effizienten, risikoarmen, langlebigen Anschlußmöglichkeit geworden (2–4).

Indikationen

Die Anastomosierung des „venösen“ Gefäßersatzshunt-Endes mit der Vena jugularis interna bei Verschluß der Vena subclavia oder der Vena axillaris bietet sich in zweifacher Hinsicht an:

- als Revisionsmaßnahme, also zur Funktionserhaltung eines vorhandenen Shunts am Arm, der wegen des eingetretenen Venenverschlusses ansonsten aufzugeben wäre (Abb. 5.2.12) sowie
- zur Anlage eines neuen Shunts am Arm trotz der vorgegebenen gestörten Abflußverhältnisse (Abb 5.2.13 u. 5.2.14).

Funktionszeit

Die eigenen Erfahrungen mit dieser Shuntanschlußform sind in Tabelle 5.2.1 zusammengefaßt. Eine allgemein gültige, statistische Funktionsangabe für diesen Shunttyp können wir deshalb nicht nennen, weil die Verhältnisse und Bedingungen, unter denen der Shuntanschluß an die große Halsvene indivi-

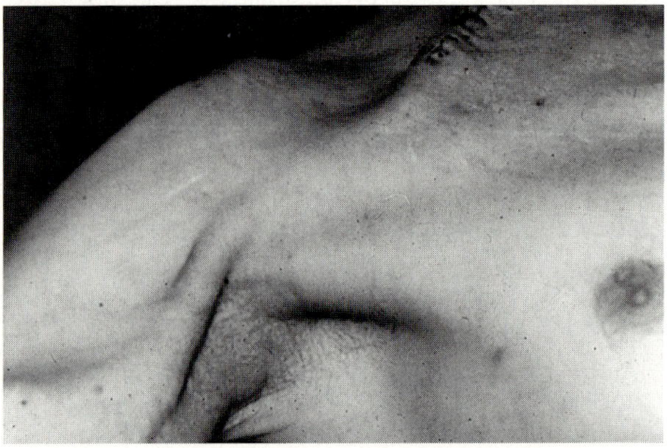

Abb. 5.2.12. Reaktivierter Gefäßersatzshunt (Loop am Unterarm) durch Verlängerung des „venösen“ Shuntschenkels zur Vena jugularis interna

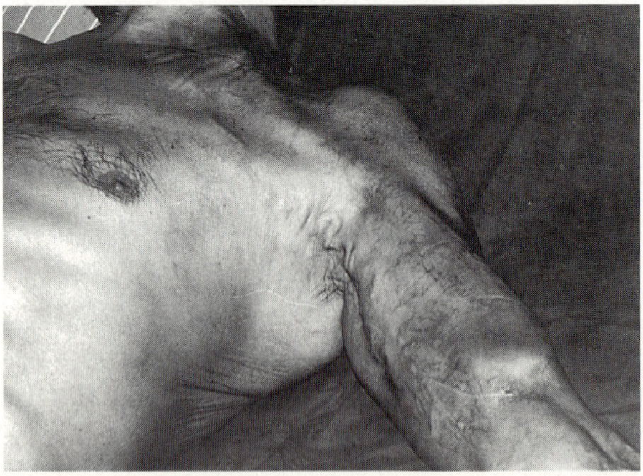

Abb. 5.2.13. Gefäßersatzshunt (Schleife) am Oberarm zwischen Arteria brachialis (Oberarmmitte) und Vena jugularis interna bei Verschluß der Vena subclavia

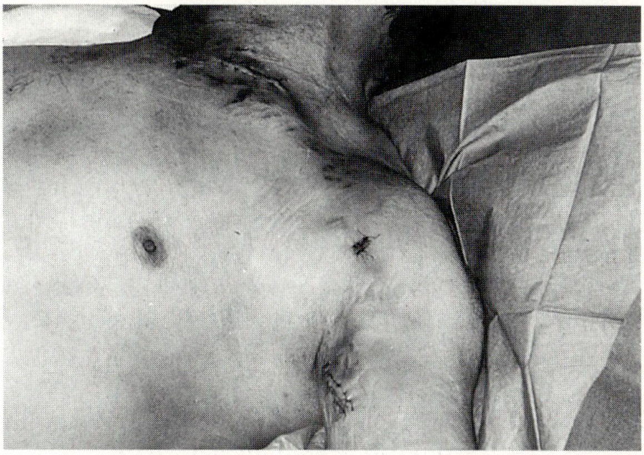

Abb. 5.2.14. Gefäßersatzshunt (gerade) am Oberarm zwischen Arteria brachialis (ca. 5 cm distal der Axilla) und Vena jugularis interna

duell erfolgte, in hohem Maße differierten; die Shuntfunktionen hatten sich dementsprechend unter unterschiedlichsten Rahmenbedingungen zu entwickeln. Innerhalb der Patientengruppe, bei der ein vorbestehender Shunt durch Verlängerung des venösen Shuntschenkels zur Vena jugularis interna reaktiviert worden ist, wurden bis Ende 1995 51 × Funktionszeiten von mehr als 6 Monaten und 34 × Funktionszeiten von mehr als 12 Monaten beobachtet; die längste Shuntfunktionszeit innerhalb dieser Gruppe entsprach 65 Monaten.

Von den 20 Patienten, bei denen bei Shuntneuanlage wegen präoperativ bekanntem – meist beidseitigem – Verschluß der Vena subclavia für den „venösen" Anschluß von vornherein die Vena jugularis interna gewählt worden war, zeigten inzwischen 18 eine Shuntfunktionszeit von mehr als 6 Monaten und 12 eine solche von mehr als 12 Monaten; in dieser Gruppe betrug bis zum Stichtag die längste Shuntfunktionszeit inzwischen mehr als 49 Monate.

Implantationstechnik

Als Anastomosierungsort an die Vena jugularis interna eignet sich der distale Winkelbezirk, der zwischen der Sehne des Musculus omohyoideus und

Tabelle 5.2.1. Gefäßersatzshunts aus ePTFE mit „venösem" Anschluß an der Vena jugularis interna (1986–1995; n = 82)

	„Originalshunts"	Revidierte Shunts
Σ	20	62
Funktion länger als 6 Monate*	18	51
Funktion länger als 12 Monate	12	34
Längste Funktionszeit (Monate)	49	65
Reversible thrombotische Verschlüsse	7	42
mit Verschluß der Vena jugularis interna	0	1

* Bei 8 Patienten war Shuntfunktions-Beobachtung nicht möglich

dem lateralen Rand des Musculus sternocleidomastoideus liegt. Die Prothese wird hier in einem Winkel von etwa 80 Grad End-zu-Seit mit der Vene verbunden. Die Gefäßprothese zieht ventral der Vena jugularis externa distalwärts über die Klavikula und danach parallel zur Vena cephalica im Sulcus deltoideus pectoralis zur inneren Bizepsfurche. In den Fällen der Shuntneuimplantation empfiehlt sich der „arterielle" Anschluß mit der Arteria brachialis in End-zu-Seit-Technik etwa am Übergang des proximalen zum mittleren Oberarmdrittel. Bei durchschnittsgroßen Erwachsenen stehen bei dieser Anschlußtechnik etwa 35 cm Prothesenstrecke zur Punktion zur Verfügung. Die Abb. 5.2.14 entspricht dieser Shuntvariante.

Erfahrungen und Empfehlungen

Wenn der Prothesenanschluß an die Vena jugularis interna der Reaktivierung eines vorbestehenden Shunts am Arm dient, führt diese Verlängerung des „venösen" Shuntschenkels zur großen Halsvene sehr häufig zur Shuntüberlängung; damit entstehen flußdynamisch relativ ungünstige Verhältnisse, die besonders bei Patienten mit hypotensiver Kreislauflage eine relative Shuntthrombosierungsgefahr mit sich bringen. Wie der Tabelle 5.2.1 zu entnehmen ist, traten innerhalb dieser Patientengruppe dementsprechend häufig Shuntverschlüsse auf.

Der Umgang mit dieser Komplikation vermittelte dabei folgende interessante Erfahrung: In keinem einzigen Regelfalle konnte im Rahmen der Shuntthrombektomie aus der Vena jugularis interna thrombotisches Material gewonnen werden. Trotz des thrombotischen Shuntverschlusses war die Anschlußvene in ihrem ganzen Querschnitt frei durchströmt geblieben. (Der einzige beobachtete Shuntverschluß, bei dem auch die Anschlußvene thrombosiert war, entspricht einer Ausnahmesituation insofern, als bei diesem Patienten bereits vor dem Gefäßersatzshunt-Anschluß die Vena jugularis interna durch vorausgegangene Zentralvenenkatheterismen extrem wandgeschädigt und eingeengt war.) Das im Rahmen der Thrombektomie aus der venösen Anastomose zu gewinnende Thrombusende zeigt praktisch immer eine etwa 5 mm tiefe, schüsselförmige Aussparung, wie wir sie typischerweise bei Gefäßersatzshunt-Rekanalisierng in der arteriellen Anastomose vorfinden (Abb. 5.2.15). Es ist demnach zu vermuten, daß die starken Strömungs- und Druckschwankungen, die abhängig von Atmung und Herzaktion in der Vena jugularis interna bestehen, im Falle der Shuntthrombose nicht nur das Einwachsen des Thrombus in die Anschlußvene verhindern, sondern auch zu einer ähnlichen Modellierung des Thrombusendes führen, wie sie üblicherweise das pulsierende Blut der Arterie bewirkt.

Der Anschluß an die Vena jugularis interna stellt nach den bisherigen Erfahrungen eine verhältnismäßig effektive, risikoarme Möglichkeit dar, um Gefäßersatzshunts am Arm auch dann noch einzusetzen bzw. funktionstüchtig zu erhalten, wenn die Vena axillaris oder die Vena subclavia irreparabel verschlossen sind. Auch nach längerem Shuntverschluß bleibt die Vene nach unseren bisherigen Erfahrungen thrombusfrei und läßt die spindelförmige Einengung durch Venenwandhyperplasie, die sich ansonsten häufig 1- bis

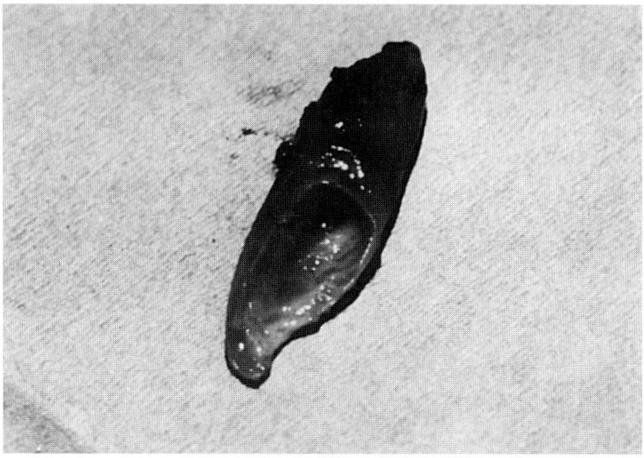

Abb. 5.2.15. Typisches, schüsselförmig ausgehöhltes Thrombusende bei Gefäßersatzshunt-Verschluß aus der „venösen" Anastomose mit der Vena jugularis interna

1 $^1/_2$ Jahre nach der Shuntoperation in der Anschlußvene entwickelt, vermissen.

LITERATUR

1. Brittinger WD (1988) Gefäßzugang zur Dauerdialyse: Extremsituationen. Vortrag im Rahmen des ersten Frühjahrssymposium „Gefäßzugang zur Dauerdialyse", Bonn 18.–19.03.1988
2. Brittinger WD, Walker G, Twittenhoff W-D, Konrad N (1995) Die Vena jugularis interna als Anschlußvene für den Gefäßersatzshunt. In: Sommoggy S von, Maurer PC (Hrsg) Hämodialyse, Shuntchirurgie. Druck- und Verlagshaus Alois Erdl KG, S 42–47
3. Polo JR, Sanabia J, Garcia-Sabrido LJ, Luno J, Menarguez C, Echenagusia A (1990) Brachial-jugular Polytetrafluorethylene Fistulas for Hemodialysis. Am J Kidney Dis XV:465–468
4. Polo JR, Sanabia J, Callyei J (1995) Brachial-jugular Expanded PTFE-Grafts for dialysis. Vascular Access for Hemodialyses IV:203–209. W.L. Gore & Associates, Inc. Precept Press

5.2.4 Der iliakale Prothesenshunt

G. H. Müller, K. Stumptner, S. Press

Einführung

Nach wie vor hat der Shuntchirurg u. a. ein Problem zu lösen: den Gefäßzugang. Die erheblich überalterten Dialysepatienten haben meist Krankenhausbehandlungen hinter sich, viele Patienten wurden bereits mit arteriovenösen Fisteln versorgt, die sich wieder verschlossen haben, viele leiden an arteriellen und venösen Erkrankungen der Arme und Beine. Die Frage des Gefäßzuganges wird in diesem Patientenkollektiv deswegen zunehmend durch die Verwendung von Gefäßprothesen gelöst.

Fallbeschreibung

Nach multiplen Gefäßeingriffen an sämtlichen Extremitäten mußten wir bei einem 59 Jahre alten Patienten mit oben geschilderten Problemen im Jahr 1991 erstmals einen Shunt in der arteriellen und venösen (Abb. 5.2.16) Beckenetage anschließen. Grund dazu waren erhebliche arterielle Gefäßveränderungen und Verschlüsse sowie venöse Thrombosen. Zuletzt waren Prothesen-Shuntanlagen am Bein vorgenommen worden. Eine Katheterdialyse brachte Infektprobleme.

In Allgemeinnarkose wurde zunächst auf der rechten Beckenseite retroperitoneal Vena und Arteria iliaca communis dargestellt. Es zeigte sich, daß hier die Vene nach Thrombose verschlossen war. Es folgte die retroperitoneale Freilegung der Beckenetage auf der linken Seite. Hier zeigte sich in Höhe des Abgangs der A. iliaca interna eine Möglichkeit für eine arterielle Anastomose sowie für eine Anastomose an der V. iliaca communis. Zunächst wurde End-zu-Seit eine 8-mm-PTFE-Prothese (Gore) mit fortlaufender evertierender Naht (an die Arterie) anastomosiert, durch die Obliquusmuskulatur hindurch epifaszial und subkutan (Abb. 5.2.17) auf die Gegenseite gezogen. Von hier wurde der Shunt wieder zurückverlegt subkutan und links retroperitoneal nach Durchzug durch die Obliquusmuskulatur an die V. iliaca communis angeschlossen (Abb. 5.2.18). Zur Verminderung des zu erwartenden hohen Flows wurde die 8-mm-Prothese auf 4 mm „gebändelt". Postoperativ kam es zu einem kleinen subkutanen Hämatom, das aber keiner operativen Revision bedurfte. Die Wunden heilten primär, die Prothese wurde bereits in der 2. Woche nach Implantation punktiert und ließ eine regelmäßige Dialyse für die nachfolgenden Monate zu. Die kardiale Belastung lag für den herzinsuffizienten Patienten an der Grenze, obwohl die 8-mm-Prothese bereits auf 4 mm anastomosennah eingeengt war.

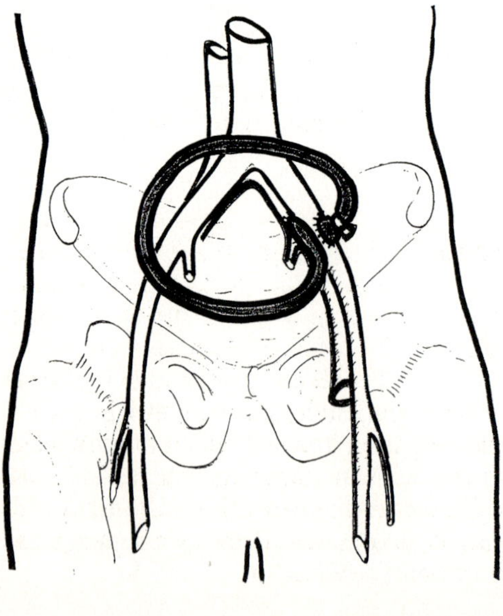

Abb. 5.2.16. Verlauf des iliakalen Prothesenshunts: End-zu-Seit-Anschlüsse im Bereich der linken Beckenachse mit subkutanem Verlauf der PTFE-Prothese

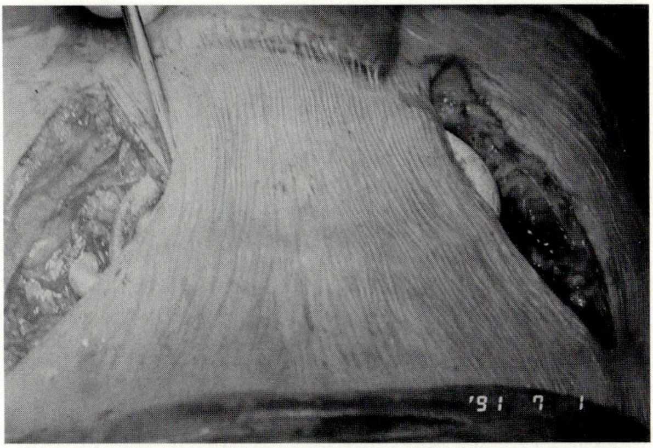

Abb. 5.2.17. Intraoperativer Situs nach Anlage des Prothesenshunts: beidseitiger retroperitonealer Zugang mit deutlich sichtbarem Subkutanverlauf der 8-mm-PTFE-Prothese

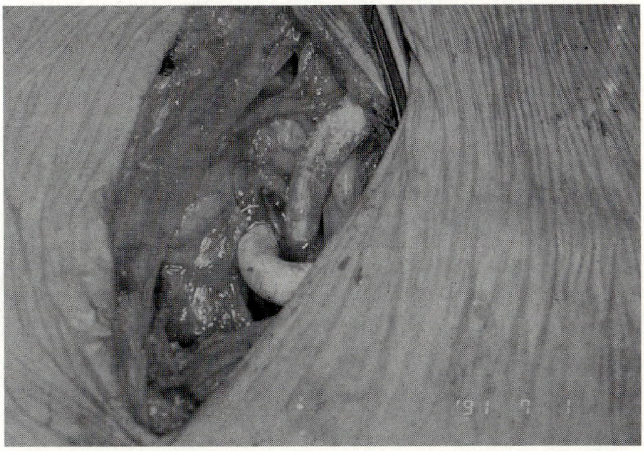

Abb. 5.2.18. End-Seit-Anastomosen im Bereich der linken Beckenachse

Intraoperativ sah man besonders Probleme beim Durchzug der Prothese durch die Obliquusmuskulatur und eine Lücke der Externusfaszie. Es gab dennoch niemals eine Hernierung und kein Abknicken des Shunts.

Zusammenfassende Empfehlungen

Gefäßverluste durch arterielle Verschlußerkrankung, venöse Thrombosen, Voroperationen, Punktionen und Infusionstherapien sind heute fast alltäglich an unseren Dialysepatienten zu sehen. Dennoch gelingt es in der Regel, durch die Implantation von Prothesen im Bereich der Arme, seltener auch im Bereich der Oberschenkel, punktierbare Gefäßstrecken anzulegen. Sind die typischen Gefäßanschlußmöglichkeiten in der Ellenbeuge, am Oberarm oder in der Leistenbeuge bereits „besetzt", gibt es dennoch fast immer Implantationsmöglichkeiten im Bereich der Arteria subclavia, der Vena jugularis und, wie hier erstmals beschrieben, im Bereich der Beckengefäße. Die Prinzipien der Gefäßchirurgie bei der Verwendung von alloplastischem Material müssen allerdings auch hier gewahrt bleiben: so wenig alloplastisches Material wie möglich!

5.2.5 Funktionslimitierende Faktoren arteriovenöser Interponate

M. Schneider, W. Hepp

Einführung

Mit steigender Lebenserwartung terminal niereninsuffizienter Patienten wurde es immer häufiger notwendig, sekundäre Gefäßzugänge nach Erschöpfung der natürlichen Fisteln zu schaffen. Neben der Weiterentwicklung der Möglichkeiten natürlicher Fistelanlagen wurden daher autologe, homologe, heterologe und alloplastische Gefäßersatzmaterialien erprobt.

In ihrem Vergleich in einer Vielzahl von Studien kristallisierten sich die Vorteile der Polytetrafluoroethylen(PTFE)-Prothesen immer deutlicher heraus (11, 14). Sie sind als alloplastischer Gefäßersatz besonders gut verfügbar, überzeugen durch gute Funktionsergebnisse bei niedrigen Komplikationsraten, zeigen primäre Dichtigkeit, sind biologisch inert und verwachsen – bedingt durch ihre mikroporöse Struktur – meist gut mit dem umliegenden Bindegewebe. Zudem sind sie in der Regel gut revidierbar (6, 7, 9, 10, 14).

Diese Gründe führten dazu, die PTFE-Prothesen seit Anfang der achtziger Jahre als Sekundärzugang in der Dialyseshunt-Chirurgie alleinig zu benutzen.

Die Problematik einer immer wieder gestörten Shuntfunktion läßt die Suche nach möglichen Störquellen notwendig werden. Im folgenden werden daher anhand eigener Untersuchungen und eines Literaturvergleiches funktionsbeeinflussende Faktoren arteriovenöser Interponate dargestellt.

Die Shuntfunktion

Entscheidendes Kriterium für die Funktion eines Shunts ist nicht in erster Linie der Shuntverschluß, sondern seine Funktionstüchtigkeit. Insofern gilt ein Hämodialyse-Shunt solange als funktionstüchtig, wie er ein genügend großes Shuntvolumen (mindestens 200 ml/min), ein möglichst kräftiges und langstreckig auskultierbares Shuntgeräusch bzw. palpables Schwirren, problemlose Punktierbarkeit und keinen Infekt aufweist. Sind einer oder mehrere dieser Parameter nicht vorhanden, so ist von einer eingeschränkten oder fehlenden Shuntfunktion auszugehen – im allgemeinen als Shuntdysfunktion begrifflich zusammengefaßt – die eine Shuntrevision oder Shuntneuanlage nötig werden läßt (5).

Definition der Funktionsdauer

Bezüglich des Begriffs der Funktionsdauer eines Shunts sind ferner die Begriffe der Primär-, Sekundär- und Gesamtfunktion zu unterscheiden, da sonst eine differenzierte Betrachtung der Vor- und Nachteile der shuntchirurgischen Maßnahmen sowie der Vergleich unterschiedlicher Untersuchungen nicht möglich ist. Die Gesamtfunktion einer Hämodialyse-Fistel schließt alle zur Wiederherstellung der Shuntfunktion geeignete Rezidiveingriffe bis zur Aufgabe der Shuntstrecke mit ein. Dies sind: Thrombektomie per Ballonkatheter, Ringdesobliteration inklusive Thrombektomie, Neuanastomose nur eines Shuntschenkels einschließlich Prothesenverlängerung und Segmentersatz sowie die Patchplastik und als Sonderform das Banding. Die Primärfunktion eines Shunts beschreibt dagegen lediglich den Zeitraum von seiner Neuanlage bis zum Notwendigwerden einer ersten Revision und schließt die Maturationszeit der Prothese von vier Wochen mit ein. Die Sekundärfunktion hingegen bezeichnet die Zeitspanne zwischen jeweils zwei Rezidiveingriffen.

Revisionsursachen

Die primären Ursachen einer Shuntrevision sind in Tabelle 5.2.2 dargestellt.

Die meist venöse, anastomosennahe Shuntstenose macht fast die Hälfte der Shuntdysfunktionen aus. Übereinstimmend mit den Angaben anderer Autoren können dafür eine durch die veränderte hämodynamische Beanspruchung induzierte Intimahyperplasie sowie punktionsbedingte Endothelläsionen verantwortlich gemacht werden. Bei etwa einem Drittel der Revisionen bleibt die Ursache für den thrombotischen Shuntverschluß verborgen. Das von Anderson (2) nachgewiesene Einwachsen thrombogenen Granulationsgewebes durch weite Punktionskanäle mag ein Grund hierfür sein. Noch vor der Bildung einer makroskopisch sichtbaren Stenose kann dies in Verbindung mit lokalen hämodynamischen Veränderungen der Ausgangspunkt für eine Thrombose sein. Möglicherweise läßt sich die Ursache für einen weiteren Teil der Shuntverschlüsse aufdecken, wenn schon bei drohender Dysfunktion eine suffiziente angiographische bzw. duplexsonographische Diagnostik vorgenommen wird und nicht erst beim manifesten Shuntverschluß (5, 14).

Bei 15 Interponaten des eigenen Krankengutes wurden Prothesendestruktionen durch multiple Shuntpunktionen festgestellt. Mit zunehmender Auflösung der Prothesenstruktur nach Langzeitimplantation und wiederholten Punktionen (4) stellt die Bildung von Punk-

Tabelle 5.2.2. Literaturvergleich der prozentualen Anteile der Revisionsursachen an der jeweiligen Gesamtzahl der Revisionsoperationen

Revisionsursache	Anteil [%] Etheredge (3)	Müller-Wiefel (10)	Munda (11)	Palder (12)	Winsett (16)	eigene Studie
	n=149	n=92	n=54	n=218	n=151	n=183
Stenose	30,0	43,4	42,6	50,0	36,4	45,2
Aneurysma	2,7	—	9,3	1,8	13,9	3,9
Hypotonie	3,3	—	—	—	—	8,8
Infektion	6,0	3,3	7,4	10,1	2,0	2,2*
Unklare Ursache	42,7	45,7	25,9	38,1	33,8	33,1
Sonstige	15,3	7,6	14,8	—	13,9	6,8

* Es sind hier lediglich die lokalisierten und damit revidierbaren Infektionen genannt

tionsaneurysmata eine zu erwartende Komplikation des Langzeitgebrauchs von PTFE-Prothesen in der Hämodialyse dar (2). Die konsequent angewandte alternierende Punktionsmethode scheint hier ein protektiver Faktor zu sein (2, 8, 13, 15; siehe auch Kap. 8.2).

Zusätzlich kam es in 33 Fällen zu leichteren Shuntinfekten im Verlauf der postoperativen Wundheilung bzw. nach Shuntpunktionen, die konservativ erfolgreich therapiert werden konnten. Hier waren Rezidiveingriffe nicht notwendig. Bei den in Tabelle 5.2.2 genannten schweren Shuntinfektionen, die konservativ nicht mehr behandelt werden konnten, war es möglich, durch den alleinigen Ersatz des infizierten Segmentes eine Erhaltung der primären Shuntfunktion zu erreichen. Bei weiteren 10 infizierten Shunts war deren Erhalt nicht möglich. Sie mußten explantiert werden und erscheinen in der Aufstellung in Tabelle 5.2.2 nicht, da eine Explantation im Gegensatz zu anderen Shuntoperationen keine Wiederherstellung dieser Shuntfunktion zum Ziel hat und damit keine Revision i. d. S. darstellt.

Zu den selteneren Revisonsursachen zählen Prothesenrupturen, Hämatome, Steal-Symptome und Wunddehiszenzen.

Einfluß präoperativer, operativer und postoperativer Faktoren auf die Shuntfunktion

Die 101 PTFE-Hämodialyse-Shunts, die im Universitätsklinikum Rudolf-Virchow/Standort Charlottenburg in einem Zeitraum von sechs Jahren angelegt wurden, funktionierten durchschnittlich 513 Tage, bis ein erster Rezidiveingriff erforderlich wurde. Bei 47 Patienten mit 63 Shunts mußten in dieser Zeit 183 Revisionsoperationen, dies sind durchschnittlich 2,9 Revisionen pro Shunt, vorgenommen werden. Jeder Rezidiveingriff vermochte die Funktion im Mittel um 109 Tage zu verlängern. Für die revidierten Shunts ergab sich damit eine Verbesserung ihrer Gesamtfunktion um 316 Tage (2,9 Revisionen/Shunt). Mit Hilfe dieser Rezidiveingriffe konnte schließlich eine mittlere Gesamtfunktionszeit von 603 Tagen erreicht werden, wobei 50 % der Shunts nach 450 Tagen noch funktionstüchtig waren (Tabelle 5.2.3).

Präoperative Faktoren

Eine Abhängigkeit der Shuntfunktion von Geschlecht und Alter – bei einem Altersmittel von 55 Jahren – konnte ebenso wie in anderen Studien nicht nachgewiesen werden (9, 11). Untersucht wurden Patienten mit Zystennieren, interstitieller Nephritis, Glomerulonephritis, toxischer und diabetischer Nephropathie, Nierenarterienstenose, generalisierter Amyloidose, Good-Pasture-Syndrom und maligner Nephroangiosklerose. Ein Einfluß dieser zur terminalen Niereninsuffizienz führenden Grunderkrankungen auf die spätere Shuntfunktion ließ sich ebenfalls nicht nachweisen. Dies bestätigt auch die Untersuchung von LÖWE (9). Die Annahme, daß die gefäßrelevanten Zusatzerkrankungen arterieller Hypertonus, koronare Herzkrankheit, Diabetes mellitus, arterielle Verschlußkrankheit, also die arteriosklerotischen Risikofaktoren, sowie die Hypotonie auf die Funktionszeit der Prothesenshunts Einfluß nehmen, konnte nicht bestätigt werden. Es zeigte sich auch bei Mul-

Tabelle 5.2.3. Kumulative Primär-, Sekundär- und Gesamtfunktionsraten. (*d* Tage, *M* Monate)

		Kumulative Funktionsrate [%]								
	n	2 d	30 d	6 M	12 M	18 M	24 M	36 M	48 M	60 M
Primärfunktion	101	87,1	69,8	41,5	30,8	30,8	23,1	23,1	23,1	—
Sekundärfunktion	183	81,8	53,3	17,9	7,5	6,3	2,1	—	—	—
Gesamtfunktion	284	97,2	92,5	64,3	53,3	42,9	35,8	23,0	6,1	5,3

timorbidität, d.h. drei oder mehr Zusatzerkrankungen, kein signifikanter Unterschied in der Shuntfunktion. Das mag daran liegen, daß die gefäßrelevanten Folgen der chronischen Urämie eventuell bestehende Effekte überdecken oder die lokale Problematik der arterialisierten Vene weit im Vordergrund steht. Dies steht allerdings im Gegensatz zu den Ergebnissen, die bei Beurteilung der Primärfunktion desselben Ausgangskollektivs arteriovenöser Interponate von der eigenen Arbeitsgruppe ermittelt wurden. Hier hatten gefäßrelevante Risikofaktoren, die Hypotonie sowie die Multimorbidität einen statistisch signifikanten Einfluß auf die Shuntfunktion (1).

Untersucht wurde weiterhin der Einfluß von Voroperationen auf die spätere Shuntfunktion. Angenommen wurde hier, daß multiple Voroperationen, seien dies natürliche Shunts oder Transplantatshunts, und deren Revisionen auf die weitere Operabilität und den Gefäßzustand der betreffenden Extremität sowie auch auf die Shuntfunktion Einfluß nehmen können. Daher wurden die Voroperationen der linken und rechten oberen Extremität getrennt voneinander betrachtet. Auch hier konnte keine statistisch signifikante Abhängigkeit festgestellt werden. Selbst bezüglich vorausgegangener Revisionen am Shunt selbst zeigten sich auch noch nach vierter und sechster Revision gute Funktionsergebnisse, signifikante Unterschiede ließen sich nicht ermitteln.

Operative Faktoren

Die bezüglich der Shuntkonfiguration ermittelten Ergebnisse geben der bevorzugten Anlage von „Loop-Shunts" gegenüber „Straight-Shunts" recht. Andere Autoren bestätigten diese Ergebnisse (1, 11, 12, 14). Die als Loop konfigurierten Shunts mußten zwar ebenso häufig revidiert werden wie die Straight-Shunts, jedoch ergaben sich, besonders in der Langzeitbeobachtung, deutlich günstigere Sekundärfunktionszeiten für die „Loop-Shunts" (Abb. 5.2.19). Ein Grund liegt sicher im meist besseren arteriellen Einstrom des Loop-Shunts (z.B. kaliberkräftigere Arteria brachialis versus meist kaliberschwächere Arteria radialis) sowie in der günstigeren Hämodynamik des Loops gegenüber der geraden Shuntform. Ein weiterer Grund ist möglicherweise in der längeren Punktionsstrecke der Schleife zu sehen, wodurch eine konsequent alternierende Shuntpunktion erleichtert wird, was einer lokalen Prothesendestruktion mit konsekutiver Thrombenbildung vorbeugen mag.

Die zylindrischen 6-mm-Prothesen (42 %) und die konischen 4–7-mm-Prothesen (39 %) wurden am häufigsten benutzt. Dabei zeigte die auch von anderen Untersuchern bevorzugte 6-mm-Prothese (11, 14, 16) besonders innerhalb der ersten sechs postoperativen Monate die günstigsten Funktionsergebnisse (Abb. 5.2.20). Dem Vergleich konnte die in etwa ebenso häufig verwendete 4–7-mm-Prothese nicht standhalten. Sie wurde zur Reduktion des Shuntvolumens sowie zur Vermeidung von anastomosennahen Kalibersprüngen entwickelt. Damit sollte die aus einem erheblichen Kalibersprung resultierende Flußdifferenz an der venösen Anastomose, die für die dortige Intimahyperplasie angeschuldigt wird, vermieden werden (10). Dies scheint nun jedoch zu einer erheblichen Beeinflussung der Hämodynamik innerhalb der Prothese selbst zu führen.

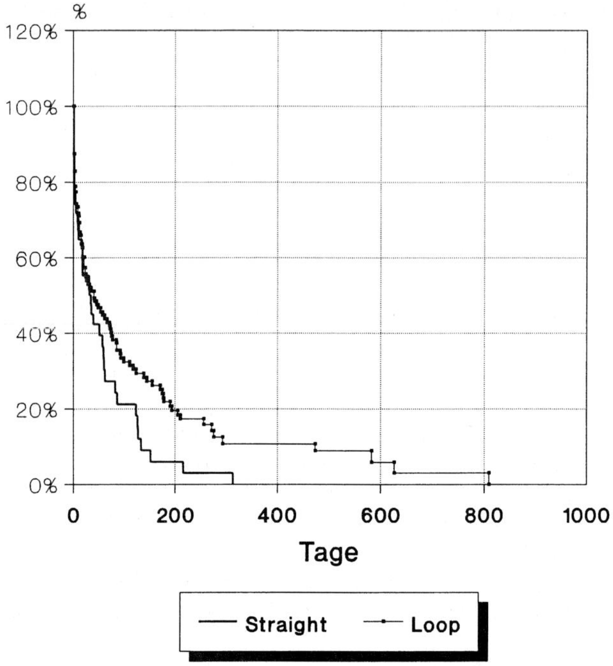

Abb. 5.2.19. Kumulative Sekundärfunktionen von „Loop-“ und „Straight-Shunts“ bei 183 Rezidiveingriffen; pB = 0,3323, pM-C = 0,0578

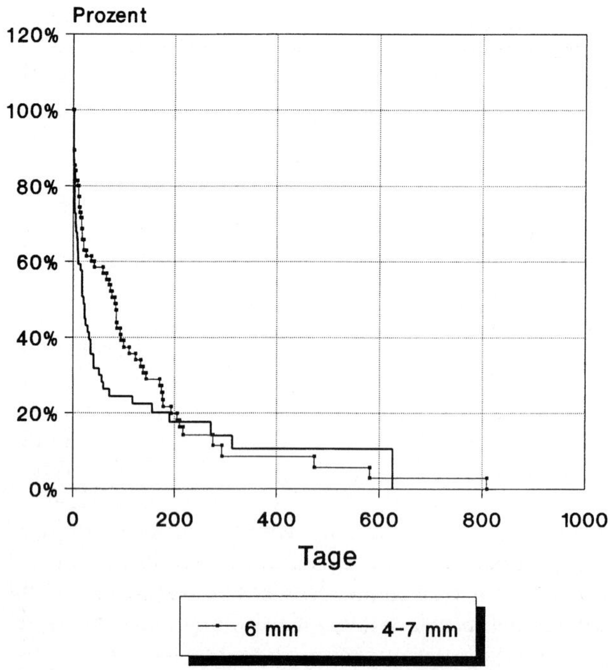

Abb. 5.2.20. Kumulative Sekundärfunktion bei 144 Rezidiveingriffen; gezeigt sind die Funktionen der zylindrischen 6-mm-Prothese und der konischen 4–7-mm-Prothese, pB = 0,0329, pM-C = 0,1711

Besonders im Rahmen von Hypotonien kann die deutliche Flußminderung in gefäßwandnahen Bereichen zur Hämostase mit nachfolgender Thrombenbildung führen. Interponate anderen Durchmessers zeigten ungünstigere Sekundärfunktionen.

Aus der Vielfalt möglicher arteriovenöser Gefäßkombinationen kristallisierte sich die A. brachialis in über $^4/_5$ der Fälle als bedeutendstes Spendergefäß heraus. Die V. basilica (34 %) und die V. brachialis (37 %) stellten sich als die meistgenutzten ableitenden Gefäße mit den günstigsten Funktionszeiten dar. Im Vergleich dieser beiden Hauptgruppen ergaben sich für die meist kräftigere V. basilica günstigere Sekundärfunktionsergebnisse als für die V. brachialis. Die Wahl der Shuntvene muß von der individuellen Ausprägung des Gefäßes abhängig gemacht werden (7, 14).

Nicht jedes Revisionsverfahren führt in gleichem Maße zu einer dauerhaften Shuntfunktion. Mit zunehmendem operativen Aufwand scheint sich die Prognose für die Funktion des Shunts zu verbessern. Diejenigen Revisionsverfahren, die die Schaffung einer meist venösen Neuanastomose auf höherem Niveau beinhalteten, zeigten die besten Funktionszeiten. Die Kombination von Desobliteration und Patcherweiterungsplastik erbrachte zwar ungünstigere Ergebnisse, diese lagen jedoch über denen der alleinigen Thrombektomie/TEA als dem am wenigsten invasiven operativen Vorgehen (Abb. 5.2.21). Dieses Resultat entspricht den Angaben anderer Autoren (12, 13).

Die Korrelation von primärer Revisionsursache (siehe Tabelle 5.2.2) und durchgeführtem Operationsverfahren ergibt zwei Hinweise:

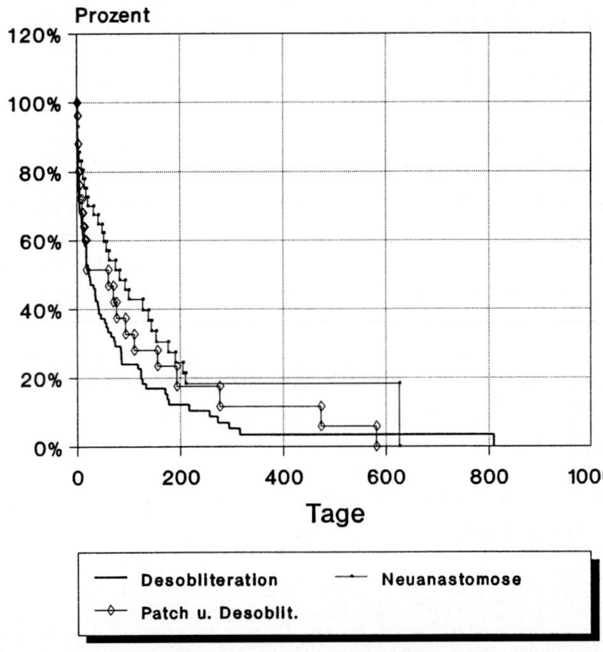

Abb. 5.2.21. Kumulative Sekundärfunktionen nach 171 Rezidiveingriffen, gruppiert nach den angewendeten Operationsverfahren; pB = 0,0367, pM-C = 0,0486

- Bei bekannter Stenose als primärer Revisionsursache reicht die alleinige Desobliteration nicht aus.
- Ist die primäre Verschlußursache nicht eindeutig erkennbar, so ergeben sich nach Neuanastomosierung deutlich günstigere Ergebnisse.

Postoperative Faktoren

Auf postoperative funktionslimitierende Faktoren, wie Infekt, Steal-Phänomen und Aneurysmabildung wird in den spezifischen Kapiteln näher eingegangen werden. Zu erwähnen bleibt noch die Bedeutung des postoperativen Shuntgeräusches bzw. Schwirrens als einfachem und validem prognostischem Parameter. Trotz der subjektiven Beurteilung durch den jeweiligen Operateur zeigte die eigene Untersuchung, daß 93 % der unmittelbar post operationem als schwach beurteilten Shunts innerhalb des ersten postoperativen Monats einen Verschluß aufwiesen. Die Sofort- und Frühverschlußrate könnte möglicherweise erheblich gesenkt werden, wenn das „schwache Shuntgeräusch“ zum Anlaß weiterer angiographischer und duplexsonographischer Ursachensuche bei noch funktionierendem Shunt genommen würde.

Hieraus ergeben sich folgende Schlußfolgerungen:

- Nach Erschöpfung der Möglichkeiten zur Schaffung natürlicher arteriovenöser Gefäßverbindungen kommt den PTFE-Prothesen als Sekundärzugang für die chronische Hämodialyse die größte Bedeutung zu. Durch die Möglichkeit und unter Inkaufnahme multipler Revisionen, meist durch thrombotische Shuntverschlüsse bedingt, lassen sich gute Langzeitfunktionsergebnisse erzielen.
- Die günstigsten Funktionszeiten ergeben sich nach den invasivsten Revisionsverfahren, besonders dann, wenn der Verschluß stenotisch bedingt oder die Verschlußursache nicht eindeutig erkennbar war, in folgender, absteigender Reihenfolge: Shuntneuanlage > Revision mit Neuanastomose > Patchplastik und Thrombektomie > alleinige Thrombektomie. Eine Shuntneuanlage soll jedoch erst dann vorgenommen werden, wenn der Erhalt der alten Punktionsstrecke durch Revisionseingriff nicht mehr möglich ist.
- Ein günstiger Einfluß auf die Shuntfunktion nach Rezidiveingriffen ließ sich für die als Loop konfigurierten Shunts sowie für die zylindrischen 6-mm-Prothesen und für die Benutzung der V. basilica bzw. der V. brachialis zeigen.
- Die Anzahl der Voroperationen an der betreffenden Extremität sowie die Zahl der bereits erfolgten Rezidiveingriffe am Shunt selbst scheinen keinen wesentlichen ungünstigen Einfluß auf die weitere Shuntfunktion zu haben.
- Trotz der Subjektivität der Beurteilung des postoperativen Shuntgeräusches durch den Chirurgen kann dieses effektiv als prognostischer Faktor genutzt werden.

LITERATUR

1. Aichinger C (1989) Kunststoffinterponate in der intermittierenden Hämodialyse. Beobachtung und Langzeitergebnisse bei Primäreinsatz von PTFE-Interponaten. Inauguraldissertation, Medizinische Fachbereiche der Freien Universität Berlin

2. Anderson JM, Bennert KW, Johnson JM (1988) The pathology and healing responses of expanded Polytetrafluoroethylene vascular access grafts. In: Wilson SE (ed) Vascular access surgery. Year Book Medical Publishers: 213–231
3. Etheredge EE, Haid SD, Maeser MN, Sicard GA, Anderson CB (1983) Salvage operations for malfunctioning polytetrafluoroethylene hemodialysis access grafts. Surgery 94: 464–470
4. Geiger G, Krempien B (1988) Strukturanalyse von expanded Polytetrafluoräthylen-Prothesen nach Langzeitimplantation beim Menschen. angio 10: 169–178
5. Hepp W, Ehmann T, Langer M, Zwicker C, de Jonge K (1987) Stellenwert der intraarteriellen digitalen Subtraktionsangiographie (i.a. DSA) bei der Planung von Reoperationen an Dialysefisteln. angio 9: 41–45
6. Johnson JM, Anderson LM (1983) Reasonable expectations for PTFE grafts in hemodialysis access. Dial Transplant 12: 238–245
7. Kemkes BM (1984) Gefäßersatz in der Dialyseshuntchirurgie. Dialyse-Journal 9: 16–21
8. Krönung G (1984) Die Punktion der Cimino-Fistel. Dialyse-Journal 9: 2–10
9. Loewe HJ (1988) Kumulative Funktionsraten von Hämodialysefisteln. Inauguraldissertation, Medizinische Fachbereiche der Freien Universität Berlin
10. Müller-Wiefel H, Haug M (1983) Zur Frage des geeigneten Gefäßersatzes in der Dialyse-Shunt-Chirurgie. angio 5: 199–209
11. Munda R, First MR, Alexander JW, Linnemann LL, Fidler JP, Kittur D (1983) Polytetrafluoroethylene graft survival in hemodialysis. JAMA 249: 219–222
12. Palder SB, Kirkman RL, Whittemore AD, Hakim RM, Lazarus JM, Tilney NL (1985) Vascular access for hemodialysis. Ann Surg 202: 235–239
13. Raju S (1987) PTFE grafts for hemodialysis access. Ann Surg 206: 666–673
14. Rühland D (1983) Möglichkeiten und Grenzen des Gefäßersatzes bei der Anlage arterio-venöser Fisteln zur Hämodialyse. Mitteilungen der Arbeitsgemeinschaft für klinische Nephrologie, Band XII: 93–105
15. Sabanayagam P, Schwartz AB, Soricelli RR, Lyons P, Chinitz J (1980) A comparative study of 402 bovine heterografts and 225 reinforced expanded PTFE grafts as AVF in the ESRD patient. Trans Am Soc Artif Intern Organs 26: 88–91
16. Winnsett OE, Wolma FJ (1985) Complications of vascular access for hemodialysis. Southern Medical Journal 78: 513–517

5.2.6 Reeingriffe bei Dysfunktion von arteriovenösen Interponaten

K. Konner

Einführung

Die folgenden Ausführungen beziehen sich auf arteriovenöse Interponate aus expandiertem Polytetrafluoroethylen (ePTFE) als dem Material der Wahl seit einer Reihe von Jahren. Andere Materialien, wie homo- oder heterologe Venen, Umbilikalvenen, Dacron-, bovine sowie Schafs-Kollagen- und Kombinations-Prothesen (z. B. Corvita), haben sich nicht auf Dauer etablieren können, werden nur unter speziellen Indikationen, z. B. bei Kindern, implantiert oder befinden sich im Stadium der klinischen Erprobung.

Der Begriff Dysfunktion umfaßt

- klinisch-funktionelle Parameter wie ein vermindertes arterielles Fördervolumen, einen erhöhten venösen Rücklaufdruck, Punktionsprobleme und eine verzögerte Blutstillung nach Dekanülierung,
- Folgen der durch die a.v.-Verbindung geänderten Hämodynamik wie die kardiale Volumenbelastung, die periphere arterielle Minderversorgung und die venöse Hypertension sowie

- Veränderungen des Implantates wie Stenosen unterschiedlicher Lokalisation. Pseudoaneurysmen, Entzündungen und Hautdefekte über dem Prothesenverlauf.

Die Thrombose stellt einen End- und Folgezustand einer oder mehrerer dieser Parameter dar.

Entscheidend ist die frühzeitige Erkennung und Würdigung von Zeichen der Dysfunktion. Eine noch erhaltene Funktion des Interponates ermöglicht nach eingehender klinischer Untersuchung eine gezielte Diagnostik. Nichtinvasive und invasive Methoden bieten sich heute an; es sei auf die entsprechenden Beiträge in Kap. 4 verwiesen.

Stenosen

Einengungen können lokalisiert sein

- an der arteriellen Anastomose,
- im freien Verlauf des Interponates,
- an der venösen Anastomose und
- im Verlauf der Vene oberhalb der Einmündung des Interponates.

Einengungen der arteriellen Anastomose

Probleme der arteriellen Einstrombahn treten etwa um den Faktor 15 seltener auf im Vergleich zu Veränderungen der venösen Drainagestrecke (12). Klinisches Leitsymptom ist ein Anstieg des arteriellen Druckes weiter in den Minusbereich. Ursächlich kommen in Frage: Stenosen im zuführenden arteriellen Schenkel, chirurgische Fehler bei der Anlage der Anastomose sowie von der Arterie auf den Anfangsteil des Interponates übergreifende Intimaverdickungen im oberen Anastomosenwinkel, die zur Abnahme des Anastomosenquerschnittes führen.

Die selten anzutreffenden Einengungen der zuführenden Arterie lassen sich mit sonographischen Techniken wie auch mittels intraarterieller oder transvenöser digitaler Angiographie nachweisen. Knickstenosen werden chirurgisch korrigiert; „einfache" Einengungen können, so ein interventionell erfahrener Radiologe zur Verfügung steht, mit einer Angioplastie (PTA) behandelt werden. Im Falle eines Rezidivs sollte die Priorität eher auf seiten einer chirurgischen Korrektur sein.

Lassen sich auf das Interponat übergreifende Intimaverdickungen nachweisen, so gestalten sich lokale chirurgische Maßnahmen wie der Versuch, diese Veränderungen abzutragen, als technisch aufwendig und risikoreich bei hoher Rezidivrate. Vorzuziehen ist eine neue Anastomose etwas weiter proximal mit einem neuen Prothesensegment, das nach wenigen cm mit dem schon in situ befindlichen Interponat End-zu-End verbunden wird. Die Arterie im Bereich der aufgegebenen, morphologisch veränderten Anastomose wird rekonstruiert, wobei in der Regel ein Venenpatch zur Deckung des nach Austrennen des Prothesenstumpfes entstandenen Wanddefektes dient.

Einengungen im freien Verlauf des Interponates

Für das frühzeitige, unmittelbar postoperative Auftreten solcher Einengungen ist das fehlerhafte Verlegen der Gefäßprothese verantwortlich im Sinne einer Torsion oder Abknickung. Nur eine sofortige Revision kann diese Befunde sanieren.

Späterhin auftretende „mid-graft"-Stenosen sind in erster Linie Folge der wiederholten Punktion. Die Unterbrechung der Kontinuität der Protheseninnenfläche durch den Punktionsvorgang bildet die Grundlage für thrombotische Auflagerungen. Verstärkt wird der lumeneinengende Effekt, wenn bei der Punktion durch falsche Nadelführung die Unterseite der Prothese durchstochen, gelegentlich sogar aufgeschlitzt wird, so daß teils ausgedehnte Hämatome entstehen können. Unabhängig von diesen punktionsbezogenen Veränderungen ist das Lumen einer ePTFE-Gefäßprothese im freien Verlauf überzogen mit einer Pseudointima, bestehend aus Fibrin, Erythrozyten, Leukozyten und Plasmaproteinen, für deren Entstehung in erster Linie Strömungsparameter wie die Scherbelastung und Turbulenzen in Betracht gezogen werden (29).

Das chirurgische Vorgehen besteht in einem Ersatz des morphologisch alterierten Prothesensegmentes (5). Diese End-zu-End-Anastomosen können, in der Mitte der Rückwand beginnend, mit doppelt armiertem Faden zirkulär angelegt werden. Bei unübersichtlichen Verhältnissen, z.B. tiefer Lage des Operationsfeldes, kann die „Fallschirm"-Technik zu Beginn der zweiten Anastomose Vorteile bieten.

Einengungen der venösen Anastomose

Stenosen am Übergang des Interponates auf die Vene stellen die mit Abstand häufigste Komplikation dar und führen, so sie nicht rechtzeitig erkannt und behandelt wird, unweigerlich zur Thrombose (Abb. 5.2.22).

Klinisches Leitsymptom ist ein über Wochen ansteigender venöser Rücklaufdruck, entsprechend eine Tendenz des arteriellen Druckes gegen Null, gelegentlich sogar in den positiven Bereich. Ursache ist eine Hyperplasie der Intima, die von den venösen Anteilen der Anastomose auf die Gefäßprothe-

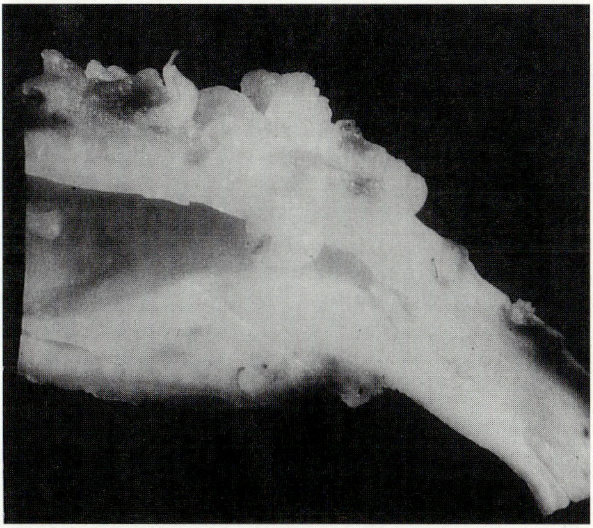

Abb. 5.2.22. Intimahyperplasie am Übergang einer ePTFE-Gefäßprothese (links) auf die V. basilica (rechts). (Mit freundlicher Genehmigung von Herrn Prof. Dr. Borchard, Institut für Pathologie der Heinrich-Heine-Universität Düsseldorf)

se übergreift (siehe Abb. 5.2.22). Histologisch handelt es sich um glatte Muskelzellen, die elektronenmikroskopisch von einer dicken Schicht einer extrazellulären Matrix umgeben sind; es wird ein progressiver proliferativer Prozeß unterstellt (30).

Die Genese ist bisher nicht geklärt. Einzelfaktoren sind der intravasale Druck und Scherkräfte, die zu einer Verdickung der Intima der nativen Vene führen. Einen eindrucksvollen Beleg für die Druckabhängigkeit dieser Veränderungen gab FILLINGER (11), als er nach Anlage einer Einengung vor der venösen Anastomose eine weniger ausgeprägte Intimahyperplasie fand. Versuche einer Pharmakoprophylaxe, z.B. mit Azetylsalizylsäure, Dipyridamol, Kalziumantagonisten, ACE-Hemmern und Heparin, haben, obwohl im Tierexperiment erfolgversprechend, noch keinen Eingang in den klinischen Alltag gefunden (6). Ebensowenig ist geklärt, welche Rolle die Art und die Konfiguration der Anastomose bei der Entstehung der Intimahyperplasie spielen. Die End-zu-End-Anastomose (ePTFE → Vene) hat sich ebensowenig bewährt wie die in Winkeln zwischen 45 und 90° angesetzten terminolateralen Verbindungen. Bessere Ergebnisse scheint eine Variante zu bringen, die Prothese fast parallel an die Vene zu führen, angeschrägt auf 20–30 mm. Vermutlich führt dies zu weniger Turbulenzen in dieser kritischen Übergangszone von wandstarrer Prothese auf die dünnwandige, sensible Vene, wobei die lange Zunge des Interponates eine zusätzlich stabilisierende Funktion haben mag.

Eine präoperative Angiographie zeigt Grad und Länge der Stenose sowie die Morphologie der proximalen Vene, erleichtert und präzisiert somit die Wahl des operativen Vorgehens.

Die an die perkutane transluminale Angioplastie (PTA), teilweise verbunden mit der Implantation eines Stents, geknüpften Erwartungen haben sich langfristig nicht erfüllt. Jedem Operateur ist die Rigidität, die – nicht selten 3–4 mm erreichende – Stärke dieser Veränderungen vertraut, die die Erfolgsaussichten interventioneller Maßnahmen a priori mindern (22).

An Operationsverfahren bieten sich an:

1. die Patch-Erweiterungsplastik,
2. die Umgehungsprothese,
3. die Verlängerung der ePTFE-Strecke.

■ *Die Patch-Erweiterungsplastik.* Die Patch-Erweiterungsplastik ist indiziert bei mäßigen, 2–3 cm langen Einengungen. Das stenosierte Gefäßsegment wird eröffnet. Entscheidend ist die Qualität der Schnittränder: Wandstärken von >1,5 mm erschweren das saubere, evertierende Einnähen des Patches. Überschreitet die Wandstärke 1,5 mm, ist auf eines der beiden unten erwähnten Verfahren überzugehen. Leider kann die präoperative Angiographie über die Wandstärke keine Auskunft geben, gegebenenfalls eine sehr sorgfältig und subtil durchgeführte Sonographie.

Das Zuschneiden des Patches erfordert ein ausgeprägtes räumliches Vorstellungsvermögen, soll der Endzustand eines annähernd gleichförmigen Lumens resultieren. Willkommen zur unmittelbaren Erfolgskontrolle ist die Möglichkeit der intraoperativen Angiographie, ersatzweise kann eine vor Ende der Naht eingeführte Dehnungsolive einen gewissen Anhalt über das erzielte Lumen geben.

Mittels dieser Patch-Technik operierte Patienten müssen besonders sorgfältig überwacht werden, um ein Rezidiv der Stenose frühzeitig zu erkennen.

▪ *Die Umgehungsprothese.* BUTT beschrieb bereits 1976 eine sog. Jump-graft-Technik, einen die Stenose umgehenden Bypass (4). Dabei wird ein Stück Gefäßprothese jeweils terminolateral mit dem prästenotischen Prothesen- und dem poststenotischen Venensegment anastomosiert. Aus strömungstechnischen Gründen sind möglichst flache Anastomosenwinkel, d. h. lange Anastomosen anzustreben. Zu Beginn der Naht der zweiten Anastomose kann es eine technische Erleichterung sein, den inneren Anastomosenwinkel in „Fallschirm"-Technik anzulegen. Unbefriedigend an diesem Verfahren ist die Vorstellung, den stenosierten Gefäßanteil als Totraum zu belassen.

▪ *Die Verlängerung der ePTFE-Strecke.* Der Sanierung einer Intimahyperplasie am Übergang ePTFE → Vene am nächsten kommt eine Verlängerung der Gefäßprothese mit neuer, etwas höherer Anastomose auf die proximale Vene. Die bestehende Prothese wird End-zu-End mit dem neuen Interponat verbunden, umgeht die Stenose und mündet, terminolateral über mindestens 20 mm anastomosiert, auf dem proximalen, intakten Venensegment. Dieses Verfahren bietet die hämodynamisch günstigste Lösung. Zudem vermeidet es die nahttechnischen Probleme der Patch-Plastik.

Einengungen im Verlauf der Vene oberhalb der Einmündung des Interponates

Die Erfahrungen der letzten Jahre scheinen dafür zu sprechen, daß die Einengungen am Übergang ePTFE → Vene in den Hintergrund treten zugunsten von teils langstreckigen Stenosen der proximalen Vene. Diese Veränderungen sind einer PTA eher zugänglich. Chirurgisch bietet sich die soeben beschriebene Technik, die Verlängerung der Gefäßprothese mit neuer venöser Anastomose, an. Die Langzeitergebnisse des chirurgischen Vorgehens sind besser als die des interventionellen Vorgehens (22). Es ist jedoch im Einzelfall zu entscheiden, ob der Weg der wiederholbaren PTA, eventuell kombiniert mit einer Stentimplantation, die günstigere Lösung für einen polymorbiden Patienten darstellt. Die Möglichkeiten einer späteren operativen Intervention werden nicht beeinträchtigt, sofern der Stent genau in Höhe der Einengung plaziert werden konnte.

Eine besondere Art einengender Veränderungen beschrieb BRITTINGER (3): Relativ häufig kommt es bei heterologen Implantaten, meist innerhalb von drei Monaten nach Anlage, zu riesigen, lamellären, die gesamte Prothese ausfüllenden Fibrinthromben, die letztlich eine Thrombose herbeiführen. Die klinische Erfahrung spricht dafür, daß besonders Patienten mit exzessiver Fettstoffwechselstörung gefährdet sind. Zusätzlich zu den chirurgischen Maßnahmen empfiehlt sich in diesen Fällen die Marcumarisierung.

Pseudoaneurysmen

Echte Aneurysmen von ePTFE-Gefäßprothesen sind nach Verbesserung der Materialeigenschaften nicht mehr beschrieben worden. Die heute beobachteten aneurysmatischen Aufweitungen sind ausschließlich Pseudoaneurys-

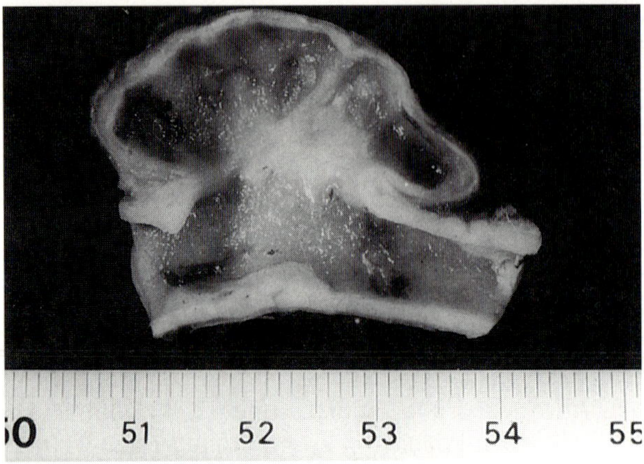

Abb. 5.2.23. Punktionsbedingtes Pseudoaneurysma im Verlauf einer ePTFE-Strecke mit vollständigem Schwund des ePTFE-Anteiles an der Oberseite des Interponates. (Mit freundlicher Genehmigung von Herrn Prof. Dr. Borchard, Institut für Pathologie der Heinrich-Heine-Universität Düsseldorf)

men als Folge einer falschen Punktionstechnik, die sich auf eine stets wiederholte Kanülierung von 2–3 cm der Kunststoffstrecke beschränkt, die Prothesenwand siebartig durchlöchert und das mechanische Gefüge der Wand zerstört. Die Summe der thrombosierten, späterhin organisierten Stichkanäle ersetzt die Gefäßwand komplett und führt letztendlich zu der oft monströs imponierenden Aufweitung (Abb. 5.2.23). Thrombosen/Teilthrombosen dieser Veränderungen sind geläufige Folgen; punktionsbedingte bakterielle Einschlüsse stellen ein von Fall zu Fall unterschiedlich brisantes Infektionspotential dar, dessen besondere Problematik in der Sicherung der Diagnose liegt. Vor einer weiteren Punktion solcher Pseudoaneurysmen, gleich welcher Größe, mit oder ohne thrombotische oder gar entzündliche Veränderungen, ist dringend abzuraten.

Die operative Sanierung entspricht dem Vorgehen bei der mid-graft-Stenose: Ersatz des pathologisch veränderten ePTFE-Segmentes durch Interposition eines neuen Prothesenstückes gleichen Kalibers. Schwierig kann die saubere Freilegung des Pseudoaneurysmas werden, wenn die Haut und die Wand des Pseudoaneurysmas eine einzige narbige Platte bilden, die nicht selten zusätzlich verkalkt ist. Verläuft der Hautschnitt, was grundsätzlich vermieden werden sollte, über der Prothese, ist es unumgänglich, zwischen neuem Interponat und der Hautnaht eine Schicht Fettgewebe einzubringen.

Thrombose

Wie bei den direkten Fisteln, gilt es auch hier, zwischen Früh- und Spätthrombose zu unterscheiden. Als Grenze ist ein Zeitraum von vier Wochen postoperativ anzusehen.

Frühthrombose

Ursachen sind in erster Linie chirurgische Fehler bei der Implantation: Einengungen der Anastomosen durch falsche Nahttechnik, Torsionen oder Abknickungen der Gefäßprothese im Verlauf des subkutanen Tunnels. Diese Veränderungen müssen umgehend operativ korrigiert werden.

Darüber hinaus kommen in Betracht: ein ungenügendes arterielles Einstromvolumen aufgrund eines arteriellen Lumens von weniger als 3 mm oder eine insuffiziente venöse Drainage in Form eines kleinen Venenquerschnittes. Weitere, meist zusätzliche Faktoren sind ein zu starker Volumenentzug und/oder hypotone Kreislaufentgleisungen unter der Dialyse sowie eine überschießende Kompression nach Entfernen der Kanülen.

Diese Situation stellt den Chirurgen vor erhebliche Probleme: Einerseits kann nach Beheben der dialysebedingten Faktoren eine einfache Thrombektomie die Funktion des Interponates auf Dauer wiederherstellen in der Hoffnung auf eine sich entwickelnde Dilatation von Arterie und Vene, andererseits kann der Thrombektomie kurzfristig eine erneute Thrombose folgen. Konsequenz wird dann die Neuanlage einer ePTFE-Strecke sein mit Anschluß an größerlumige Gefäße, z. B. in oder oberhalb der Ellenbeugenregion.

Spätthrombose

Morphologische Veränderungen, die sich im Sinn einer Behinderung, d. h. Verlangsamung des Blutflusses auswirken, in erster Linie Stenosen, führen zur Spätthrombose.

Die Behandlungsstrategie muß daher stets zwei Vorgänge beinhalten: Die Entfernung des Gerinnsels sowie die Sanierung der zugrundeliegenden morphologischen Störung. Daneben sind jedem erfahrenen Operateur Fälle geläufig, in denen – bei moderat ausgeprägter Stenose oder gar ohne faßbaren morphologischen Befund – die alleinige Thrombektomie die Funktion des Interponates wiederherstellen und über eine gewisse Zeit erhalten kann. Die Regel dürfte das zuvor erwähnte, die Thrombektomie und die Korrektur der Stenose umfassende Verfahren sein.

Hierzu bieten sich zwei Vorgehensweisen an: die perkutan-mechanische oder fibrinolytische Auflösung des Thrombus unter angiographischer Kontrolle mit nachfolgender Angioplastie der Stenose und das primär chirurgische Vorgehen.

Es ist müßig, die eine oder andere Methode als die wahre, einzig richtige anzusehen. Erfolge können beide Techniken aufweisen, wenngleich eine Restenose nach interventionellem Vorgehen häufiger beobachtet wird. Vergleichende Studien (9, 10, 15, 19) sind mit Vorsicht zu werten, da die Vergleichbarkeit angesichts der Heterogenität des Patientengutes angezweifelt werden muß und die Sympathie des Autors meist dem selbst praktizierten Verfahren gilt. Ähnlich wie in zahlreichen US-amerikanischen Zentren scheint die Situation auch in unserem Land so zu sein: Eine aktive, mit innovativen interventionellen Techniken vertraute Radiologie wird eher Ansprechpartner des Nephrologen sein als ein zurückhaltend eingestellter Chirurg und umgekehrt. Auch Zwischenlösungen werden praktiziert: Thrombektomie durch den Chirurgen mit anschließendem Transfer des Patienten in die Radiologie zu weiteren interventionellen Maßnahmen (7).

Das operative Vorgehen läßt sich einteilen in

- die einfache Thrombektomie und
- den sanierenden Eingriff.

■ **Die einfache Thrombektomie.** Sind dem Operateur der Situs und wegweisende Dysfunktionsparameter nicht bekannt, ist zunächst eine einfache Thrombektomie anzustreben.

Der Zugangsort muß sich nach der Topographie der Gefäßprothese richten, d. h. bei einem geraden Interponat am Unter- oder Oberarm empfiehlt sich der Zugang vor der venösen Anastomose, bei schleifenförmig angelegten ePTFE-Strecken am unteren Umschlagpunkt. Ist die Prothese als Schleife mit Anastomosen in gleicher Höhe, z. B. oberhalb der Ellenbeuge (A. brachialis – V. basilica) eingesetzt, kann ebenfalls der Zugang vor der venösen Anastomose gewählt werden; dies erschwert gelegentlich die Thrombektomie über den gesamten bogigen Verlauf der ePTFE-Strecke, bietet aber die Möglichkeit, falls erforderlich, beide Anastomosen von einem Hautschnitt aus zu inspizieren bzw. zu revidieren.

Der Hautschnitt sollte immer parallel zum Interponat geführt werden. Nach Freilegen wird das Kunststoffgefäß quer eröffnet, die Winkel jeweils durch eine Naht gesichert, um ein Aufreißen zu verhindern. Zunächst wird versucht, möglichst viel thrombotisches Material durch manuellen Druck und Ausstreichen zu gewinnen, wobei der Assistent die V. basilica/axillaris abdrückt oder eine Blutsperre angelegt wird. Dies soll verhindern, daß Teile des Thrombus durch die notwendigen Manipulationen zentralwärts embolisieren. Das 3–6malige, mit Fingerspitzengefühl ausgeführte Fogarty-Manöver, zunächst zur venösen Anastomose hin, gibt dem Operateur ein Abbild des Lumens, es dient somit – neben der Entfernung des Thrombus – der Lokalisation der Stenose und läßt ihn Länge und Grad der Einengung abschätzen. Ist ein guter Blutrückstrom aus dem zentralvenösen System erreicht, wird heparinisierte physiologische NaCl-Lösung instilliert und die Prothese oberhalb der Eingangsstelle ausgeklemmt.

Es schließt sich die Thrombektomie des zur arteriellen Anastomose gelegenen ePTFE-Anteiles an. Dies gestaltet sich problemlos, wenn die ersten cm des Interponates noch nicht verschlossen sind und arterielles Blut in das Interponat hinein pulsiert. Bei kompletter Thrombose ist es sicherer, den Fogarty-Katheter unter Sicht oder Kontrolle des palpierenden Fingers bis ins Lumen der Arterie vorzuschieben. Das gewonnene thrombotische Material ist sorgfältig daraufhin zu untersuchen, ob das konkav geformte Ende des Thrombus komplett entfernt ist. Abschließend wird in den arteriellen Schenkel Heparinlösung injiziert.

Ist das Ergebnis ein guter venöser Rückstrom bei nur leichter Einengung der venösen Ausstrombahn, die – wenn technisch möglich – durch eine intraoperative Angiographie bestätigt wird, und eine intakte arterielle Anastomose, kann der Eingriff der einfachen Thrombektomie durch Verschluß des Interponates von den Ecksicherungsnähten her mit fortlaufender Naht beendet werden.

Die Erfahrung zeigt, daß diese Patienten, sofern die Möglichkeit zur intraoperativen Angiographie nicht gegeben ist, umgehend nachangiographiert werden sollten. Den dialysebezogenen Funktionsparametern gilt in dieser Situation besonderes Augenmerk.

■ **Die Thrombektomie mit Sanierung.** Verfügt der Operateur über genaue Angaben zu Art und Lokalisation der Anastomosen, zu klinischen Zeichen der Dysfunktion oder gar über eine bei noch funktionierendem Interponat erstellte Angiographie, läßt sich der Zugang gezielt in Höhe der zumeist im Verlauf der venösen Ausstrombahn gelegenen Einengung nehmen. Liegt der Hautschnitt weit proximal, oberhalb der Einmündung der ePTFE- Strecke in die Vene, ist zur Erleichterung der Thrombektomie ein zweiter Hautschnitt am unteren Umschlagpunkt der Gefäßprothese sinnvoll. Der Vorgang der Thrombektomie gleicht dem zuvor beschriebenen Procedere. Zur Sanierung der Stenose sei auf die Ausführungen im Abschnitt „Stenose" verwiesen.

Entzündung (s.a. Kap. 6.1.3)

Die Erfahrungen der letzten Jahre scheinen einen Rückgang entzündlicher Episoden bei nativen a.v.-Fisteln sowie ePTFE-Interponaten nahezulegen, was dem Ereignis im Einzelfall nichts von seinem Gewicht und seiner Tragweite genommen hat.

Ursache einer Entzündung ist überwiegend ungenügende Sorgfalt bei der Punktion. Dies kann die Reinigung der Haut betreffen oder den leichtfertig-unsterilen Umgang mit der Kanüle beim Punktieren. Ein weiterer, nicht zu unterschätzender Faktor sind Defizite der persönlichen Hygiene, die den Einsatz von Gefäßersatzmaterialien bei diesen Patienten grundsätzlich in Frage stellen. Ähnliche Bedenken stellen sich ein bei Patienten unter immunsuppressiver Therapie, z. B. bei SLE oder M. Wegener.

Dominierend im Keimspektrum sind Staphylococcus aureus und epidermis, typische Hautkeime. Systematisch durchgeführte Abstriche von Haut, Nase und Rachen haben einen Keimnachweis bei bis zu 61% der Dialysepatienten gezeigt (18). Patienten mit rekurrierenden Infektionen des Gefäßzuganges sollten gezielt untersucht und behandelt werden (2).

Entzündungen unmittelbar nach Erstimplantation einer Gefäßprothese, hervorgerufen durch Kontamination mit Hautkeimen, betreffen meist das ganze Transplantatlager unter Einschluß der Anastomosen. Die einzig sinnvolle, sofort umzusetzende Maßnahme ist die Entfernung in toto. Die Rekonstruktion der Arterie verlangt u. U. einen Venenpatch oder ein venöses Interponat. Unter Gabe eines Antibiotikums, gegebenenfalls angepaßt nach Vorliegen der Erreger- und Resistenzbestimmung, folgt die weitere Behandlung bekannten chirurgischen Grundsätzen.

Betrifft die Entzündung die arterielle Anastomose bei schon länger implantierter ePTFE-Strecke, ist die umgehende Entfernung des gesamten Fremdmaterials einschließlich der Rekonstruktion der Arterie vorgegeben, da u. a. die Gefahr einer Nahtarrosion mit den Folgen einer massiven Blutung besteht. Ein zögerliches Vorgehen in der Hoffnung auf die Wirksamkeit einer alleinigen antibiotischen Therapie beschwört das Risiko einer septischen Streuung mit den fatalen, ja letalen Folgen einer Endokarditis, Spondylodiszitis oder von Hirnabszessen herauf. Eine Neuimplantation darf erst nach kompletter Abheilung erfolgen.

Bei Entzündungen im freien Verlauf des Interponates, in der Regel von einer Punktionsstelle ausgehend, sind zusätzlich zur Gabe eines Antibiotikums konservative Maßnahmen – Inzision, Drainage und Spülung – beschrieben worden (26). Der Erfolg dieser Maßnahmen ist eher fraglich, das oben erwähnte Risiko einer septischen Streuung nicht kalkulierbar; protrahierte Verläufe sind häufig zu beobachten. Agressivem chirurgischem Vorgehen gebührt angesichts der Gefährdung des Patienten eindeutig der Vorzug: Resektion des entzündeten ePTFE-Segmentes weit im Gesunden, Einbringen einer neuen Gefäßprothese unter bogiger Umgehung des entzündeten Areales mit jeweils End-zu-End-Anastomose auf die ePTFE-Stümpfe. Kontrovers wird diskutiert, ob dieser Eingriff ein- oder zweizeitig erfolgen soll. Das einzeitige Vorgehen hat den Vorteil, daß Kontinuität und Funktion der ePTFE-Strecke sofort wiederhergestellt sind und daß sie weiterhin möglichst weit entfernt vom Operationsgebiet, zur Dialyse punktiert werden kann. Ein passagerer Katheterzugang entfällt.

Beide Verfahren, mehr noch das einzeitige Vorgehen, beinhalten ein hohes Risiko, dessen sich jeder Beteiligte, sei er Chirurg oder Nephrologe, bewußt sein muß.

Einen Sonderfall der Entzündung stellen Hautdefekte über der Gefäßprothese dar, meist Folge einer zu oberflächlichen Plazierung bei der Tunnelierung. Mögen solche Veränderungen häufig blande aussehen und weder lokale noch systemische Zeichen der Entzündung zeigen, so sind sie doch stets als kontaminiert anzusehen und in der zuvor beschriebenen Art mittels eines Umgehungsinterponates zu sanieren. Verschiebeplastiken der Haut können selten zur Heilung beitragen, die Deckung größerer Defekte mittels eines Muskelrotationslappens ist vereinzelt erfolgreich gewesen (13, 20).

Periphere arterielle Minderversorgung (siehe auch Kap. 6.1.1)

Jede arteriovenöse Verbindung – ausgenommen die End-zu-End-Anastomose – führt zu einer Minderung der peripheren Durchblutung. Von einem Steal-Syndrom sollte erst bei Vorliegen klinischer Symptome gesprochen werden.

Gefährdet sind Patienten mit vorbestehender AVK, besonders Diabetiker und Hypertoniker mit fortgeschrittener allgemeiner Gefäßsklerose. Begünstigend für die Entstehung einer peripheren Ischämie sind a.v.-Fisteln mit hohen Flußvolumina, wozu auch ePTFE-Interponate in a.v.-Position in oder oberhalb der Ellenbeuge gehören. Die absolute Menge des Flußvolumens sagt im Einzelfall wenig aus; bereits kleine arteriovenöse Flußraten können bei Risikopatienten klinische Relevanz erlangen.

Anfangs geben die Patienten typischerweise akrale Schmerzen während der Dialyse an. Wird dieses Symptom nicht beachtet, entwickeln sich Blässe und Kälte der Finger, begleitet oder gefolgt von trophischen Ulzera an den Fingerkuppen. Die klinische Symptomatik kann in diesen Fällen innerhalb weniger Tage dramatisch zunehmen und bei zögerlichem Vorgehen rasch in einer Amputation enden.

Der Vorteil einer primären Implantation konischer oder gestufter Gefäßprothesen mit einem Anfangslumen von 4 mm ist bei diesen Risikopatienten von der Theorie her sinnvoll, wenngleich bisher eine vergleichende Studie mit großen Patientenzahlen fehlt. Auf die Schwierigkeit einer solchen Studie angesichts der individuell unterschiedlichen Gefäßsituation wurde bereits oben hingewiesen.

Es ist eine Reihe chirurgischer Techniken zur Behandlung der symptomatischen peripheren arteriellen Insuffizienz bekannt:

- Flußreduzierung des Interponates durch einengende Verfahren,
- Revaskularisation unter Erhalt der Fistelfunktion und
- Auflassung der a.v.-Verbindung.

Flußreduzierende Verfahren

Die bei A.-radialis-Anastomosen mögliche Ligatur des distalen arteriellen Schenkels, mit wechselndem Erfolg praktiziert, verbietet sich bei a.v.-Verbindungen zur A. brachialis. Zum Einengen des Prothesenlumens nahe der arteriellen Anastomose dienen Einzelknopfnähte über eine Strecke von etwa einem cm (27) oder das Bändeln mittels eines „GORE-TEX-cardiovascular patch" von 1 × 8 cm, der in Längsrichtung bis auf eine Reststrecke von 0,5 cm mittig aufgeschnitten und vor der venösen Anastomose mehrfach um die Prothese geschlungen wird (21). Eine technische Erleichterung soll das Abnähen über einen zuvor ins Lumen eingebrachten Dilatator bringen (16).

Im weiteren gehört zu diesen Techniken der Ersatz des zur arteriellen Anastomose gelegenen ePTFE-Segmentes, in der Regel mit einem Lumen von 6–8 mm, durch den Anfangsteil einer konischen oder gestuften Prothese, d. h. die Anastomose wird auf eine Weite von 4 mm reduziert (17). Ob ein derart schematisiertes, zudem teures Verfahren der individuellen Situation der Patienten gerecht werden kann, muß – entgegen den Angaben der Autoren – bezweifelt werden.

Problematisch an all diesen Verfahren ist, das richtige Ausmaß der Einengung zu treffen, ist doch der Grat zwischen der die periphere Durchblutung verbessernden Flußreduzierung im Interponat und einer überschießenden, zur Thrombose führenden Lumenreduktion sehr schmal. Zur Erfolgskontrolle werden empfohlen: das Wiederauftreten eines palpablen peripheren A.-radialis-Pulses, die Anwendung Doppler-sonographischer Techniken (14), der Photoplethysmographie (24) oder der elektromagnetischen Flußmessung (1). Es erstaunt stets von Neuem, wie hochgradig eine Lumeneinengung sein muß, bevor eine nachweisbare Flußreduktion eintritt.

Abschließend sei angemerkt, daß die derart operierten Patienten einem deutlich erhöhten Thromboserisiko durch unter der Dialysebehandlung eintretende Blutdruckabfälle und überschießende Dehydratation ausgesetzt sind und die klinischen Zeichen der peripheren Ischämie – nach anfänglicher Besserung – im Verlauf von Wochen und Monaten rezidivieren können.

Revaskularisation

1988 berichteten Schanzer und Mitarbeiter über eine elegante Methode zur Behandlung der klinisch symptomatischen peripheren arteriellen Insuffizienz: Ligatur der Arterie, meist der A. brachialis, unterhalb der Anastomose und Anlage eines die arterielle Anastomose umgehenden arterioarteriellen Bypass (28). Bevorzugtes Bypass-Material war die distale V. saphena magna, einmal kam eine ePTFE-Gefäßprothese zum Einsatz. 13 von 14 Patienten waren Diabetiker. Bei allen Patienten resultierte eine sofortige Besserung der peripheren Durchblutung, ein Patient mußte 13 Monate später bei Progredienz der AVK unterarmamputiert werden. Eine Thrombose trat bei keinem der Patienten ein.

Auflassung der a.v.-Verbindung
Bei Versagen der zuvor geschilderten Maßnahmen und Fortschreiten der klinischen Symptomatik ist die rasche Auflassung der Fistel unausweichlich, um septische Komplikationen und letztlich eine Amputation zu vermeiden. Dabei muß das Fremdmaterial komplett entfernt werden. Bei kaum einem dieser Patienten wird man sich zur Neuanlage einer arteriovenösen Verbindung entschließen können. Alternative Möglichkeiten zur Weiterführung der lebenserhaltenden Dauerdialysebehandlung sind der Gefäßzugang als Vorhofkatheter sowie der Wechsel auf eine Form der Peritonealdialyse. Sind diese Möglichkeiten nicht umsetzbar, bleiben Extremlösungen der Implantation einer ePTFE-Gefäßprothese im Bereich zentraler Gefäße.

Kardiale Volumenbelastung

Die Angaben über die Flußraten in ePTFE-Strecken schwanken in einem Bereich zwischen 650 und 4000 ml/min (23, 32). Eine klinisch manifeste Herzinsuffienz kann erwartet werden, wenn der Anteil des Fistelvolumens am Herzminutenvolumen 20–50% überschreitet. Diese weite Streuung erklärt sich einerseits durch methodische Schwierigkeiten, andererseits durch die individuell unterschiedlich ausgeprägte Vorschädigung des Herzens, abhängig von Alter, Grund- und Begleiterkrankungen. Entscheidend ist der klinische Verlauf, d.h. die Verschlechterung vorbestehender kardialer Insuffizienzzeichen. Echokardiographische Verlaufskontrollen bieten eine wesentliche Hilfe. In Kenntnis der erheblichen hämodynamischen Auswirkungen, die jedes Kunststoffinterponat bedingt, verwundert das relativ seltene Auftreten derartiger Konstellationen, erst recht in Anbetracht der Tatsache, daß der Anteil älterer Patienten weltweit in stetem Zunehmen begriffen ist.

Im Einzelfall sieht sich der Operateur vor der Aufgabe, flußreduzierende Maßnahmen zu ergreifen, wie sie im vorigen Abschnitt geschildert wurden. Selten ist die Indikation zur Auflassung der Fistel gegeben.

Venöse Hypertonie

Eine hochgradige Stenose oder ein Verschluß im Verlauf der venösen Ausstrombahn kann eine Stauung verursachen, im Extremfall als Paget-Schrötter-Syndrom bei zentralvenöser Obstruktion. Der Erhalt der a.v.-Verbindung sollte die Wahl des Vorgehens bestimmen; dabei sind die Toleranzbereitschaft des Patienten und das Ausmaß der klinischen Symptome mit entscheidend.

Wird nach Ausschöpfen der Anschlußmöglichkeiten oberflächlicher Venen ein Interponat mit einer der tiefen Oberarmvenen hergestellt, ist eine venöse Hypertonie mit einer gewissen Wahrscheinlichkeit zu erwarten. Dies gilt ebenso für eine proximal eingeengte V. basilica, die das Fistelvolumen über die V. basilica antebrachii nach peripher und/oder über Rami communicantes in die Vv. brachiales umlenkt. Im Einzelfall kann eine Verlängerung der ePTFE-

Strecke auf großlumige, mehr zentralwärts gelegene Venensegmente Abhilfe schaffen. Weitere operative Lösungen wurden von CURRIER (8), POLO (25) und TORDOIR (31) vorgeschlagen. Hier sei auf die Beiträge von BRITTINGER (siehe Kap. 5.2.3) sowie GUTSCHI (siehe Kap. 5.2.2) in diesem Buch verwiesen.

Je zentraler diese Einengungen lokalisiert sind, um so eher kommen interventionelle Maßnahmen wie die Angioplastie mit Einbringen eines Stents zur Stabilisierung des PTA-Ergebnisses in Betracht, zumal bei Patienten mit elastischen Stenosen (33; siehe auch Kap. 6.2).

Schlußbemerkung und Empfehlungen

Revisionen bei Dysfunktion arteriovenöser Interponate weisen einige Besonderheiten auf. Es handelt sich oft um Vielfacheingriffe, die mit einer skeptischen Erwartungshaltung der Patienten einhergehen. Die Verantwortung für den Operateur ist groß.

Die Mehrzahl dieser Eingriffe wird der erfahrene Operateur ohne größere Schwierigkeiten in den Griff bekommen. Aber: Technisch anspruchsvoll kann sich bereits die Präparation in dem häufig mehrfach voroperierten, narbig veränderten Gewebe gestalten. Aufwendigere Anästhesieverfahren sind die Regel, handelt es sich doch mehrheitlich um Patienten mit vieljähriger Dialysebehandlung und den sich daraus ergebenden Langzeitkomplikationen von seiten des Herz- und Kreislaufsystems, des Knochenstoffwechsels und nicht zuletzt des Gefäßsystems.

Immer häufiger stellt sich die Frage, ob bei einem so schwer kranken Patienten ein u. U. zeitlich und technisch aufwendiger Eingriff, gar unter Allgemeinanästhesie, sinnvoll ist. Die sorgfältige Untersuchung des Gefäßstatus bietet bei manchem dieser Patienten die Möglichkeit einer nativen a.v.-Fistel am anderen Arm. Kenntnisse über die Möglichkeiten und Chancen interventioneller Maßnahmen sind unerläßlich.

Diese Entscheidungen setzen eine intensive Beschäftigung mit den individuellen Konditionen eines jeden Falles voraus, einen engen Kontakt zu dem behandelnden Nephrologen, zum interventionell tätigen Radiologen und zum Anästhesisten. Ein vordergründiger chirurgischer Aktionismus ist nicht gefragt.

LITERATUR

1. Anderson CB, Etheridge EE, Harter HR, Codd JE, Graff RJ, Newton WT (1977) Blood flow measurements in arteriovenous dialysis fistulas. Surgery 81:459–461
2. Boelaert JR, van Landuyt HW, de Baere YA, Gheyle DW, Daneels RF, Schurgers ML, Matthys EG, Gordts BZ (1994) Epidémiologie et prévention des infections à Staphylococcus aureus en hémodialyse. Nephrologie 15:157–161
3. Brittinger WD (1984) Gefäßzugänge bei Dialysepatienten. Dialyse-Journal 9:2–12
4. Butt KMH, Friedman EA, Kountz SL (1976) Angioaccess. Curr Probl Surg 13:1–67
5. Carty GA, Davis VH (1990) Mid-graft stenosis in expanded polytetrafluoroethylene hemodialysis conduits. Dial Transplant 19:486–489, 512
6. Clowes AW Reidy MA (1991) Prevention of stenosis after vascular reconstruction: Pharmacologic aontrol of intimal hyperplasia – A review. J Vasc Surg 13:885–891
7. Currier CB (1994) Persönliche Mitteilung
8. Currier CB, Widder S, Ali A, Kuusisto E, Sidawy A (1986) Surgical management of subclavian and axillary vein thrombosis in patients with a functioning arteriovenous fistula. Surgery 100:25–28

9. Dalman RL, Taylor LM Jr, Porter JM (1990) Will interventional angiology replace vascular surgery. Acta Chirurg Scand 156 (Suppl 555):25–35
10. Dapunt O, Feurstein M, Rendl KH, Prenner K (1987) Transluminal angioplasty versus conventional operation in the treatment of haemodialysis fistula stenosis: results from a 5-year study. Br J Surg 74:1004–1005
11. Fillinger MF, Reinitz ER, Schwartz RA, Resetarits DE, Paskanik AM, Bredenberg CE (1989) Beneficial effects of banding on venous intimal-medial hyperplasia in arteriovenous loop grafts. Am J Surg 158:87–94
12. Giacchino JL, Geis WP, Wittenstein BH, Gandhi VC (1982) Recent trends in vascular access. Am Surgeon 48:501–504
13. Hodgkinson DJ, Shepard GH (1982) Coverage of exposed GORE-TEX dialysis access graft with local sublimis myocutaneous flap. Plast Reconstr Surg 69:1010–1012
14. Jain KM, Simoni E, Munn JS (1992) A new technique to correct vascular steal secondary to hemodialysis grafts. Surg Gynecol Obstet 175:183–184
15. Kahl A, Scholz A, Schubeus P, Maronde B, Fischer C, Langer R, Gahl G (1993) Der insuffiziente Shunt: Vergleich der Therapieergebnisse nach operativer Revision und PTA/rt-PA-Lysetherapie. Nieren- und Hochdruckkrankheiten 10:500–501 (Abstract)
16. Khalil IM, Livingston DH (1988) The management of steal syndrome occuring after access for dialysis. J Vasc Surg 7:572–573
17. Kirkman RL (1991) Technique for flow reduction in dialysis access fistulas. Surg Gynecol Obstet 172:231–233
18. Kirmani N, Tuazon CU, Murray HW, Parrish AE, Sheagren JN (1978) Staphylococcus aureus carriage rate of patients receiving long-term hemodialysis. Arch Intern Med 138:1657–1659
19. Kovalik EC, Schwab SJ (1995) A comparison of percutaneous transluminal angioplasty versus surgical correction of various access complications. Semin Dialysis 8:171–174
20. Längle F, Niederle B, Piza-Katzer H (1989) Die Deckung der infizierten Cubita nach Komplikationen des Dialyseshunts unter Verwendung des Musculus brachioradialis. VASA 18:325–330
21. Mattson WJ (1987) Recognition and treatment of vascular steal secondary to hemodialysis prosthesis. Am J Surg 154:198–201
22. Nichols WK (1995) Optimal management of the failing or thrombosed vascular access – a surgeon's view. Semin Dialysis 8:158–161
23. Nonnast-Daniel B, Martin RP, Lindert O, Mügge A, Schaeffer J, von der Lieth H, Söchtig E, Galanski M, Koch KM, Daniel WG (1992) Colour doppler ultrasound assessment of arteriovenous haemodialysis fistulas. Lancet 339:143–145
24. Odland MD, Kelly PH, Ney AL, Andersen RC, Bubrick MP (1991) Management of dialysis-associated steal syndrome complicating upper extremity arteriovenous fistulas: Use of intraoperative digital photoplethysmography. Surgery 110:664–670
25. Polo JR, Sanabia J, Garcia-Sabrido JL, Luno J, Menarguez C, Echenagusia A (1990) Brachial-jugular polytetrafluoroethylene fistulas for hemodialysis. Am J Kidney Dis 16:465–468
26. Raju S (1987) PTFE grafts for hemodialysis access. Techniques for insertion and management of complications. Ann Surg 206:666–673
27. Rivers SP, Scher LA, Veith FJ (1992) Correction of steal syndrom secondary to hemodialysis access fistulas: a simplified quantitive technique. Surgery 112:593–597
28. Schanzer H, Schwartz M, Harrington E, Haimov M (1988) Treatment of ischemia due to „steal“ by arteriovenous fistula with distal artery ligation and revascularization. J Vasc Surg 7:770–773
29. Sottiurai VS, Yao JST, Flinn WR, Batson RC (1983) Intimal hyperplasia and neointima: an ultrastructural analysis of thrombosed grafts in humans. Surgery 93:809–817
30. Swedberg SH, Brown BG, Sigley RD, Wight TN, Gordon D, Nicholls SC (1989) Intimal fibromuscular hyperplasia at the venous anastomosis of PTFE grafts in hemodialysis patients. Clinical, immunocytochemical, light and electron microscopic assessment. Circulation 80:1726–1736
31. Tordoir JHM, Leunissen KML (1993) Jugular vein transposition for the treatment of subclavian vein obstruction in haemodialysis patients. Eur J Vasc Surg 7:335–338
32. VanderWerf BA, Williams T, Koep LJ (1983) Haemodynamics of arteriovenous fistulas. In: Kootstra G, Jörning PJG (eds) Access Surgery. MTP Press Ltd, Lancaster, pp 129–133
33. Vorwerk D, Günther RW, Mann H, Bohndorf K, Keulers P, Alzen G, Sohn M, Kistler D (1995) Venous stenosis and occlusion in hemodialysis shunts: follow-up results of stent placement in 65 patients. Radiology 195:140–146

5.3 Alternative Dialysezugänge

5.3.1 Punktion natürlicher Blutgefäße mit Kunststoff-Kanülen

H. Thieler

Einführung

Die Punktion natürlicher Gefäße mit Kunststoffkanülen zur Herstellung des extrakorporalen Kreislaufs für die Hämodialyse oder verwandte Verfahren (Hämofiltration, Hämoperfusion) ist sehr wenig verbreitet. Wir verwenden sie bei über 90 % unserer akuten und derjenigen chronischen Patienten, die noch keinen verwendbaren Dialyseshunt haben. Dabei dient uns die Vena femoralis als Blutauslauf und eine periphere Armvene als Rücklauf (Abb. 5.3.1). Die Kanülen werden nach Ende der Dialyse gezogen.

Unsere Absicht ist es nicht, dieses Verfahren zur Routine auch in anderen Dialysezentren zu empfehlen. Wir wollen jedoch auf diese Möglichkeit hinweisen, die dann in verschiedenem Umfang genutzt werden kann.

Nicht geeignet ist die Kanülen-Punktion für kontinuierliche Blutreinigungsverfahren (CVVH, CVVHD).

Punktion der Vena femoralis

Im Erfurter Dialysezentrum wurden in den letzten 25 Jahren Femoralvenen-Punktionen mit Kunststoffkanülen als Standardmethode für den Blutauslauf bei Dialysepatienten ohne arteriovenösen Shunt durchgeführt. Die Ergebnisse sind sehr abhängig von der speziellen Erfahrung des Dialysearztes, aber auch von den individuellen anatomischen Gegebenheiten beim Patienten.

Vorteile

Rascher Zugang zu einem weitlumigen Blutgefäß. Entscheidender Vorteil: im Dialyseintervall kein Fremdkörper im Gefäß, keine dadurch bedingte

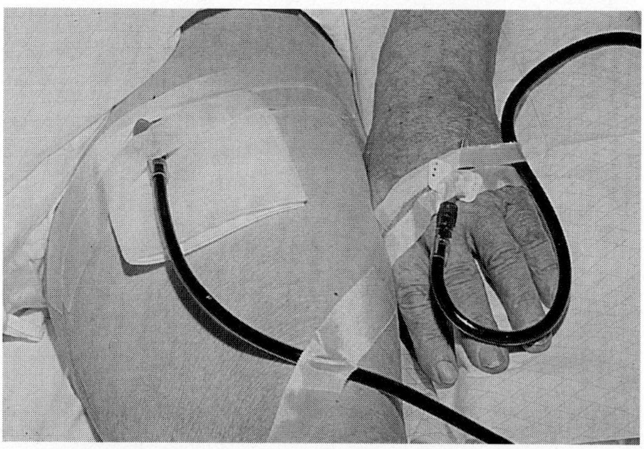

Abb. 5.3.1. Anschluß des Patienten zur temporären Hämodialyse über Braunülen in der V. femoralis und einer Handvene

Bakteriämie-, Sepsis- und Thrombosegefahr. Vermeidung auch anderer Nachteile von Zentralvenen-/Vorhofkathetern.

Nachteile

Zu jeder Dialyse neue Punktion, bei nicht optimaler Lage der Kanüle kein guter oder öfter unterbrochener Blutfluß und Notwendigkeit zu Korrekturen oder erneuter Punktion. Hämatome besonders nach versehentlicher Arterienpunktion.

Anatomie des Trigonum femorale (1, 4)

Die weitlumige Vena femoralis (Abb. 5.3.2) liegt direkt medial der Arteria femoralis unterhalb des Leistenbandes. Von der A. femoralis zweigt nach medial die A. pudenda externa ab, die etwa in Höhe der Einmündung der V. saphena magna in die V. femoralis diese überkreuzt. Bei Punktion zu weit kaudal kann diese Seitenarterie getroffen werden. Auch die große Variabilität der Gefäßabgänge aus der A. femoralis kann die Punktion der V. femoralis stören, zu Hämatomen oder – sehr selten – zu a.v.-Fisteln führen. Häufig ist ein arterieller Truncus profundocircumflexus perfectus, der kranial vom Leistenband entspringt, und dann teilweise vor der V. femoralis liegt. Die A. femoralis selber kann ebenfalls fast vor der V. femoralis liegen, besonders eine arteriosklerotisch dilatierte Arterie. Auch die V. femoralis weist häufig Variationen auf. Fehlpunktionen sind also nicht immer auf den punktierenden Arzt zurückzuführen, sondern auch auf die individuelle Anatomie des Patienten.

Blutergüsse nach Arterien-Fehlpunktion, seltener nach Venenpunktion, können sich in der Subkutis flächenhaft bis über das Leistenband zum Abdomen und zum distalen Oberschenkel hin ausbreiten, da die Subkutis hier wenig gefächert und locker ist. Über die Gefäßpforten ist prinzipiell auch eine Ausbreitung der Blutung in die Tiefe der Fossa iliopectina möglich, wird aber meist durch Fasziengrenzschichten verhindert. In der Tiefe ist keine Ausbreitung der Blutung in das Becken möglich. In der Lacuna vasorum

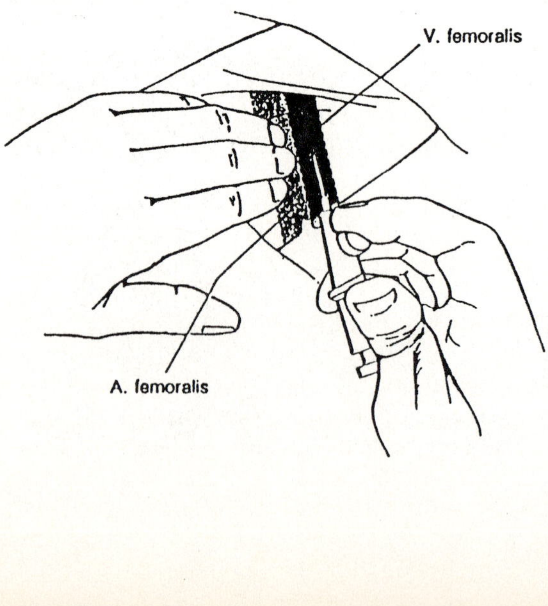

Abb. 5.3.2. Punktion der Vena femoralis (3). Einzelheiten der Punktions-Technik: siehe Text. (Nach 3)

liegt die A. femoralis dem Schambein direkt auf, so daß sie hier bei Fehlpunktion durch Druck gegen das Schambein und den Femurkopf gut komprimiert werden kann.

Vorbereitung des Patienten zur Punktion
Rückenlage. Mäßiges Anheben des Oberkörpers vermehrt den Füllungszustand der V. femoralis und erleichtert damit die Punktion und korrekte Plazierung der Kanüle. Leichte Abduktion des Beines. Für den Rechtshänder ist die Wahl des rechten Beines vorteilhaft. Großflächige Rasur der Leistengegend. Abdecken des Genitale.

Punktionsnadel
Die Autoren verwenden zur Punktion der Vena femoralis eine Kunststoffkanüle vom Typ „Braunüle MT“ (Hersteller B. Braun Melsungen AG; Artikel-Nr. 04206274): Größe 2/G16, Außendurchmesser der Polypropylenkanüle 2,0 mm, Innendurchmesser 1,5 mm, effektive Schaftlänge 7 cm. „Back-cut“-Schliff der Innennadel zur „atraumatischen Punktion“. Griffplatten der Kunststoffkanüle und der Innennadel zur sicheren Führung. Plastikhülle der Kanüle zum Schutz gegen mechanische Beschädigung in der sterilen Verpackung. Blutfluß über 300 ml/min möglich.

Punktionsvorgang
Der Arzt trägt Mund-Nasen-Schutz und Handschuhe. Er sitzt vorteilhafterweise während der Punktion. Die Punktionsstelle liegt 1–2 cm medial der unter der Mitte des Leistenbandes im allgemeinen gut palpablen Arteria femoralis – man beläßt am besten die Fingerspitzen der anderen Hand auf der Arterie (siehe Abb. 5.3.1). Der Punktionsort befindet sich 3–4 cm unterhalb des Leistenbandes. Die Punktionsstelle muß so weit kaudal liegen, daß die Einstichstelle der Nadel in die Vena (oder versehentlich Arteria!) femoralis auf keinen Fall kranial des Leistenbandes liegt und damit einer Kompression nicht mehr gut zugänglich ist.

Zunächst erfolgt die Lokalanästhesie mittels einer 7 cm langen und 0,9 mm dünnen Nadel und aufgesetzter 10-ml-Spritze mit 2 % Xylocain-Lösung.

Der Einstichwinkel ist stark abhängig von der Konstitution des Patienten, er beträgt etwa 10–30 °. Nach 2–5 cm achsengerechtem Vorführen der Nadel wird die Vene erreicht. Es ist günstig, sich die Einstichrichtung der LA-Nadel zu merken, um mit der eigentlichen Punktionskanüle den gleichen Weg zu nehmen.

Bei Verdacht auf Punktion der Arteria femoralis mit der LA-Nadel wird die Punktion etwas weiter medial wiederholt. Führt die versehentliche Punktion der Arterie – insbesondere bei Hypertonie und Arteriosklerose – schon mit einer dünnen LA-Nadel zu einer Schwellung, dann wird lieber ein Druckverband angelegt und die Gegenseite punktiert.

Die Braunüle wird – am besten mit auf die Innennadel gesetzter, mit isotoner NaCl-Lösung gefüllter 10-ml-Spritze – in der Punktionsrichtung der „erfolgreichen“ Lokalanästhesie-Nadel vorgeführt: sehr langsam und unter andauerndem Sog am Spritzenkolben.

Ist die Vene erreicht, schiebt man die Kanüle noch etwas weiter vor, aspiriert erneut und zieht bei gutem Erfolg die Innennadel heraus: bei Kompression der Vene in Höhe der Kanülenspitze mit den Fingern der anderen Hand. Dann setzt man die NaCl-Spritze direkt auf die Kunststoffkanüle, aspiriert wieder und schiebt dann die Braunüle in flacherem Winkel noch weiter in das Gefäß.

Es folgt die Konnektion der Kanüle mit dem Blutschlauch-System zum Dialysegerät, dabei sind Verdrehungen der Kanüle durch Spannung im Schlauch zu vermeiden. Wichtig ist ein sehr gutes Fixieren von Kunststoffkanüle und Schlauch, nachdem sich das gewünschte Blutvolumen von der Blutpumpe gut in den Schlauch ansaugen läßt. Bei nicht kooperativen Patienten muß das Bein fixiert werden.

Hat man mit der Punktionskanüle das Gefäßlumen *nicht* erreicht, so empfiehlt es sich, sehr langsam unter laufender Sogausübung auf den Spritzenkolben die Nadel zurückzuziehen, um so vielleicht eine zu schnell und damit zu weit vorgeführte Kanüle noch richtig plazieren zu können. Wurde versehentlich die *Arteria* femoralis punktiert, so ist die Verwendung als Blutauslauf zwar prinzipiell möglich, aber nur bei sehr guter Lage der Kanüle zu empfehlen. Sonst sind häufige Störungen des Blutflusses und die rasche Entwicklung eines vielleicht großen Hämatoms zu erwarten. Besser ist das Ziehen der Kanüle, manuelle Kompression, ein guter Druckverband und Punktion der Gegenseite.

Nach Ziehen der Kanüle am Dialyseende oder nach Fehlpunktion wird 10 Minuten lang manuell komprimiert und dann nach Auflage eines kleinen Kompressoriums ein gut sitzender Druckverband mit breiter elastischer Binde direkt unterhalb des Leistenbandes angelegt. Der Verband darf nicht nach kaudal abrutschen und verbleibt einige Stunden, nach versehentlicher Arterienpunktion länger.

Nach relativ weit kranial erfolgter Punktion oder bei Hämatomentwicklung nach kranial empfiehlt es sich, einige Lagen der elastischen Binde von der Leistengegend über den Rücken und zurück zur Leistengegend zu führen.

Schwierigkeiten und Komplikationen

Stark adipöse, erheblich ödematöse und motorisch sehr unruhige Patienten sollten von der Punktion der V. femoralis mit Kunststoffkanülen ausgeschlossen werden, da die Kanülenlänge dann oft nicht ausreicht bzw. eine achsengerechte Lage der Kanüle im Blutgefäß nicht erreicht werden kann. Wenn man das beachtet, geübt ist und nicht auf ungünstige Gefäßvarianten trifft (siehe oben), ist die Erfolgsrate gut und sind gravierende Komplikationen selten.

Bei vielen Tausenden von Femoralvenen-Punktionen haben wir beobachtet:

- *nicht selten:* die primäre Unmöglichkeit, eine Kanüle funktionsgerecht zu plazieren. Zeitweise Blutflußschwierigkeiten mit Lagekorrekturen und Punktionswiederholungen. Kleinere und mittelgroße Hämatome, besonders nach versehentlicher Arterienpunktion oder bei nach kaudal verrutschten Kompressionsverbänden.

- *Selten:* große Hämatome.
- *Extrem selten:* lokale Infektionen. Und – nur nach Arterienpunktion – Hämatome mit Ausdehnung nach retroperitoneal und mit Operationsindikation; a.v.-Fisteln, Aneurysmen.
- *Nie:* Thrombosen oder Embolien.

Punktion peripherer Venen

Die Punktionsmöglichkeit peripherer Armvenen mit Kunststoffkanülen für den Blutrücklauf bei Akutdialysen oder chronischen Dialysen bei noch nicht oder nicht mehr brauchbarem Dialyseshunt wird vielleicht zu wenig genutzt. Wir verwenden sie für diesen Zweck seit über 25 Jahren bei über 95 % unserer Patienten.

Punktionsnadel
Standardkanüle bei uns ist die Venenverweilkanüle „Vasocan" der B. Braun/ Melsungen AG („Braunüle"), grau (Artikel-Nr. 04258177): Außendurchmesser der FEP-Kanüle 1,7 mm, Innendurchmesser 1,3 mm, Schaftlänge 50 mm. Lock-Ansatz, Kombi-Griff und Fixierplatte, schwenkbar mit Scharnier. Backcut-Schliff der Innennadel. Feste Plastehülle um die Kanüle als mechanischer Schutz in der sterilen Verpackung. Blutfluß über 300 ml/min möglich.

Punktionsvorgang
Bei den weitaus meisten Patienten sind geeignete oberflächliche Armvenen punktierbar, wobei besonders der Handrücken, aber auch die Rückseite der Unterarme und die Oberarme inspiziert werden sollten. Bei chronischen Dialysepatienten oder solchen, die es werden könnten, dürfen selbstverständlich *nur* solche Venen punktiert werden, die mit Sicherheit nicht für spätere a.v.-Shunt-Anlagen gebraucht werden!

Das gilt immer für *beide* Arme. Besonders bei unruhigen Patienten muß gelenkfern punktiert werden. Vor der Punktion erfolgt gegebenenfalls ein „Herausmodellieren" der Venenkonturen durch die üblichen Kunstgriffe, wie Beklopfen, Reiben mit dem Desinfektionsmittel-getränkten Tupfer oder Erwärmen des Armes. Extrem englumige Venen sollten nicht punktiert werden, da dann oft der Rücklaufdruck zu hoch und der mögliche Blutfluß zu niedrig ist. Bei nicht kooperativen Patienten muß der punktierte Arm geschient oder festgebunden werden.

Nach Dialyseende wird die Kanüle gezogen, für Infusionen verwendet oder mit einem Mandrin bis zur nächsten Dialyse belassen.

Bei „fehlender" geeigneter Armvene punktieren wir in seltenen Fällen auch Fußrücken- oder Knöchelvenen als Blut-Rücklauf.

Die Punktion peripherer Venen als Dialyse-Rücklauf ermöglicht die Kanülenpunktion nur *einer* Femoralvene (siehe oben) oder die Verwendung von *Ein*-Lumen-Zentralvenen-Kathetern als Blutauslauf unter Umgehung der Single-Needle-Technik. Doppel-Lumen-Katheter sind komplikationsträchtiger als Ein-Lumen-Katheter.

Periphere Venen als Rücklauf erlauben auch die zeitliche Überbrückung einer Situation, bei der eine sehr kurzstreckige arterialisierte Shuntvene die Punktion mit nur *einer* Kanüle für den Blutauslauf ermöglicht.

Die Kunststoffkanüle ist ebenfalls vorteilhaft zur Punktion noch „junger" arterialisierter Shuntvenen.

Punktion der Vena jugularis externa

Ausnahmsweise kommt bei Fehlen einer geeigneten peripheren Vene auch der Blutrücklauf über Kanülenpunktion der V. jugularis externa in Frage. Das Bettende wird zur besseren Gefäßfüllung angehoben, der Kopf zur anderen Seite gedreht, nach Hautdesinfektion eine Xylocain-Quaddel gesetzt, dann das pralle Gefäß achsengerecht, im flachen Winkel und langsam mit einer Vasocan-Kanüle punktiert. Nach Herausziehen der Innennadel wird die gut liegende Teflonkanüle noch weiter vorgeführt und dann sehr gut fixiert.

Die Methode kommt nur für ruhige und kooperative Patienten in Frage, wenn die für die Dialysezeit notwendige Lage mit leicht zur Gegenseite gedrehtem Kopf ihnen keine Beschwerden verursacht.

LITERATUR

1. Bach R, Thome J (1990) Anatomie des Trigonum femorale. In: Bach R, Schieffer H (Hrsg) Katheterdiagnostik via Arteria femoralis. Technik, Hindernisse, Komplikationen. Springer, Berlin, Heidelberg, New York
2. Özbek C (1990) Diagnostik und Therapie der Komplikationen nach Punktion der Arteria femoralis. In: Bach R, Schieffer H (Hrsg) Katheterdiagnostik via Arteria femoralis. Technik, Hindernisse, Komplikationen. Springer, Berlin, Heidelberg, New York
3. Schofer J, Mathey DG (1991) Kathetereinführung über die Vena femoralis. In: Invasive Kardiologie. Cardiovascularia Ciba. Springer, Berlin, Heidelberg, New York
4. Wachsmuth W, von Lanz T (1972) Bein und Statik. In: Lang J, Wachsmuth W (Hrsg) Praktische Anatomie. Springer, Berlin, Heidelberg, New York

5.3.2 Dialyse-Vorhofkatheter

E. KELLER, Th. GOHLKE

Einführung

Bis zur Funktionsfähigkeit einer Fistel stellte bisher häufig der SHALDON-Katheter die Überbrückungsmethode dar. Seine hohe Infektions- sowie Thrombosierungsrate begrenzen jedoch seine längerfristige Verwendung erheblich. Günstigere Erfahrungen konnten mit dem von H.G. DEMERS (3) entwickelten DEMERS-Vorhof-Dialysekatheter gesammelt werden.

Der DEMERS-Katheter und seine Implantation

Der Vorhofkatheter nach DEMERS (3, 4) besteht aus einem Röntgenkontrast-gebenden, medizinischen Silikon-Kautschuk. Der Katheter steht in vier intravasalen Längen (17, 22, 30 und 40 cm) mit einem Schlauchinnendurchmesser von 3 mm zur Verfügung. Eine fischmaulförmige Öffnung am intravasalen Ende verhindert das Ansaugen am Endokard. Eine fixierte Dacron-Muffe, die nach subkutaner Tunnelung im Hautniveau liegt und in die das Subkutangewebe eingranuliert, schützt vor Infektionen und fixiert den Katheter in seiner Lage (Abb. 5.3.3).

Das intravasale Katheterende wird, nachdem die Länge unter Durchleuchtung abgemessen und ausgewählt wurde, entlüftet und unter Lokalanästhesie durch eine Venae sectio über die V. jugularis externa rechts (Abb. 5.3.4), seltener links implantiert. Die intraoperative Lagekontrolle erfolgt radiologisch, durch Ableitung eines Vorhof-EKG (alpha-card) sowie durch schnelle manuelle Aspiration mit einer aufgesetzten 50-ml-Spritze. Danach wird der Katheter langstreckig subkutan verlegt und supra- oder infraklavikulär herausgeleitet, wobei die Dacron-Muffe eng und dicht vor der minimalen Hautöffnung liegen sollte, damit eine rasche und suffiziente Einheilung vor Infektion schützt. Das herausragende Ende wird mit einer Schlauchklemme und LUER-Lock-Kupplung versehen und anschließend mit unverdünntem Heparin gefüllt. Eine Röntgen- Thoraxaufnahme dokumentiert die korrekte und komplikationsfreie Lage.

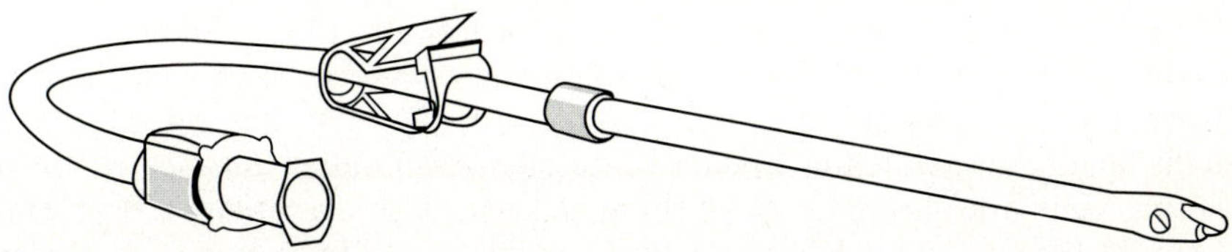

Abb. 5.3.3. DEMERS-Katheter

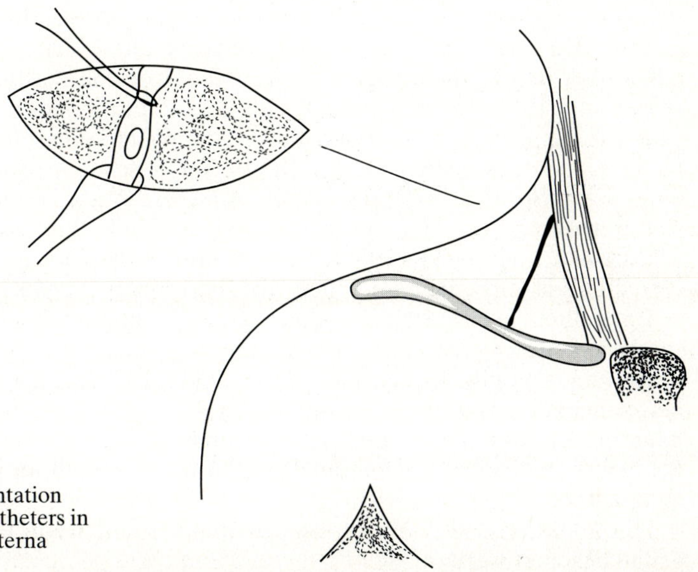

Abb. 5.3.4. Implantation eines DEMERS-Katheters in die V. jugularis externa rechts

Indikationen

- Die Indikation zur DEMERS-Katheter-Implantation ergibt sich bei ausgeschöpften Gefäßoptionen nicht selten als Ultima ratio.
- Bei akzeptablen Liegezeiten des Katheters ist unter Annahme einer *zeitlich limitierten Niereninsuffizienz* oder *geringer Lebenserwartung* des Patienten eine DEMERS-Katheter-Implantation eine sinnvolle Alternative.
- Auch bei sich sehr *langsam entwickelnden Fisteln* ist zur Überbrückung bei ambulanter Dialysemöglichkeit eine Indikation gegeben.
- Mit zunehmender Dialysedauer kommt es häufig zu *Shuntproblemen*, die Fistelrevisionen, Neuanlagen und auch den Einsatz von Gefäßprothesen erfordern. Bis zu deren Funktions- bzw. Punktionsfähigkeit werden alternative Gefäßzugänge benötigt, die häufig über längere Zeiträume die Fortsetzung der Hämodialyse suffizient ermöglichen müssen. Insbesondere SHALDON-Katheter eignen sich wegen der hohen Infektionsrate nur für kürzere Zeit, meist unter stationärer Beobachtung.

Praktische Empfehlungen

Durch einen nicht sehr zeitaufwendigen chirurgischen, in Lokalanästhesie durchführbaren Eingriff läßt sich der Katheter durch Venae sectio über die V. jugularis externa implantieren. Dies erfordert allerdings einige gefäßchirurgische Erfahrung und Geschicklichkeit, insbesondere beim Einführen des Katheters in die Venotomie. Die fischmaulförmige Öffnung mit zwei oberhalb liegenden seitlichen Löchern läßt sich nicht selten nur schwer in die kleine Vene einführen. Ist dies gelungen, kann es gelegentlich zu Problemen beim Vorschieben des Katheters durch vorbestehende Stenosen im Bereich der V. subclavia kommen (durch frühere Katheter). Dies erfordert dann einen neuen Gefäßzugang, z.B. den Wechsel auf die kontralaterale Seite oder die V. jugularis interna; darauf sollte man auch beim sterilen Abdecken von vornherein gefaßt sein. Zur intraoperativen Überprüfung der korrekten Katheterlage hat sich orientierend zunächst die Ableitung eines Vorhof-EKG über den Katheter sowie die röntgenologische Positionierung mit C-Bogen und Bildwandler bewährt. Um bereits intraoperativ den optimalen Fluß für die spätere Dialyse zu überprüfen, sollte keinesfalls auf die mehrfache – auch bei verschiedenen Kopflagen –, schnelle Blutaspiration mit einer 50-ml-Spritze verzichtet werden. Auf diese Weise können geringe Korrekturen durch Vor- oder Zurückschieben des Katheters bzw. Änderung der subkutanen Lage bei Knickbildung späteren Flußproblemen während der Hämodialyse vorbeugen und operative Revisionen überflüssig machen.

Im seitlichen Halsdreieck erfordert der N. accessorius besondere Aufmerksamkeit.

Blutungskomplikationen sind selten, bei schlechter Exposition aber, z.B. bei mangelnder Blutungskontrolle durch Anzügeln der V. jugularis interna, kann die Blutung beträchtlich sein. Thrombenbildungen sind bei korrekter Katheterbeschickung mit purem Heparin im Anschluß an jede Dialysesitzung selten.

Die Infektionsrate kann gering gehalten werden, wenn folgende Punkte genau beachtet werden:

- strikte Einhaltung der chirurgischen Technik, besonders zur Plazierung der Muffe,
- Entfernung der häufig entstehenden Krusten an der Katheteraustrittsstelle nach jeder Dialyse,
- neuer, steriler Verband nach jeder Dialyse.

Bei drohender oder manifester Sepsis muß der Katheter jedoch schnellstens explantiert werden.

Eine lange Laufzeit, besonders bei ambulanter oder Heimdialyse, wird durch eine höhere Infektionsrate beeinträchtigt.

An der Dialyse kann in Single-needle-Technik bei korrekter Katheterlage ein mittlerer Blutumlauf von 200 ml/min problemlos erreicht werden und eine komplikationslose Dialysebehandlung gewährleisten.

Ein Literaturvergleich ist problematisch, da die meisten Mitteilungen nur geringe Patientenzahlen betreffen (1, 6) bzw. andere Systeme verwendet werden (1, 2, 5–8). Vergleichbar waren nur die Arbeiten von DEMERS selbst (4) und ein doppellumiger Katheter mit Dacronmuffe (5; Tabelle 5.3.2).

Eigene Erfahrungen

Patienten

In der Chirurgischen Abteilung des Allgemeinen Krankenhauses Heidberg in Hamburg wurde in Zusammenarbeit mit der Abteilung für Nieren- und Hochdruckkrankheiten von Mai 1988 bis April 1992 36mal ein DEMERS-Vorhof-Dialysekatheter implantiert.

Das mittlere Patientenalter betrug 65 Jahre. Bei den 20 Frauen war der Altersdurchschnitt 64 Jahre (16–82), bei den 13 Männern 70 Jahre (50–91). Drei Patienten wurden zweimal operiert.

Die Indikation ergab sich dreimal primär wegen erheblicher Begleiterkrankungen als definitiver Dialysezugang, ansonsten wegen AV-Fistelverschluß bzw. AV-Fistelproblemen.

Implantation und intraoperative Komplikationen

In der Regel erfolgte der Eingriff in Lokalanästhesie nach Prämedikation und Sedierung durch einen Stand-by-Anästhesisten.

Die Verteilung der Venenzugänge geht aus Abb. 5.3.5 hervor. Zweimal gelang die Implantation nicht. In beiden Fällen fand sich bei der intraoperativen Angiographie eine zentralvenöse Stenose, die durch den Katheter nicht überwunden werden konnte. Viermal gelang das Vorführen des Katheters erst nach Umlagerung des Patienten (Kopftieflage, Seitenlage, Kopfwendungen). Bei sechs Patienten konnte die V .jugularis externa rechts nicht benutzt werden, wobei in der gleichen Sitzung die V. jugularis interna als Gefäßzugang verwendet wurde (Tabelle 5.3.1). Zweimal mußte intraoperativ die Seite gewechselt werden, dreimal wurde ein SELDINGER-Draht unterstützend eingesetzt. An der V. jugularis interna kam es zweimal zu einer intraoperativen Blutung. Zur besseren Darstellung der Katheterlage war zweimal Kontrastmittel nötig.

Bei 15 von 36 Operationen verlief die Implantation völlig problemlos. Die Operationszeit betrug vom sterilen Abdecken bis zum endgültigen Verband 30 bis 45 Minuten.

Postoperative Komplikationen

Einmal kam es zu einer postoperativen Katheterthrombose. Hier und bei zwei Knickstenosen mußte revidiert und eine Lagekorrektur vorgenommen werden. Einmal war der Wechsel über einen SELDINGER-Draht möglich. Eine Lockerung der Dacronmuffe an der Hautaustrittsstelle trat dreimal auf. Drei Katheter hatten eine zu geringe Förderleistung. Acht Katheter mußten wegen Infektion oder Ulkus über der Muffe wieder entfernt werden (siehe Tabelle 5.3.1).

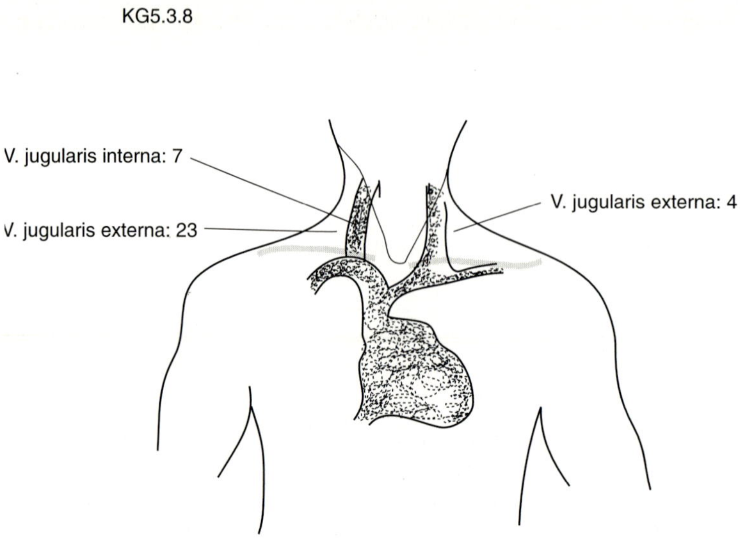

Abb. 5.3.5. Implantationslokalisationen von 36 DEMERS-Kathetern

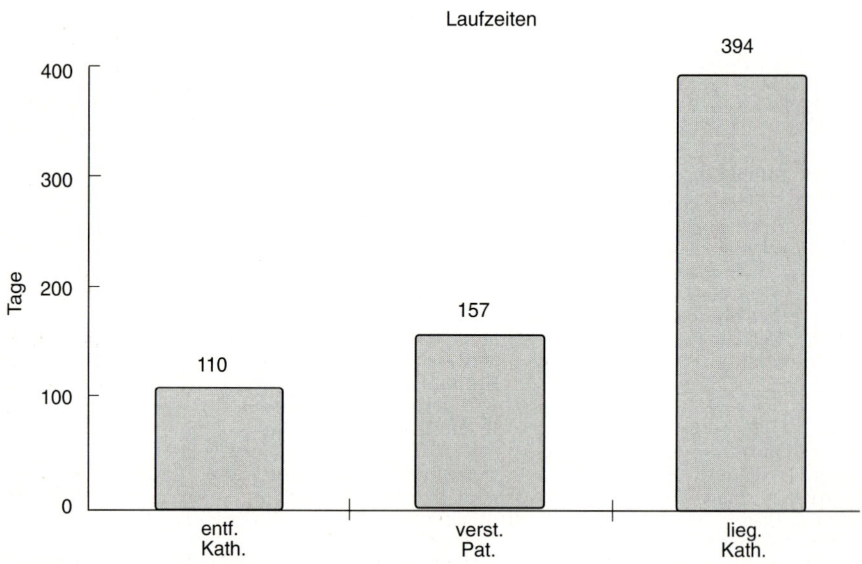

Abb. 5.3.6. Funktionszeiten von 36 DEMERS-Kathetern

Explantation

Achtzehn Katheter wurden nicht weiter benötigt und konnten ambulant in örtlicher Betäubung entfernt werden. Nach chirurgischem Auslösen der Dacronmuffe wurde der Katheter gezogen und gleichzeitig der Katheterkanal durch eine vorgelegte Durchstichligatur verschlossen.

Tabelle 5.3.1. Komplikationen von 36 DEMERS-Kathetern

▶ Intraoperativ:	▶ Wechsel von re. V. jug. ext. auf r. V. jug. int.	6
	▶ Wechsel von re. V. jug. ext. auf li. V. jug. ext.	2
	▶ Katheter-Vorführen nur nach Umlagerung	4
	▶ Blutung	2
	▶ zentralvenöse Stenose	2
▶ Postoperativ:	▶ Infektion	8
	▶ Förderleistung zu gering	3
	▶ Lockerung der Dacron-Muffe	3
	▶ Katheterknickstenose	2
	▶ Katheterthrombose	1

Tabelle 5.3.2. Komplikationen von Venenkathetern im Literaturvergleich

	Infektion [%]	Thrombose [%]	Katheterwechsel [%]	mittl. Laufzeit [Tg.]	Fluß gering [%]
DEMERS 1986 n=60	3,3	3,3			10,0
ANDERSON 1986 n=20	25,0				
DUNN 1987 n=53	34,7	22,4		63	
CAMPISTOL 1988 n=120	8,0	1,6			12,5
DEMERS 1989 n=141	12,7		52,9	140	19,0
KRUPSKI 1995 n=2298	60,4	26,1			
SIMONI 1990 n=58	2,8	11,4			
eigene	22,2	5,5	8,3	149	8,3

Funktionszeit

Die durchschnittliche Funktionszeit betrug bei den entfernten Kathetern 110 Tage, bei den verstorbenen Patienten 157 Tage und bei den noch verwendeten fünf Kathetern 394 Tage (Abb. 5.3.6).

LITERATUR

1. Andersen JT, Gammelgaard J, Nielsen LM, Clausen E (1986) Subclavian vein catheterization for acute and chronic haemodialysis. A safe temporary vascular access. Int Urol Nephrol 18:327–332

2. Campistol JM, Almirall J, Rello J, Revert L (1988) Jugular vein cannulation for hemodialysis access. Nephron 50:391–392
3. Demers HG, Siebold G, Geyer J, Schielke DJ, Höffler D (1986) Dialyse ohne Shunt: Silikonkatheter im rechten Vorhof. Nieren- u. Hochdruckkrankheiten 15:460–462
4. Demers HG, Siebold G, Schielke DJ, Müller W, Niemeyer R, Höffler D (1989) Soft right atrial catheter for temporary or permanent vascular access. Dialysis & Transplant 18:130–132
5. Dunn J, Nylander W, Richie R (1987) Central venous dialysis access: experience with a dual-lumen, silicone rubber catheter. Surgery 102:784–789
6. Kinnaert P, Hooghe L, de Pauw L, Dhaene M, Dratwa M, Vanherweghem JL (1990) Use of HICKMAN catheter as a permanent vascular access for hemodialysis. Trans Am Soc Artific Intern Organs 36:104–106
7. Krupski G, Fröschle GF, Weh FJ, Schlosser GA (1995) Zentralvenöse Zugangssysteme in der Behandlung von Malignompatienten: Venöser Port, ZVK und Hickman-Katheter. Chirurg 66:202–207
8. Simoni G, Guerri G, Friedman D (1990) Five years' experience with HICKMAN catheters as temporary access for haemodialysis. Nephrol Dial Transplant 5:59–61

5.3.3 Kontinuierliche ambulante Peritonealdialyse (CAPD)

M. WILFLING

Kathetersysteme

Eine der wichtigsten Komponenten bei der Peritonealdialyse ist ein permanenter und störungsfreier Zugang zur Peritonealhöhle in Form eines Verweilkatheters. An einen dafür geeigneten Katheter sind die folgenden Anforderungen zu stellen: einfach in Einlage und Pflege, infektionssicher, aus haltbarem und flexiblem Material, nicht dislozierend und auch preisgünstig.

Ursprünglich dienten Metall- oder Glaskanülen als vorübergehender Zugang zur Peritonealhöhle. 1964 entwickelten PALMER und QUINTON den ersten Silikonkatheter, und 1968 setzte MC DONALD als erster eine Muffe aus Dacron ein, um eine feste Verbindung durch einsprossendes Bindegewebe zu erzielen. Noch im gleichen Jahr stellte TENCKHOFF einen modifizierten Palmer-Katheter mit zwei Dacronmuffen im Tunnelsegment vor und verhalf damit der permanenten Dauerdialyse zum Durchbruch (8).

Seit Einführung des klassischen TENCKHOFF-Katheters wurden zahlreiche Varianten entwickelt, wobei die in Abb. 5.3.7 dargestellten die größte Verbreitung gefunden haben. Alle Katheter bestehen aus einem intraperitonealen, mehrfach perforierten Segment, einem in der Abdominalwand gelegenen, mit Dacronmuffen versehenen Tunnelsegment und einem außerhalb gelegenen Anteil.

Der „swan-neck"-Katheter mit vorgegebener Biegung zwischen den Dacronmuffen und nach kaudal gerichtetem Katheteraustritt wurde 1986 von TWARDOWSKI (10) eingeführt. Mit dessen Hilfe soll einer Verschmutzung vorgebeugt und eine bessere Drainage am Hautdurchtritt ermöglicht werden. Der Toronto-Western-Hospital-2-(TWH2-)-Katheter von OREOPOULOS und ZELLERMANN verwendet eine Kunststoffperle, über der das Peritoneum mittels einer Tabakbeutelnaht verschlossen wird. Unmittelbar darüber liegt eine Dacronscheibe auf der Faszie zur Erreichung einer hohen Dichtigkeit.

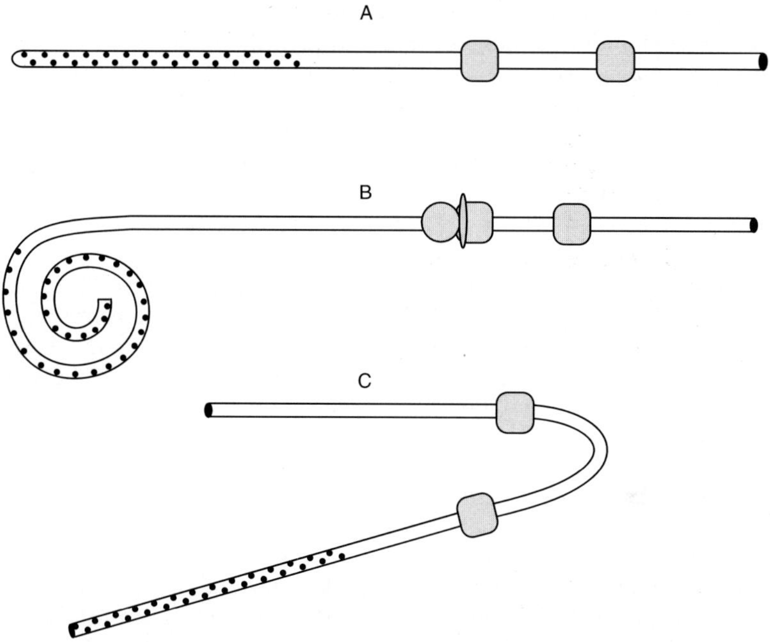

Abb. 5.3.7. Peritonealdialyse-Katheter mit jeweils zwei Dacronmuffen: TENCKHOFF-Katheter (**A**), „coiled" TWH-Katheter (**B**), „swan-neck"-Katheter (**C**)

Fast alle Katheter sind mit geradem oder schneckenförmig gedrehtem (coiled) intraperitonealem Segment und mit einer oder zwei Dacronmuffen erhältlich. Zusätzlich werden auch Polyurethan- statt Silikonkatheter angeboten.

Implantation

Allgemeines

Mindestens ebenso wichtig wie die Art des Katheters ist die Technik der Implantation. Da es sich nicht um eine kurzfristige abdominelle Drainage, sondern um ein Kunststoffimplantat handelt, sind die Ergebnisse wesentlich von der Einhaltung der Sterilität und einer atraumatischen chirurgischen Technik mit penibler Blutstillung abhängig. Grundsätzlich sind zwei verschiedene Techniken gebräuchlich: die chirurgische in Form einer Minilaparotomie und die Punktion der Bauchdecke mit Hilfe eines Trokars unter peritoneoskopischer Kontrolle. Die chirurgische Technik kann sowohl in Lokalanästhesie als auch in einer kurzen Vollnarkose erfolgen. Letzteres ist wegen der besseren Relaxation zu bevorzugen. Weiterhin besteht die Möglichkeit, gleichzeitig Hernien mitzuversorgen und bei Verwachsungen auch eine Adhäsiolyse oder ggf. eine partielle Netzresektion durchzuführen. Die Punktionstechnik erfolgt immer in Lokalanästhesie am möglichst sedierten Patienten. Wegen der höheren Komplikationsrate ist der „blinde“ Eingriff ohne Verwendung eines Peritoneoskops nicht mehr vertretbar. Wenn auch ursprünglich als sogenannte „bedside“-Technik als vom Nephrologen durchführbar beschrieben, so sind doch chirurgische Kautelen entsprechend dem heutigen Standard einzuhalten, was nur in einem OP-Raum sicher gewährleistet ist. Insgesamt wird von ca. 90 % aller Zentren die chirurgische Methode angewandt.

Chirurgische Technik

Transversaler Schnitt von ca. 5 cm Länge unterhalb des Nabels links paramedian über dem Rectusmuskel. Darstellen der anterioren Muskelfaszie und sehr sorgfältige Blutstillung. Scharfes Durchtrennen der Faszie, stumpfes Auseinanderdrängen der Rectusmuskulatur im Faserverlauf bis zur posterioren Faszie und scharfes Eröffnen des Peritoneums. Nach Auspressen der Luft aus den Dacronmuffen in physiologischer Kochsalzlösung und Spülen des Katheters Einführen des Katheterendes tief in den linken Unterbauch mittels Kornzange. Zu beachten ist, daß der Katheter oberhalb des Netzes und nicht zwischen den Darmschlingen zu liegen kommt. Entscheidend ist jetzt der feste und wasserdichte Verschluß der Bauchhöhle mit einer Tabakbeutelnaht unter Mitnahme des parietalen Peritoneums und der posterioren Muskelfaszie unterhalb der tiefen Dacronmuffe. Plazieren der tiefen Dacronmuffe im Muskel und Naht der anterioren Faszie. Probelauf mit 500 ml Dialyseflüssigkeit. Entsprechend des verwendeten Kathetertyps nach kranial oder kaudal Bildung eines subkutanen Tunnels mit einem speziellen Tunneler oder Redonspieß und Durchzug des aufgesteckten Katheterendes nach kleiner Stichinzision an der geplanten Hautausleitung. Der Katheter soll subkutan spannungsfrei mit der oberflächlichen Dacronmuffe mindestens 1,5 cm vor dem Hautdurchtritt liegen und bündig mit der Haut abschließen. Keine Naht! Erneut sorgfältige Blutstillung und Wundreinigung. Hautnaht (1, 11). Abb. 5.3.8 zeigt die Katheterlage schematisch.

Peritoneoskopische Punktionstechnik

Die Punktionstechnik soll hier am Beispiel des Y-TEC-Systems (Medigroup, North Aurora, IL, USA) beschrieben werden: Die Präparation erfolgt zunächst wie bei der chirurgischen Technik bis zur Darstellung der anterioren Muskelfaszie. Nach erneuter tiefer Infiltration mit Lokalanästhetikum wird die Bauchhöhle mit einem 2,2-mm-Minitrokar in einer Metallkanüle unter Pressen des Patienten punktiert. Die Kanüle ist ihrerseits von einer längsgeschlitzten Plastikscheide umgeben (Abb. 5.3.9). Das Trokar wird entfernt und die intraperitoneale Lage mit einem 2,2-mm-Peritoneoskop kontrolliert, danach wird die Bauchhöhle mit Gas gefüllt. Eine prinzipiell auch mögliche Flüssigkeitsfüllung ist aus Sterilitätsgründen abzulehnen. Die Bauchhöhle wird erneut inspiziert und das Peritoneoskop und die Metallkanüle entfernt, die Plastikscheide dabei belassen. Nach Dehnung des Kanals mit einem Dilatator wird der auf einem stumpfen Mandrin aufgesteckte Katheter durch die Plastikscheide eingeführt und tief in den linken Unterbauch vorgeschoben, bis die tiefe Dacronmuffe im Rectusmuskel verschwindet; der Mandrin wird dabei gleichzeitig zurückgezogen. Die Plastikscheide wird ent-

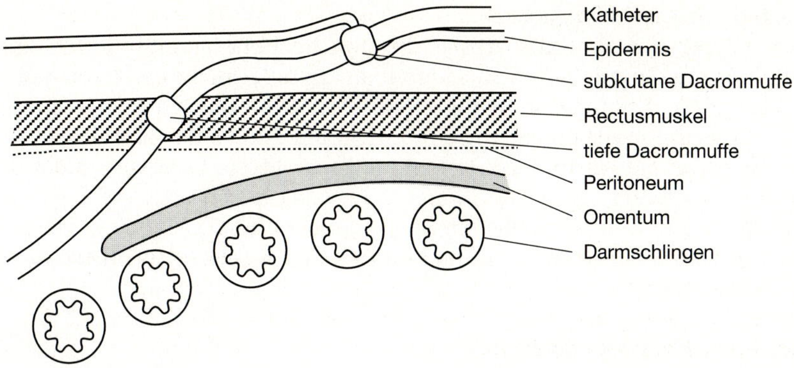

Abb. 5.3.8. In-situ-Lage des Katheters für die Peritonealdialyse (Querschnitt)

fernt, die Tabakbeutelnaht oberhalb der tiefen Dacronmuffe mit der anterioren Faszie angelegt und ein Tunnel wie bei der chirurgischen Technik präpariert (1).

Die Variante gegenüber der originalen Technikbeschreibung mit Darstellung der anterioren Muskelfaszie vor der Punktion hat sich zur sicheren Plazierung der tiefen Dacronmuffe im Rectusmuskel insbesondere bei adipösen Bauchdecken und zur Erleichterung einer spannungsfreien Tunnelung beim „swan-neck"-Katheter bewährt.

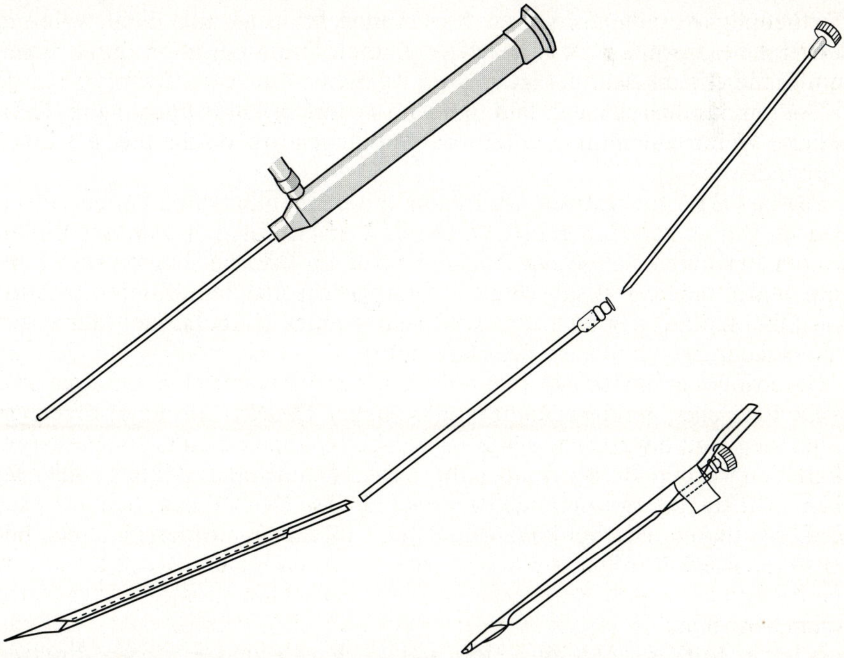

Abb. 5.3.9. Die Komponenten des Y-TEC-Systems

Perioperatives Management
Am Vortag des Eingriffs erfolgt die übliche Patientenaufklärung und die Markierung der geplanten Katheteraustrittsstelle (nicht im Bereich des Hosengürtels!). Am Operationstag selbst wird dann die Harnblase durch Katheterisierung entleert, es erfolgt ein Einlauf zur Entlastung des Rektosigmoids sowie die Rasur. Der Patient bleibt nüchtern. Der Nutzen eines perioperativ gegebenen Antibiotikums (z. B. Vancomycin oder ein Cephalosporin) konnte in unterschiedlichen Studien nicht einheitlich belegt werden, erscheint aber angesichts der Implantation einer Kunststoffprothese durchaus gerechtfertigt.

Postoperatives Management
Das postoperative Management hat insbesondere die Vermeidung von Frühleckagen und primären Katheterinfektionen bis zum festen Einwachsen der Dacronmuffen zum Ziel. Die Handhabung ist in Abhängigkeit von Implantationstechnik, Kathetertyp und eigenen Erfahrungen in den einzelnen Zentren zum Teil recht unterschiedlich. Eine typische und bei uns nach chirurgischer Katheterimplantation bewährte Vorgehensweise soll hier als Beispiel dienen.

Während der ersten 24 Stunden strenge Bettruhe. Ab dem 2. Tag langsame Mobilisierung unter Vermeidung von Anspannungen der Bauchmuskulatur (ggf. Hustenprophylaxe), erster Verbandswechsel. In dieser Zeit täglich 1 Spülung ohne Verweilzeit mit je 1 Liter einer Peritonealdialyselösung mit niedrigprozentigem Glukosegehalt unter Zusatz von 500 IE Heparin. Bei blutigem Auslauf initial weitere Spülungen bis zum Aufklaren des Dialysats. Zur Prophylaxe einer primären Katheterinfektion ist unbedingt während der Einheilungsphase auf die sichere Katheterimmobilisation durch Fixierung an der Bauchwand zu achten.

Bei unkompliziertem Verlauf dann am 3. oder 4. Tag Entlassung und ambulante Weiterbehandlung mit 2 bis 3 Spülungen pro Woche mit je 1 Liter, Verbandswechsel.

Ab ca. 11. postoperativen Tag Beginn mit dem ambulanten Patiententraining im Dialysezentrum über 1 Woche und gleichzeitig schrittweises Einleiten der Peritonealdialyse mit zunächst noch auf 1,5 Liter begrenztem Füllvolumen. Zum Trainingsabschluß 1. Beutelwechsel zu hause unter Aufsicht von Dialysepflegepersonal und Dialysearzt unter Einbeziehung der nächsten Angehörigen und auch des Hausarztes.

Bei primär urämischen Patienten kann bereits unmittelbar postoperativ unter Bettruhe (geringerer intraabdomineller Druck!) mit 6mal täglichen manuellen Beutelwechseln mit je 1 Liter Füllvolumen die Peritonealdialyse begonnen werden. Besser ist noch die Zuhilfenahme eines Zyklergerätes die nur nächtliche intermittierende Peritonealdialyse (NIPD) mit ebenfalls 1 Liter Füllvolumen. Hierbei kann der Patient tagsüber mit leerem Bauch bereits mobilisiert werden.

Komplikationen
- Infekte, Katheterfehlfunktionen und Leckagen zählen, neben direkten operationsbedingten Verletzungen (z. B. Darm), zu den *Frühkomplikationen.*

Das Auftreten dieser Komplikationen ist in erster Linie abhängig von der Qualität der chirurgischen Technik und des perioperativen Managements. Katheterfehlfunktionen sind darüber hinaus meist durch Obstipation, Dislokation des Katheterendes oder übermäßige Fibrinbildung bedingt. Bei massiven Frühleckagen am Katheteraustritt und primär auftretenden, nicht beeinflußbaren Ein- oder Auslaufschwierigkeiten sollte unverzüglich eine chirurgische Revision erfolgen. Kleinere Leckagen nach außen oder in die Bauchwand können hingegen meist konservativ durch Pausieren, Reduktion der Füllvolumina oder Umstellen auf die NIPD behandelt werden. Zum Auftreten von Leckagen prädisponieren hohes Alter, Diabetes mellitus, atrophische Bauchmuskulatur, Kortisonbehandlung und Adipositas. Wichtig bei jeder Leckage ist die sofortige Einleitung einer systemischen, Staphylokokken-wirksamen Antibiotikatherapie.

Gleiches gilt auch beim Auftreten postoperativer Hämatome und bei Katheteraustrittsinfekten vor Einwachsen der Dacronmuffen mit der Gefahr einer raschen Ausbreitung auf das subkutane Kathetersegment. Diese frühen Austrittsstelleninfekte erfordern zusätzlich eine strikte Katheterimmobilisation und tägliche sterile Verbandswechsel. Ein nicht unbeträchtlicher Teil der späteren chronischen Katheterinfekte mit häufigen konsekutiven Katheterverlusten geht vermutlich auf diese bakterielle Katheterkontamination mit Biofilmbildung zurück (9).

- *Spätkomplikationen* sind fast ausschließlich Infektionen, überwiegend durch Staphylokokken (ca. 70 %) oder Pseudomonas-Spezies (10–15 %) verursacht. Meist sind es Austrittsstelleninfekte, die konservativ behandelt werden (3, 9). Neben mechanischen Irritationen und Verschmutzung des Katheteraustritts gilt auch eine Besiedlung der Nasenschleimhäute mit Staphylokokken als prädisponierend, und der Versuch einer prophylaktischen Eradikation mit antibiotischer Nasensalbe erscheint gerechtfertigt (6). Eine Mitinfektion der subkutanen Dacronmuffe mit Extrusion kann oft durch vorsichtiges Abschälen beherrscht werden.

Die prognostisch als wesentlich ernster einzustufende Infektion des subkutanen und auch intramuskulären Katheterverlaufs (Tunnelinfekt) läßt sich oft nur sonographisch sicher diagnostizieren (4). Eine systemische antibiotische Therapie unter sonographischen Verlaufskontrollen ist über 3–6 Wochen erforderlich. Dennoch gelingt damit eine dauerhafte Sanierung in ca. 30 % der Fälle nicht und die Katheterexplantation darf wegen der Peritonitisgefahr nicht zu lange hinausgezögert werden. Das Auftreten rezidivierender Peritonitiden mit gram-positiven Keimen sollte immer auch an einen Tunnelinfekt als Ursache denken lassen. In diesem Fall ist eine sofortige Katheterentfernung unumgänglich.

Ergebnisse

Die Katheterüberlebenszeit beträgt bestenfalls 80 % nach 3 Jahren und sollte nicht unter 50 % nach einem Jahr liegen (3). Bis zu 20 % aller Patiententransfers von der Peritoneal- zur Hämodialyse sind auf Katheterkomplikationen zurückzuführen, indirekt (über katheterbedingte Peritonitiden und psychischen Streß) sind aber eher 33 % aller Transfers katheterassoziiert. Ursächlich handelt es sich in über 50% der Fälle um Katheterinfektionen, in 25% um Dislokationen mit Fehlfunktionen und in 15% um Leckagen. Damit werden die Katheterfunktionszeiten überwiegend durch die Katheterinfektionen bestimmt. Bemerkenswert ist, daß sogar die Zahl der Patiententransfers zur Hämodialyse mit der Katheterverlustrate durch Katheterinfektionen und nicht mit der Peritonitisrate parallel geht (2). Dies erklärt möglicherweise auch den unerwartet geringen Anstieg des Methoden-Überlebens der Peritonealdialyse, obwohl die Peritonitisraten deutlich gesenkt werden konnten.

Bereits im ersten Jahr nach Katheterimplantation werden bei bis zu 50% aller Patienten Infektionen im Katheterbereich beobachtet. Zur Reduktion dieser Infektionen befinden sich neben der Optimierung der bestehenden Technik (wie perioperative Antibiotikaprophylaxe, atraumatische Operationstechnik, Verwendung von Fibrinkleber an den Dacronmuffen, sorgfältiges postoperatives Management, Staphylokokkeneradikation der Nasenschleimhäute) auch neue Techniken in Erprobung: die prästernale Katheterausleitung (10), das Belassen des äußeren Kathetersegments subkutan für 3–5 Wochen (7) und die Verwendung von Silberbeschichtungen am Katheteraustritt (5).

Die Studienergebnisse zu verschiedenen Katheterdesigns sind nicht einheitlich. Dennoch werden die schneckenförmig gedrehten (coiled) Katheter generell bezüglich Dislokation und Fehlfunktion als günstiger beurteilt. Für die Katheter mit intraperitonealer Kunststoffperle und direkt auf dem Peritoneum plazierter Dacronmuffe werden durchschnittlich niedrigere Leckageraten angegeben. Die Implantation dieser Katheter kann allerdings nur chirurgisch erfolgen. Der nach kaudal gerichtete Katheteraustritt bei den „swan-neck"-Kathetern hat wahrscheinlich eine geringere Infektrate der Austrittsstelle zur Folge, setzt aber bei der Implantation eine akurate Katheterführung in der Bauchwand voraus. Widersprüchlich hingegen sind die Meinungen darüber, ob zwei oder nur eine Dacronmuffe zu verwenden sind und wo letztere zu plazieren ist. Das am meisten verbreitete Kathetermaterial ist Silikongummi. Neuere Materialien wie zum Beispiel Titan und bioaktive Keramiken oder poröse Oberflächen sind in Erprobung (1, 3).

Die Ergebnisse bezüglich der Frühkomplikationsraten variieren erheblich und liegen bei ca. 3–31% für Infektionen, 3–13% für Auslaufprobleme und 0–11% für Leckagen (1). Trotz überwiegend etwas günstigeren Angaben zur Komplikationsrate für die peritoneoskopisch kontrollierte Punktionstechnik im Vergleich zur chirurgischen Implantation ist eine abschließende Bewertung nicht möglich. Insgesamt scheinen die Infektionen beim chirurgischen Vorgehen und die Leckagen bei der Punktionstechnik häufiger.

Wie bei jedem chirurgischen Eingriff hängen die Ergebnisse der Katheterimplantation nicht allein von der verwendeten Methode oder dem Kathetertyp, sondern auch ganz entscheidend von der Erfahrung und der Sorgfalt des Operateurs ab. Da in aller Regel ein Chirurg die Implantation ausführt und damit eine wesentliche Verantwortung für die problemlose Durchführung der CAPD übernimmt, ist eine enge und vertrauensvolle Zusammenarbeit zwischen Nephrologen und Chirurgen erforderlich. Unverzichtbar für jedes Zentrum zur Erzielung optimaler Ergebnisse ist dabei auch die kontinuierliche interne Qualitätskontrolle.

LITERATUR

1. Ash SR, Nichols WK (1994) Placement, repair, and removal of chronic peritoneal catheters. In: Gokal R, Nolph KD (eds) The textbook of peritoneal dialysis. Kluwer Academic Publishers, Dordrecht, Boston, London
2. Bernardini J, Piraino B, et al. (1991) An analysis of ten-year trends in infections in adults on CAPD. Clin Nephrol 36:29–34
3. Gokal R, Ash SR, Helfrich GB, Holmes CJ, Joffe P, Nichols WK, Oreopoulos DG, Riella MC, Slingeneyer A, Twardowski ZJ, Vas SI (1993) Peritoneal catheters and exit-site practices: toward optimum peritoneal access. Perit Dial Int 13:29–39
4. Holley JL, Foulks CJ, Moss AH, Willard D (1989) Ultrasound as a tool in the diagnosis and management of exit-site infections in patients undergoing continuous ambulatory peritoneal dialysis. Am J Kidney Dis 14:211–216
5. Kahl A, Kahl K, Große-Siestrup C, Gahl GM (1993) Reduction of exit-site infections in peritoneal dialysis by local application of metallic silver: a preliminary report. Perit Dial Int (Suppl 2):561–563
6. Luzar MA, Coles GA, Faller B, et al. (1990) Staphylococcus aureus nasal carriage and infection in patients on continuous ambulatory peritoneal dialysis. New Eng J Med 322:505–509
7. Moncrief JW, Popovich RP, Broadrick LJ, He Z, Simmons EE, Tate RA (1993) The Moncrief-Popovich catheter. ASAIO Journal 39:62–65
8. Tenckhoff J, Schechter HA (1968) A bacteriologically safe peritoneal access device. Trans Am Soc Artif Intern Organs 14:181–187
9. Twardowski ZJ (1994) Exit-site care in peritoneal dialysis patients. Perit Dial Int (Suppl) 3:39–42
10. Twardowski ZJ, Nichols WK, Nolph KD, Khanna R (1993) Swan neck presternal peritoneal dialysis catheter. Perit Dial Int (Suppl 2):130–132
11. Verreet PR, Rötzscher V, Ulrich B (1983) Implantationstechnik des Oreopoulos-Zellermann-Katheters zur Peritonealdialyse. Chirurg 54:609–612

5.4 Die ambulante Dialyseshunt-Chirurgie – Voraussetzungen und Möglichkeiten

H. Felcht

Einführung

Niereninsuffiziente Patienten benötigen häufig medizinische Hilfe. Stationäre Behandlungen sind nicht selten erforderlich und oft langwierig, hinzu kommt die körperliche und seelische Belastung durch die Dialyse; die Abhängigkeit vom Medizinbetrieb ist eminent. Die Möglichkeit, Dialyseshunt-Operationen ambulant durchzuführen und damit im familiären Umfeld zu verbleiben, wird daher von den Patienten besonders gern angenommen, obgleich finanzielle Anreize, die stationären Kosten zu vermeiden, dem Patienten im deutschen Gesundheitswesen nicht erwachsen.

Dialyseshunt-Patienten werden immer älter, hierdurch vergrößert sich die Zahl der Patienten mit arteriosklerotischen Einstromhindernissen, gravierenden Vorerkrankungen mit konsekutiven Abstromhindernissen nach Venenpunktionen und zentralvenösen Kathetermaßnahmen. Die Lebenserwartung unter intermittierender Hämodialyse ist erheblich länger geworden. Shuntanlagen sind daher immer schwieriger durchzuführen, der Anteil von Revisionen und komplizierten Fällen steigt.

Im folgenden Kapitel sollen daher die Voraussetzungen, Möglichkeiten und Grenzen der ambulanten Dialyseshunt-Chirurgie dargestellt werden. Unter ambulanter Shuntchirurgie verstehen wir eine Shuntanlage oder einen Eingriff am Dialyseshunt, bei der der Patient die Nacht vor dem Eingriff und die Nacht danach zu Hause verbringt (5). Unter stationären Shuntoperationen verstehen wir dagegen Eingriffe bei Patienten, die entweder im eigenen Haus auf der (gefäß-)chirurgischen oder der (nephrologisch-)internistischen Station liegen oder solche, die im Konsiliarverfahren operiert werden und die in zuweisenden Hospitälern vor und nach dem Eingriff stationär betreut werden.

Voraussetzungen

Für die risikoarme und verantwortungsbewußte Durchführung von ambulanten Shuntoperationen sind einige Voraussetzungen von seiten des Patienten, des Operateurs und des Anästhesisten, des Fachpersonals sowie von seiten der die Operation anbietenden Einrichtung und des nachbetreuenden Arztes zu beachten.

■ **Patienten.** Eine sprachliche Kommunikation mit dem Patienten muß möglich sein. Verwirrte, kritiklose und uneinsichtige Patienten sollten nicht ambulant operiert werden. Eine Altersgrenze besteht nicht; gerade ältere Patienten erfahren besondere psychische Belastungen bei Veränderungen der Umgebung und reagieren auf eine stationäre Behandlung mit Verwirrtheitszuständen, die bei ambulanter Behandlung meist vermieden werden können (5). Der Patient sollte einen festen Wohnsitz haben und in den ersten Tagen und Nächten nach dem Eingriff nicht allein wohnen; eine kompetente häusliche Hilfe muß ihm permanent zur Verfügung stehen. Der Wohnsitz sollte nicht mehr als 30 min Fahrzeit vom Behandlungsort entfernt sein, und der Patient muß telefonisch erreichbar sein (1, 4, 5, 10). Der Patient sollte die ambulante Durchführung der Operation wünschen, was auch zu dokumentieren ist. Über die Alternative einer stationären Behandlung muß aufgeklärt werden. Dem Wunsch nach stationärer Behandlung ist in jedem Fall zu entsprechen, demgegenüber sollten wirtschaftliche Überlegungen zweitrangig sein.

■ **Der Operateur** sollte in der Dialyseshunt-Chirurgie eine besonders große, deutlich über die Facharztanerkennung hinausgehende Erfahrung und Routine aufweisen (4). Jede denkbare intraoperative Komplikation und Schwierigkeit muß beherrscht, infolge Befundänderung erforderliche Erweiterungen des Eingriffs müssen sofort durchgeführt werden können. Auch sollten ausreichende Erfahrungen in den zentralvenösen Punktionstechniken und der operativen Freilegung zentralvenöser Gefäße vorhanden sein, um bei Erfordernis in gleicher Sitzung einen SHALDON- oder DEMERS-Katheter implantieren zu können.

■ **Der Anästhesist** sollte besondere Erfahrungen haben auf dem Gebiet der Leitungsanästhesien der oberen Extremitäten sowie bei Vollnarkosen für ambulante Eingriffe. Die Wahl des Anästhesieverfahrens muß der ambulanten Durchführung der Operation angemessen sein (Einzelheiten bei 9). Ein Vetorecht des Anästhesisten für die ambulante Durchführung des Eingriffs ist selbstverständlich.

■ **Bei entsprechender Ausstattung** kann Dialyseshunt-Chirurgie in Arztpraxen, tageschirurgischen Einrichtungen und in Krankenhäusern erfolgen. Die Möglichkeit einer stationären Weiterbehandlung muß in jedem Fall gegeben sein. Im eigenen Krankengut mußte in 1,1 % (11/979) der Operationen die geplante ambulante Behandlung stationär fortgesetzt werden (2). Operateure in Arztpraxen und mögliche stationäre Weiterbehandler sollten eine enge Kooperation vereinbaren, um darauf im Fall der Notwendigkeit einer stationären Weiterbehandlung zurückgreifen zu können. Die Möglichkeit einer operativen Revision muß rund um die Uhr gesichert sein, da Nachblutungen – bedingt durch Gerinnungsstörungen oder auch durch Undichtigkeiten der Anastomose – vorkommen können. Der Operateur oder ein kompetenter Vertreter muß für die Patienten 24 h lang erreichbar sein, der Patient ist über eine entsprechende Kontaktmöglichkeit mündlich und schriftlich zu informieren.

■ **Die regelmäßige Sprechstunde für Dialyseshunt-Chirurgie** an alternierenden Dialysetagen– mindestens zweimal wöchentlich – ermöglicht bei geplanter Operation die individuelle Überprüfung der Indikation und die Voruntersuchung, die für die ambulante Vorgehensweise zwingend ist (11). Hierbei steht die klinische Untersuchung des Gefäßstatus des Patienten ganz im Vordergrund (8). Weitere Voruntersuchungen wie gezielte Angiographien können indiziert werden. Der Patient lernt den Operateur beim Aufklärungsgespräch kennen und kann Vertrauen gewinnen. Die Aufklärung muß unter Berücksichtigung der Umstände so frühzeitig wie nötig erfolgen, um den erforderlichen Rechtsgutschutz zu erreichen (7); eine schriftliche Dokumentation ist zu empfehlen. Nach Festlegung der Operationsplanung erfolgt die Terminabsprache. Der Patient wird möglichst im Anschluß daran dem Anästhesisten zur Prämedikationsvisite vorgestellt, eine Prämedikations-Sprechstunde parallel zur Shunt-Sprechstunde ist hilfreich. Zahlreiche gesonderte Arzttermine mit langen Fahrt- und Wartezeiten sind zu vermeiden. Die Terminvergabe richtet sich nach der Dringlichkeit der geplanten Operation. Ein Shuntverschluß oder ein drohender Shuntverschluß beim „failing shunt" (6) erfordern einen Operationstermin vor der nächsten Dialyse, um die belastenden und venenverbrauchenden Katheter-Dialysen zu vermeiden. Die Planung des Operationsprogrammes muß flexibel gehalten werden und ein Shuntverschluß in das normale Operationstagesprogramm integrierbar sein, um nächtliche Shuntoperationen oder tagelange Wartezeiten mit Katheter-Dialysen dem Patienten zu ersparen. Die Aufklärung kann bei solchen Notfalloperationen bereits vom zuweisenden Nephrologen begonnen und dokumentiert und am Operationstag bei der Begrüßung durch den Operateur komplettiert werden (Delegation der Aufklärung; 11).

Möglichkeiten

▪ **Am Operationstag** wird der Patient vom Operateur begrüßt; dieser Kontakt hilft Ängste abzubauen, erneut aufgetretene Fragen zu beantworten und ermöglicht außerdem eine Überprüfung der Operationsplanung (Befunde, Nüchternheit, Transport; 8).

▪ **Fast alle möglichen Shuntoperationen** können unter Berücksichtigung der genannten Voraussetzungen ambulant durchgeführt werden; aus unserer Sicht stellen auch Kunststoff-Shuntanlagen keine Kontraindikation dar: Im eigenen Krankengut wurden über 200 PTFE-Shunts ambulant implantiert, ohne daß wir Nachteile durch die ambulante Behandlung gesehen haben (3). Besonders bei der ambulanten Shuntchirurgie ist eine punktionsorientierte Operationsplanung sinnvoll. Totalkorrekturen – etwa bei Stenose und druckinduziertem Aneurysma davor – werden durch zwei gesonderte Operationen behandelt, um Punktionsstrecken zu erhalten – etwa Abflußkorrektur der Stenose, in zweiter Sitzung Aneurysmakorrektur durch Aneurysmorrhaphie oder Inlay.

▪ **Postoperativ** wird der Patient im Nachbehandlungsraum vom anästhesiologischen Fachpersonal betreut, bei Leitungsanästhesie trägt die Gabe eines Frühstücks zur Entspannung der Patienten bei. Abschließbare Schränke und Aufenthaltsmöglichkeit für fürsorgliche Angehörige sollten vorhanden sein. Die Verabschiedung erfolgt durch den Operateur nach Rücksprache mit dem Anästhesisten, etwaige Wunddrainagen können meist entfernt werden. Hierbei ist auch die Organisierung des Rücktransportes zu überprüfen. Die Weiterbehandlung kann in der Regel vom zuweisenden Hausarzt oder Nephrologen erfolgen, ein dem Patienten mitgegebenes Informationsblatt mit Operationszeichnung unter Markierung etwaiger Punktionsstrecken ist hilfreich. Bei allen Problemfällen empfiehlt sich jedoch der telefonische Kontakt zum Weiterbehandler, in Einzelfällen wird der Patient zusätzlich noch einmal in die Shunt-Sprechstunde des Operateurs einbestellt (schmächtige, grenzwertige Gefäße, problematische Hautverhältnisse). Der Operateur trägt die Verantwortung für die fachgerechte postoperative Versorgung (10), von Rücksprachen und Informationsaustausch über den weiteren Verlauf sollte daher großzügig Gebrauch gemacht werden.

Besonders gewarnt werden muß vor fehlender Absprache der Wundbetreuung (Zeitpunkt der Fädenentfernung, Abnahme von ruhigstellenden Kunststoffverbänden, verspätete und inkonsequente Hämatombehandlung) und fehlender Absprache der Punktionsmöglichkeiten des Shunts. Eine postoperative Hilfestellung durch ambulante Pflegedienste ist selten erforderlich; sie betrifft lediglich Hilfestellung bei täglichen Verrichtungen, die postoperative Wundbetreuung bei Shunts ist kundigen Ärzten vorbehalten. Eine routinemäßige Thromboseprophylaxe mit Heparin ist bei Shuntoperationen an der oberen Körperhälfte nicht empfehlenswert.

Dialyseshunt-Operationen können unter Beachtung der Gegenanzeigen ohne vermehrtes Risiko mit vielen Vorteilen für die Patienten ambulant mit gutem Erfolg durchgeführt werden. Je nach der Zusammensetzung des Krankengutes (stationär oder ambulant behandelnde Nephrologen) sind

85–95% der Eingriffe ambulant durchzuführen: im eigenen Krankengut 89,4% (957/1071). Gravierende Komplikationen, die durch die ambulante Durchführung der Operation hervorgerufen oder begünstigt wurden, sahen wir nicht.

LITERATUR

1. Felcht H, Strunz M, Blank K (1993) Möglichkeiten und Grenzen der ambulanten Dialyseshuntchirurgie. In: Sommoggy S von, Kistler D (Hrsg) Hämodialyse, Shuntchirurgie. Blackwell-Wiss.-Verl., Berlin, S 24–31
2. Felcht H, Strunz M, Matzdorf H, Schlüter T (1995) Serviceorientierte ambulante Gefäßchirurgie am Krankenhaus der Grundversorgung. In: Hierholzer G (Hrsg) Kurzreferate Deutsche Gesellschaft für Chirurgie, 112. Kongreß. Demeter, Gräfeling, S 359
3. Friedell M, Cohen MJ, Martin SP (1991) Outpatient or Inpatient Surgery for Hemodialysis Access? In: Sommer BC, Henry ML (eds) Vascular Access for Hemodialysis, II Gore + Ass. Precept Press, USA, pp 70–74
4. Fritz K (1994) Möglichkeiten, Voraussetzungen und Probleme des ambulanten Operierens. In: Graf-Baumann T, Hirsch G, Weißauer W, Welter HF (Hrsg) Ambulantes Operieren. Springer, Berlin, Heidelberg, New York, Tokyo, S 43–56
5. Hempel IK, Siewert JR, Lehr L (1995) Ambulante Chirurgie – Definitionen, sozioökonomische und juristische Aspekte. Chirurg 66:277–281
6. Hepp W, De Jonge K, Scholz A, Langer R, Langer M (1991) Diagnostisches und therapeutisches Konzept beim „failing-Shunt". In: Maurer PC, Häring R (Hrsg) angio archiv 22:20–26
7. Jansen C (1995) Zeitpunkt der Aufklärung bei ambulanten und stationären Operationen. Rhein Äbl 49 (3):48–50
8. Jost JO (1995) Arteriovenöse Fisteln zur chronischen Hämodialyse. In: Brug E, Rieger H, Strobel M (Hrsg) Ambulante Chirurgie. Deutscher Ärzte Verlag, Köln, S 403–416
9. Puchstein C, Aken H van (1995) Anästhesie beim ambulanten Operieren. In: Brug E, Rieger H, Strobel M (Hrsg) Ambulante Chirurgie. Deutscher Ärzte Verlag, Köln, S 23–42
10. Rüggeberg JA (1995) Ambulante Chirurgie – Grenzen und Risiken aus der Sicht des Niedergelassenen. Chirurg 66:282–286
11. Weißauer W (1994) Ambulantes Operieren – Sorgfaltspflicht, Aufklärung und Haftung. In: Graf-Baumann T, Hirsch G, Weißauer W, Welter HF (Hrsg) Ambulantes Operieren. Springer, Berlin, Heidelberg, New York, Tokyo, S 89–104

6 Diagnostik und Therapie bei Komplikationen

6.1 Chirurgische Therapie

6.1.1 Extremitätenischämie

M. Kaufmann, D. Raithel

Einführung

Komplikationen in der Shuntchirurgie sind aufgrund der ständigen Punktion verständlicherweise häufig, für den Patienten oft akut lebensbedrohlich und für den Chirurgen meist weniger ein technisches als ein logistisches Problem. Tabelle 6.1.1 zeigt einen Überblick über mögliche Shuntkomplikationen.

Eine relativ seltene, aber für den Patienten enorm belastende Komplikation ist die Minderdurchblutung des betroffenen Shuntarmes distal der arteriovenösen Fistel. Einerseits sorgt sich der Patient um seinen Shunt und damit um seine Dialysefähigkeit, an der sein Leben hängt, andererseits leidet er erhebliche Schmerzen. In unserem Krankengut trat eine Ischämie des Shuntarms – bezogen auf 3938 Shunteingriffe – in 1,3% der Fälle auf. Betrachtet man nur die Shuntneuanlagen, so zeigten sich bei 2% der Patienten ischämische Komplikationen, wobei ein Oberarmshunt ein deutlich höheres Risiko birgt als periphere a.v.-Fisteln. Dies deckt sich mit Untersuchungen von Haimov (2) und Zibari (5), die ebenfalls eine Gesamtischämierate von 1,6% bzw. 2% fanden mit ebenfalls deutlichem Überwiegen der Oberarmshunts.

Die Ursachen für diese Komplikation sind vielfältig, wenn auch unterschiedlich häufig. In Frage kommen vorgeschaltete Stenosen der A. subclavia, technisch zu lang ausgeführte Anastomosen in Höhe der Ellenbeuge, häufig kombiniert mit gemeinsamem widerstandslosem Abfluß über V. basi-

Tabelle 6.1.1. Mögliche Shuntkomplikationen

- Shuntthrombosen
- Shuntstenosen mit zu geringem Fluß und Rezirkulation bei der Dialyse
- Blutungen aus der punktierten Shuntvene bzw. Prothese
- Infekte, besonders bei Implantation
- Ausbildung eines Shuntaneurysmas
- Herzinsuffizienz
- Minderdurchblutung des Shuntarmes

lica und cephalica, Anastomosenfehler mit Stenose der arteriellen Ausstrombahn zum Unterarm sowie arteriosklerotische Gefäßveränderungen mit erheblichen Stenosierungen der Unterarmarterien. In diesen Fällen wird die Ischämie durch den Shunt mit hohem Durchfluß und folgendem Abfall der peripheren arteriellen Durchblutung verursacht. Hier scheint der Begriff des hyperfunktionellen Shunts, wie er von BACHLEDA (1) verwendet wird, eher zutreffend zu sein als der im angloamerikanischen Sprachgebrauch verwendete Begriff des Steal-Syndroms (4). Ein echtes Steal-Phänomen gibt es bei der typischen CIMINO-Fistel, die in diesem Falle durch eine Flußumkehr im Arcus palmaris auch über die A. ulnaris gespeist wird. Eine dadurch bedingte Ischämie ist allerdings eine Rarität (Tabelle 6.1.2)

Die mit Abstand häufigste Ursache für periphere Durchblutungsstörungen des Shuntarmes sind Stenosen und Verschlüsse der Unterarmarterien bei ungehindertem arteriellem Zustrom und korrekter Anastomose eines Oberarmshunts. Am häufigsten sind jene Patienten vertreten, die als Folge eines langjährigen Diabetes mellitus niereninsuffizient geworden sind und daraus eine Hypertonie entwickelt haben, welche wiederum zusammen mit dem Diabetes eine arterielle Verschlußkrankheit begründet oder verstärkt hat; Patienten, die bereits langjährig dialysiert wurden. WILSON (4) bezeichnet Diabetiker mit peripherer Arteriosklerose als Patienten mit dem höchsten Risiko (Tabelle 6.1.3; siehe auch Kap. 5.1.4).

Die klinische Erscheinungsform läßt sich analog der peripheren arteriellen Verschlußkrankheit in vier Stadien unterteilen (Tabelle 6.1.4).

Tabelle 6.1.2. Ursachen der Ischämie am Shuntarm

- Vorgeschaltete Stenosen der A. subclavia
- Technisch zu lange Anastomose in Höhe der Ellenbeuge
- Anastomosenfehler in Höhe der Ellenbeuge mit Stenosierung des peripheren arteriellen Abstroms
- Arteriosklerotische Stenosierungen der Unterarmarterien
- Echtes Steal-Syndrom bei CIMINO-Shunt

Tabelle 6.1.3. Risikofaktoren für eine Ischämie des Shuntarmes

- Diabetes mellitus
- Hypertonie
- Bekannte periphere arterielle Verschlußkrankheit
- Langjährige Dialyse
- Parese des Shuntarmes durch vorangegangenen Apoplex

Tabelle 6.1.4. Stadieneinteilung der Shuntischämie

▸ Stadium I:	asymptomatisch
▸ Stadium II:	Schmerzen bei der Dialyse
▸ Stadium III:	Ruheschmerzen
▸ Stadium IV:	periphere Nekrosen, Kontrakturen

Diagnostik

Die klinische Diagnostik ist einfach, die Kompression des Shunts führt zu augenblicklicher Verbesserung der peripheren Durchblutung. Die therapeutisch wichtigste Stelle nimmt jedoch eine arterielle Angiographie mit und ohne Kompression des Shunts ein. Dabei muß geachtet werden auf vorgeschaltete Stenosen der zuführenden Arterie, Korrektheit der Anastomose, insbesondere Einengungen nach peripher sowie den Zustand der Unterarmarterien (Abb. 6.1.1).

Therapie

Entsprechend der vielfältigen Ursachen für die Ischämie des Shuntarmes sind auch die therapeutischen Ansätze unterschiedlich. Vorgeschaltete Stenosen können z.B. durch eine perkutane transluminale Angioplastie beseitigt werden. Eine fehlerhafte Anastomose bedarf der chirurgischen Korrektur. Am häufigsten steht man jedoch vor dem Problem, daß bei ungehindertem arteriellen Zustrom und korrekter Anastomose Stenosen und Verschlüsse der Unterarmarterien die Ischämie der Hand verursachen, die sich bei Kompression des Shunts sowohl radiologisch dokumentiert wie auch klinisch nachvollziehbar sofort bessert.

Eine Aufgabe des Shunts durch Ligatur sollte, wenn immer möglich, vermieden werden. Ein Banding des Shunts, z.B. durch Einengung durch eine PTFE-Manschette, oder die kurzstreckige Interposition einer kleinkalibrigen Kunststoffprothese führt nur zum Erfolg, wenn die arteriovenöse Anastomose deutlich zu groß ist. In der Regel kommt es ansonsten entweder zu einer Shuntthrombose, oder aber die periphere Situation bessert sich nicht.

Als Lösung des Problems bietet sich eine Trennung des arteriellen Zustroms zu den armversorgenden Gefäßen einerseits und zur Shuntvene

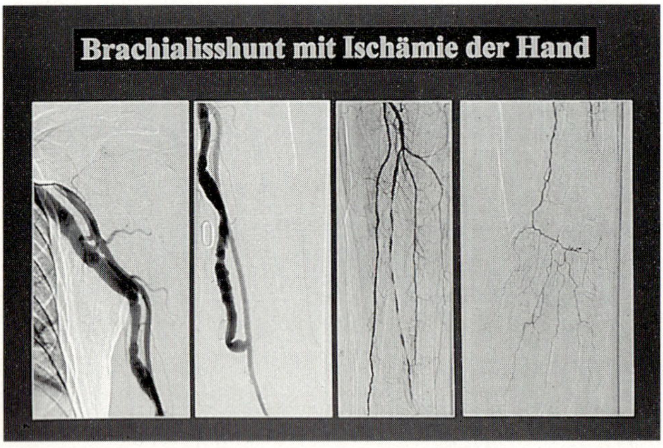

Abb. 6.1.1a–d. Arterielle DSA des Shuntarmes unter Kompression der Shuntvene bei einem 43jährigen Diabetiker mit Brachialisshunt

andererseits durch einen zuführenden Kunststoff-Semi-Loop an. Darunter ist die Implantation einer Kunststoffprothese zu verstehen, die zentral auf die A. subclavia oder A. axillaris angeschlossen wird und bogenförmig End-zu-End mit der bislang funktionierenden Shuntvene verbunden wird. Die arteriovenöse Fistel in Höhe der Ellenbeuge wird dabei aufgehoben.

Es mag zunächst nicht gleich überzeugen, daß ein von der A. axillaris oder von der A. subclavia ausgehender zuführender Semi-Loop die Situation nachhaltig verbessern soll, schließlich wird dabei ja auch das zuführende Gefäß der betreffenden Extremität belastet. Zum besseren Verständnis sei ein theoretisches Extrembeispiel angeführt. Würde man, was sich mit den damit verbundenen erheblichen Belastungen und Risiken für den Patienten natürlich verbietet, einen zuführenden Loop von der thorakalen Aorta aus durchführen, wäre jedermann sofort verständlich, daß dadurch eine selektive Minderdurchblutung einer Extremität wohl kaum zu erwarten wäre. Je weiter zentral also ein Shuntzufluß angeschlossen wird, desto geringer ist die Gefährdung der Peripherie, da die belastete Region vergrößert und die Auswirkung auf „die letzte Wiese“ verringert wird.

Indikation und praktische Ausführung

Hier soll zunächst unterschieden werden, ob es sich um eine akute Ischämie nach neuer Shuntanlage handelt, oder ob es im Verlauf von Monaten oder Jahren zu einer Verschlechterung der peripheren Durchblutungssituation gekommen ist. In den ersten Tagen nach Shuntanlage und einer milden Form der Ischämie mit Kältegefühl und Blässe der Hand ohne Beeinträchtigung von Sensibilität und Motorik ist ein Zuwarten gerechtfertigt. Insbesondere wenn angiographisch keine schweren arteriosklerotischen Veränderungen der Unterarmarterien nachgewiesen sind, kann man hier mit einer hohen Rate von Spontanremissionen rechnen. Bei Störungen der Sensibilität oder Motorik ist allerdings ein unverzügliches chirurgisches Handeln erforderlich, ebenso im Stadium II, III und IV bei chronischer Ischämie.

Bei der technischen Ausführung unterscheiden wir, um welche Art eines Oberarmshunts es sich handelt. Im Falle eines typischen Brachialisshunts über die V. basilica mündet der Shunt medialseitig am Oberarm Axilla-nah in die V. axillaris. Ein Cephalicashunt verläuft lateralseitig am Oberarm über die MOHRENHEIMsche Grube und mündet dort infraklavikulär in die V. subclavia.

Im Falle des Brachialisshunts streben wir eine möglichst zentrale Anastomose zur A. subclavia an, die am besten von einem infraklavikulären Zugang aus durchgeführt wird. Wir verwenden dazu eine 4 auf 7 mm konisch zulaufende Prothese aus PTFE, wobei der etwa 4–5 cm lange, nur 4 mm im Durchmesser betragende Schenkel nicht wesentlich gekürzt werden sollte.

Anders ist es bei einem gut funktionierenden Cephalicashunt. Hier gefährdet ein infraklavikulärer Zugang den venösen Shuntabfluß, deshalb sollte hier ein geringfügig weiter peripher gelegener arterieller Anschluß in der Axilla vorgezogen werden. Im ersten Fall verläuft der Semi-Loop lateralseitig am Oberarm, im zweiten Falle medialseitig, um sich dann mit der funktionstüchtigen Vene End-zu-End zu vereinigen (Abb. 6.1.2 u. 6.1.3).

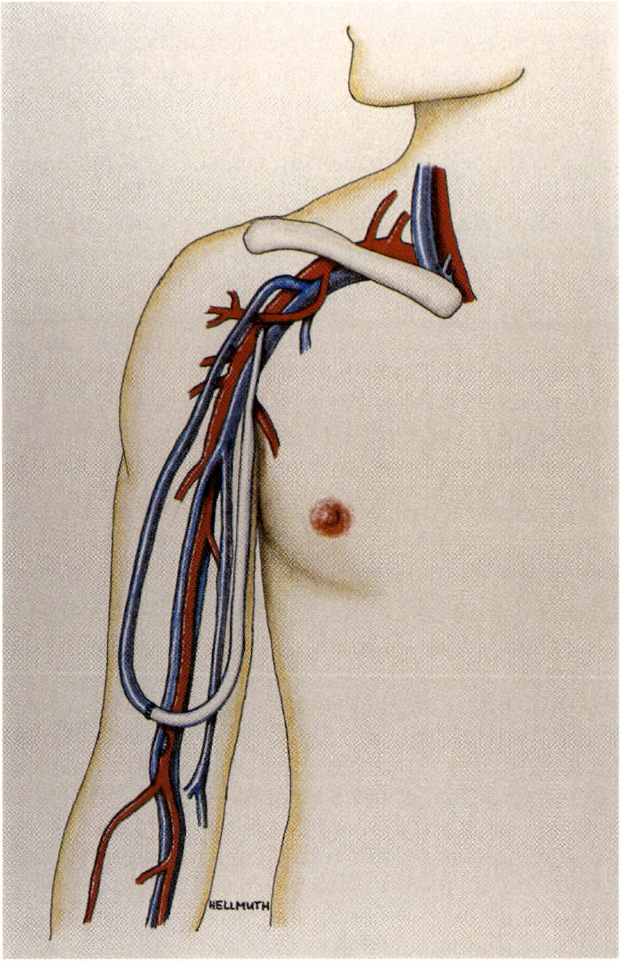

Abb. 6.1.2. Zuführender Semi-Loop bei Shunt über die V. basilica

Das früher als Therapie der Wahl geltende Shuntbanding konnte weder in unserem Krankengut noch in anderen Zentren überzeugen. Die einzige Ausnahme bildet eine technisch erheblich zu große, ellenbeugennahe arteriovenöse Anastomose. Um diese zu vermeiden, empfiehlt sich am proximalen Unterarm bzw. am distalen Oberarm für arteriovenöse Anastomosen ausschließlich nichtresorbierbares Nahtmaterial; darüber hinaus ist auf eine relativ kurzstreckige, nicht mehr als 5–6 mm lange Längsarteriotomie bei der Anfertigung der a.v.-Fistel zu achten. Es soll damit auch ganz bewußt eine spätere Erweiterung der Anastomose vermieden werden, die ja im Gegensatz dazu bei Unterarmshunts, z. B. bei der typischen CIMINO-Fistel, durchaus erwünscht sind. Dort sollten nach wie vor eine großzügige Längsarteriotomie sowie resorbierbares Nahtmaterial bevorzugt werden.

Der hohe zuführende Oberarm-Loop bietet nach derzeitigen Erkenntnissen die beste Möglichkeit, die Ischämie des Shuntarmes zu beseitigen und

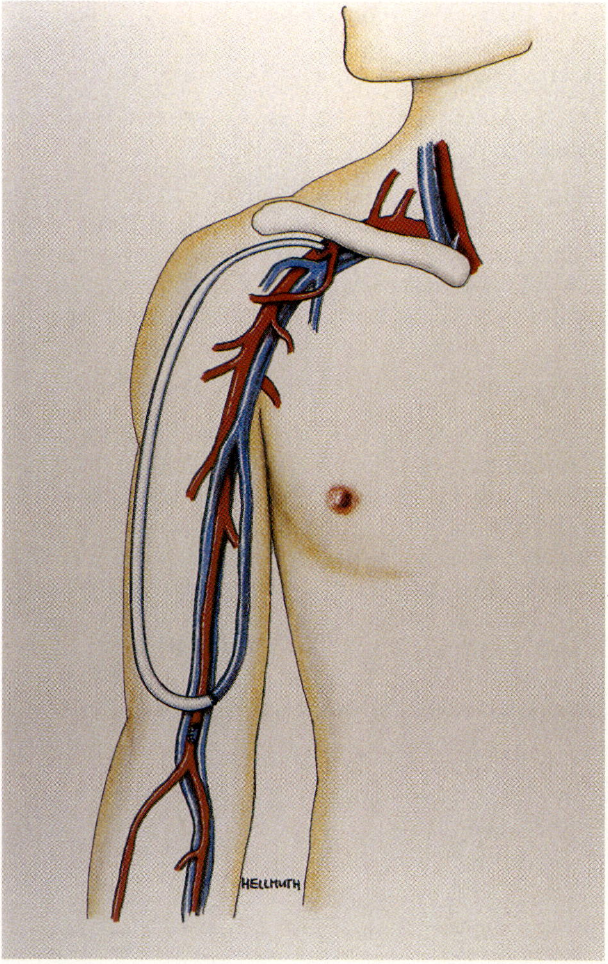

Abb. 6.1.3. Zuführender Semi-Loop bei Shunt über die V. cephalica

gleichzeitig die bestehende Dialysemöglichkeit über eine Oberarmvene und den zuführenden Loop-Schenkel zu erhalten.

LITERATUR

1. Bachleda P, Zadrazil J, Vyslouzil L, Utikal P (1993) Die Ischämie der oberen Extremität als Komplikation einer AV-Fistel zur Hämodialyse. Acta Univ Palacki (Olomuc.) 135:93–94
2. Haimov M (1975) Vascular access for hemodialysis. Surg Gynecol Obstet 141:619
3. Kasprzak P, Gerald B, Wieder S, Raithel D (1990) Hoher Oberarmloop unter Verwendung einer konischen PTFE-Prothese bei Minderdurchblutung der Shuntextremität nach konventionellem Oberarmshunt. 2nd International Congress on Access Surgery, Maastricht, Holland
4. Wilson SE (1988) Complications of Vascular Access Procedures. In: Wilson SE (ed) Vascular Access Surgery. Year Book Medical Publishers, Chicago, pp 285–304
5. Zibari GB, Rohr MS, Ladreneau MD (1988) Complications from permanent hemodialysis vascular access. Surgery 104:681

6.1.2 Dialyseshunt-Aneurysmen

H. HAUSER, S. GUTSCHI, H. FRUHWIRTH, G. KOCH

Definition

Unter Dialyseshunt-Aneurysmen versteht man umschriebene Gefäßausweitungen an autologen Shuntanlagen (Abb. 6.1.4) oder die Ausbildung sog. Pseudoaneurysmen vorwiegend bei arteriovenösen Shunts mit alloplastischem Gefäßersatz (Abb. 6.1.5). Dialyseshunt-Aneurysmen stellen eine der zahlreichen möglichen Komplikationen von Hämodialyse-Shunts dar (4, 6, 9).

Häufigkeit

Die Häufigkeitsangaben variieren in der Literatur (2, 8, 11, 12). Im eigenen Patientengut entfielen im Zeitraum Januar 1978 bis Dezember 1994 von 716 (35,6 % der Gesamteingriffe) Rezidiveingriffen 57 (2,8 % der Gesamteingriffe) auf die Korrektur eines Dialyseshunt-Aneurysmas. NAKAGAWA et al. fanden bei der retrospektiven Analyse von 580 Dialyseshunt-Komplikationen 40 Aneurysmen, was dem ungefähr entspricht (8).

Es läßt sich eine auffällige Diskrepanz zwischen der Zahl der tatsächlich operativ korrigierten und der Häufigkeit der klinisch beobachteten Aneurysmen feststellen, die um das Drei- bis Vierfache höher liegt. Dies ist wohl darin begründet, daß wegen der einfachen Punktierbarkeit und der durch

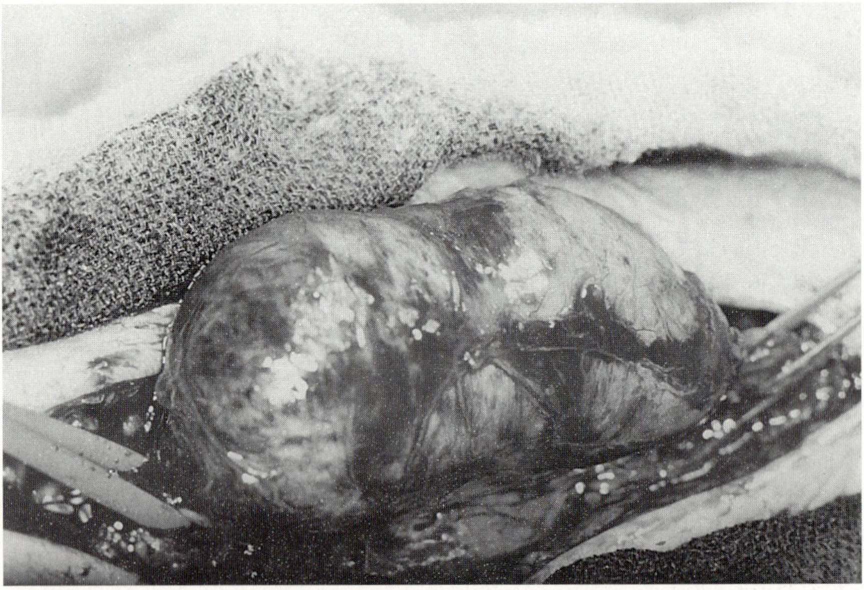

Abb. 6.1.4. Dialyseshuntaneurysma an der V. cephalica des Oberarms bei einem sog. hohen Shunt

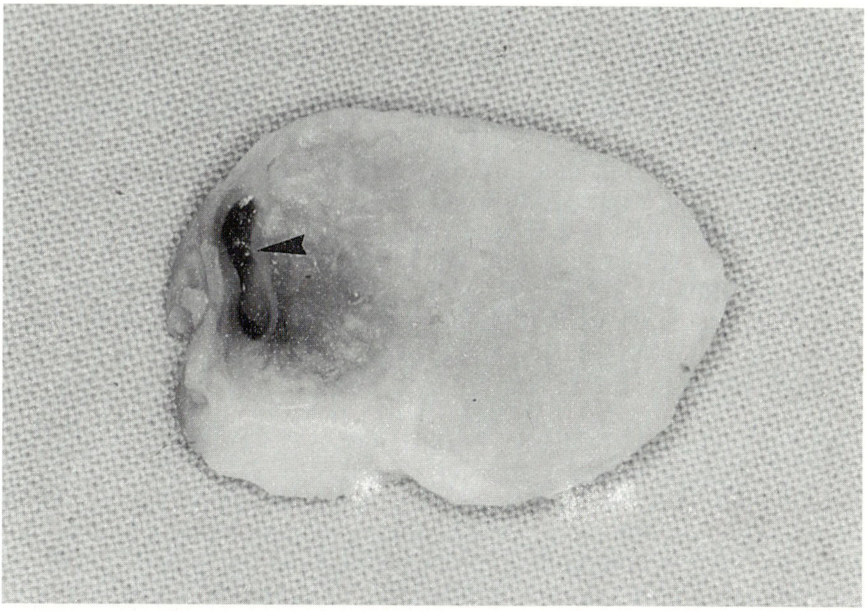

Abb. 6.1.5. Querschnitt durch ein formolfixiertes Pseudoaneursyma: Kunststoffprothese (➤) durch das Hämatom von außen komprimiert

den kräftigen Flow in den aneurysmatisch ausgeweiteten Gefäßen lange sehr guten Funktion meist auf die operative Korrektur verzichtet wird.

Ursache

Mechanische Irritation durch rezidivierende Shuntpunktion (siehe auch Kap. 8.2) und vermehrte Druckbelastung der arterialisierten Venen von Dialyseshunts stellen die Basis für degenerative Veränderungen dar. Weitere pathogenetische Faktoren sind Wandschwäche der verwendeteten Gefäße bzw. infektbedingte erworbene Wandzerstörungen und das Vorliegen zentralvenöser Abflußhindernisse. Bei Verwendung von V.-saphena-Interponaten kann auch die – aufgrund der zirkulären Präparation des Veneninterponates bedingte – Durchtrennung der Vasa vasorum durch fleckförmige Endotheldefekte und Medianekrosen zu einer Wandschwächung führen (5). Folge dieser Wandveränderungen können später aneurysmatische Gefäßausweitungen sein.

Die primär spiralförmigen Nabelschnurvenen weisen bereits nach Überstreckung Wandschwächen auf. Aufgrund der dadurch bedingten Neigung zur Aneurysmabildung, aber auch wegen der gehäuften Infektionsrate, finden sie heute kaum mehr Anwendung in der Shuntchirurgie (3). Auch nach Überziehung der Nabelschnurvene durch ein Kunstoffnetz (Dardik-Prothese) wurden punktionsbedingte Aussackungen beobachtet (5). Das gleiche gilt für bovine Prothesen, die aufgrund dieser Komplikationen ebenfalls kaum mehr für a.v.-Shuntanlagen eingesetzt werden (3). Im eigenen Patientengut wurden bisher keine Aneurysmen bei Schafskollagenprothesen diagnostiziert.

Bei Kunststoffprothesen kommt es meist zum Auftreten sogenannter Pseudoaneurysmen. Die Ursache für deren Entstehung liegt in einer falschen Punktionstechnik, durch welche die Prothesenwand derart geschädigt wird, daß Defekte in einer Ausdehnung auftreten, die durch Gerinnungsvorgänge nicht mehr geschlossen werden können. Sie entstehen auch bei ungenügender Einheilung der Prothese aufgrund zu früher Punktion nach Shuntimplantation. So sollte der Shunt frühestens zwei Wochen nach der Anlegung punktiert werden (5). Immer muß bei Auftreten derartiger Pseudoaneurysmen auch an einen Infekt gedacht werden, der ein Einheilen der Prothese verhindert.

Lokalisation

Dialyseshunt-Aneurysmen entstehen häufiger an autologen Shuntvenen als an prothetischem Material (8). Prädilektionsstellen sind einerseits der Anastomosenbereich, andererseits Stellen wiederholter Punktionen (7, 8). In der Untersuchung von NAKAGAWA et al. waren 13 im Anastomosenbereich autologer a.v.-Shunts, 13 im Bereich autologer Shuntvenen, 11 an Shuntprothesen und 3 an vorverlagerten Arterien lokalisiert (8). Im eigenen Patientengut fanden sich Dialyseshunt-Aneurysmen ebenfalls vorwiegend an autologen Shuntanlagen, und zwar am häufigsten an den sog. hohen Shunts, die durch Anastomosierung der V. cephalica mit der A. brachialis im Kubitalbereich gebildet werden (Tabelle 6.1.5).

Spontanverlauf

Die erweiterten Shuntabschnitte bleiben bei Schonung meist sehr lange konstant (5). Oft werden jedoch diese erweiterten Gefäßabschnitte aufgrund ihrer technisch einfachen Punktierbarkeit sowie der meist vorhandenen, durch die eng aneinanderliegenden Einstiche bedingten Analgesie gerne zu wiederholten Punktionen herangezogen. Durch Dialysekanülen mit Durchmessern von bis zu 1,8 mm werden oft rezidivierende Defekte der Gefäß-

Tabelle 6.1.5. Lokalisation von Dialyseshunt-Aneurysmen (Klin. Abt. für Gefäßchirurgie Graz, 1978–1994)

Aneurysmatische Ausweitungen:	
▶ V. cephalica Unterarm	7 Pat.
▶ V. cephalica Oberarm	26 Pat.
▶ Saphenainterponat	2 Pat.
▶ Nabelschnurvene	1 Pat.
▶ Vorverlagerte V. basilica	2 Pat.
Pseudoaneurysmen	
▶ Autologes Material	11 Pat.
▶ PTFE-Interponat	8 Pat.

wand und des Endothels verursacht. Parietale Thrombosen und bindegewebige Organisationsvorgänge können zu einer Fortsetzung der Gefäßwandschädigung führen.

Diagnostik

In den meisten Fällen sind Dialyseshunt-Aneurysmen der klinischen Diagnose durch Inspektion und Palpation leicht zugänglich. Gelegentlich kann eine präoperative Shuntangiographie hilfreich sein (Abb. 6.1.6). Insbesondere bei – durch anastomosennahe Fehlpunktionen bzw. durch Verletzung der zuführenden Shuntarterie entstandenen – von der Anastomose oder der zuführenden Shuntarterie ausgehenden Aneurysmen mit unauffälliger Shuntvene hat sich die präoperative Angiographie sehr bewährt. Sie ermöglicht es, diese sich klinisch häufig nur als schmerzhafte Schwellung (Hämatomkompression in den Muskellogen!) manifestierenden Veränderungen abzuklären (5). Weitere Bedeutung besitzt die Dialyseshunt-Angiographie für das Auffinden bzw. den Ausschluß zentralvenöser Hindernisse als mögliche Ursache für ein Dialyseshunt-Aneurysma.

Operationsindikation

Während Shuntstenosen und Shuntverschlüsse aufgrund der nicht oder nur insuffizient durchführbaren Hämodialyse frühzeitig einer operativen Korrektur zugeführt werden, ist gerade bei dilatierten Shunts lange Zeit eine problemlose Dialyse möglich (Abb. 6.1.7). Erst drohende oder eingetretene

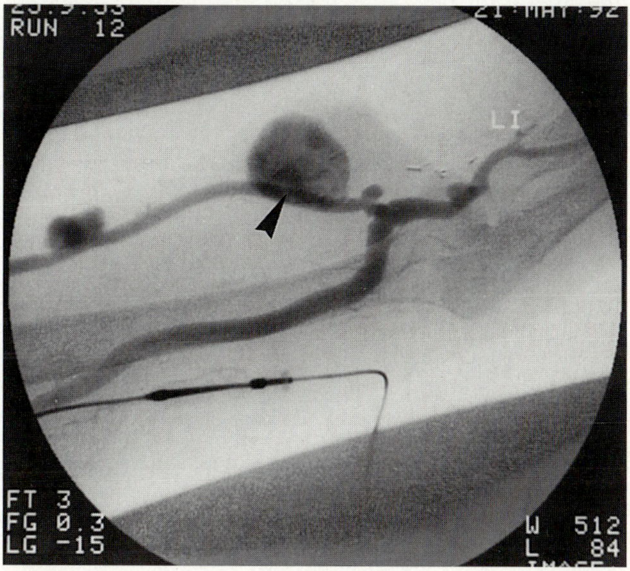

Abb. 6.1.6. Shuntangiogramm: das Dialyseshunt-Aneurysma an der V. cephalica des Oberarms (➤) ausgebildet

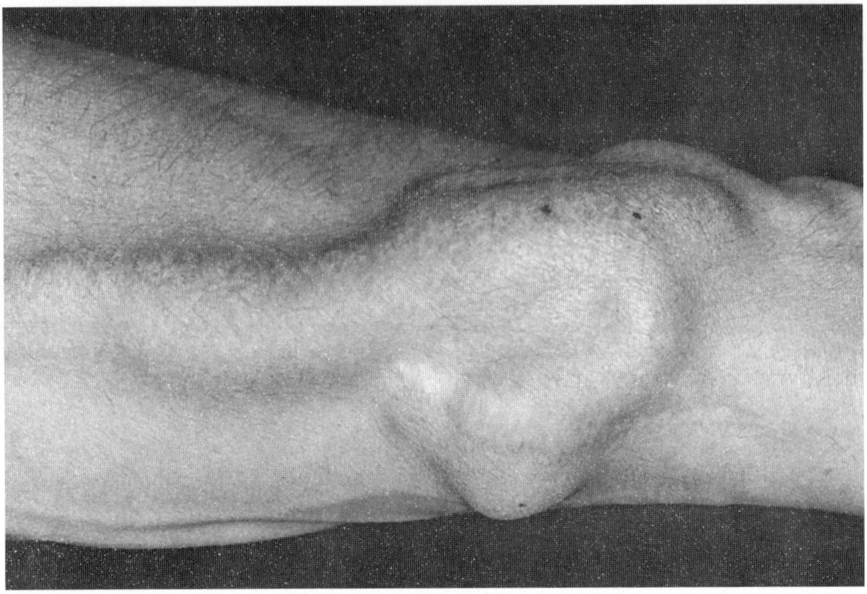

Abb. 6.1.7. Ausgeweitete V. cephalica des Unterarms bei einem CIMINO-Shunt am Unterarm; noch keine Operationsindikation

Aneurysmarupturen mit Blutungen sowie Shuntthrombosen können eine dringliche chirurgische Intervention erforderlich machen. Außerdem sollte die Operation bei rascher Progredienz des Dialyseshunt-Aneurysmas und bei Auftreten von Kompressionserscheinungen oder Hautulzerationen durchgeführt werden (1, 5) (Tabelle 6.1.6).

Operationstechnik

Die jeweilige Operationstechnik wird von der Ausdehnung und Lokalisation des Aneurysmas sowie der Beschaffenheit der an das Aneurysma grenzenden Shuntabschnitte und der Shuntfunktion bestimmt. Grundprinzip jeglicher operativen Korrektur ist die Aneurysmaresektion. Die Rekonstruktion erfolgt dann entweder mittels direkter Gefäßwandnaht (Abb. 6.1.8a), End-zu-End-Anastomosierung (Abb. 6.1.8b), Patchplastik (Abb. 6.1.8c) oder Interponat (Vene oder Prothese; Abb. 6.1.8d).

Tabelle 6.1.6. Indikation zur chirurgischen Intervention bei Dialyseshunt-Aneurysmen

▶ Drohende/eingetretene Ruptur
▶ Rasche Progredienz
▶ Kompressionserscheinungen
▶ Thrombose
▶ Drohende Hautulzeration

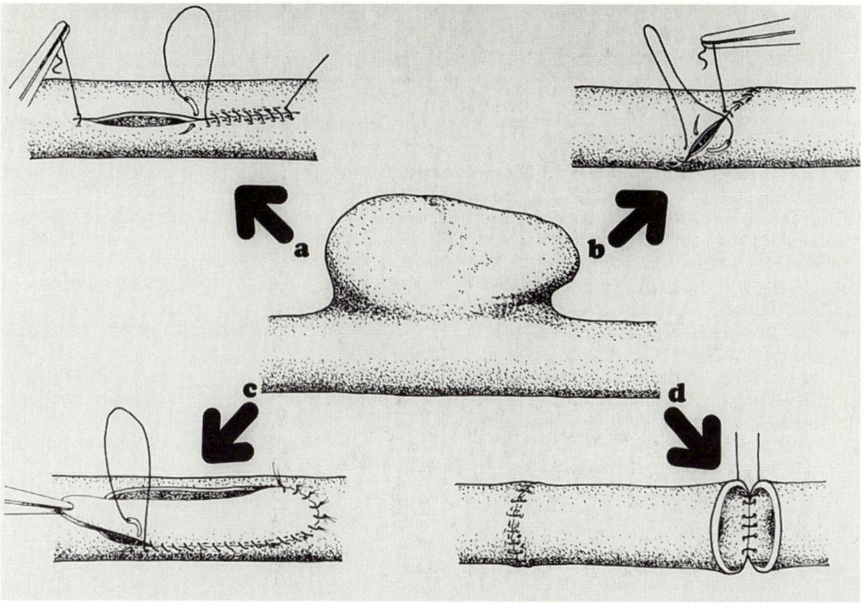

Abb. 6.1.8. Möglichkeiten der operativen Korrektur von Dialyseshuntaneurysmen: **a** Resektion und Direktnaht, **b** Resektion und End-zu-End-Ananstomosierung, **c** Resektion und Patchplastik, **d** Resektion und Venen- oder Protheseninterponat

Bei Shuntinfekten ist die Shuntstillegung und vollständige Entfernung der Prothese die Therapie der Wahl. Konservative Maßnahmen oder das Anlegen von Spül- und Saugdrainagen haben sich als insuffizient erwiesen (10).

Prophylaxe von Dialyseshunt-Aneurysmen

Die Lebensqualität von Patienten mit chronischer terminaler Niereninsuffizienz hängt von der Funktionstüchtigkeit ihres Hämodialyse-Shunts ab. Dementsprechend stellen Dialyseshunts für Shuntchirurgen, Dialysearzt- und -pflegepersonal wie auch für den Dialysepatienten selbst eine ständige Herausforderung dar. Schonung der oberflächlichen Armvenen im Prädialysestadium, exakte Shuntplanung und Operationstechnik, aber auch technisch korrekte Shuntpunktion (siehe auch Kap. 8.2) und sorgfältige Shuntpflege (siehe auch Kap. 8.1) können das Auftreten degenerativer Veränderungen und damit die Ausbildung von Dialyseshunt-Aneurysmen auf ein Minimum reduzieren.

LITERATUR

1. Biedermann HS, Weimann S, Flora G (1982) Das Dialyseshuntaneurysma. VASA 11: 136–138
2. Bonnaud P, Lebkiri B, Boudiri L, Man NK (1994) Preserved saphenous grafts in hemodialysis. 20 years' experience. Nephrologie 15:177–180

3. Borchard F, Loose DA, Kemkes BM (1981) Morphologische Befunde an arteriovenösen Fisteln zur Hämodialyse. Angio 3:135–145
4. Glanz S, Gordon DH, Butt KMH, Hong J, Lipkowitz GS (1987) The role of percutaneous angioplasty in the management of chronic hemodialysis fistulas. Ann Surg 206: 777–781
5. Gutschi S, Pascher O, Koter H (1985) Dialyseshuntaneurysmen: Diagnose und Therapie. angio archiv 8:162–164
6. Hodde LA, Sandroni S (1992) Emergency department evaluation and management of dialysis patient complications. J Emerg Med 10:317–334
7. Kemkes BM, Borchard F (1983) Complications and surgical treatment after angio access. In: Koostra GP, Jörning JG (eds) Access surgery. MTP Press, Lancaster, Boston, The Hague, pp 203–215
8. Nakagawa Y, Ota K, Sato Y, Fuchinoue S, Teraoka S, Agishi T (1994) Complications in blood access for hemodialysis. Artif Organs 18:283–288
9. Ruschewski U, Kindhäuser V, Dostal G (1981) Die operative Korrektur typischer Spätkomplikationen nach Cimino-Fisteln. Angio 3:177–182
10. Selby J B jr, Pruett TL, Westervelt FB jr, Tegtmeyer CJ, Poole CL (1992) Treatment of hemodialysis fistula pseudoaneurysmas with detachable balloons: technique and preliminary results. J Vasc Interv Radiol 3:505–510
11. Wilson SE, Connall TP, White R, Connolly JE (1993) Vascular access surgery as an outpatient procedure. Ann Vasc Surg 7:325–329

6.1.3 Septische Komplikationen bei arteriovenösen Interponaten

E. P. M. LORENZ, A. K. WAGNER, B. WEBER, R. HÄRING

Einführung

Bei stetig ansteigender Zahl der Patienten mit terminaler Niereninsuffizienz treten zwangsläufig die Komplikationen der Shuntchirurgie bei Schaffung und Benutzung eines dauerhaften Hämodialysezuganges in den Vordergrund. Die Patienten sind auf Grund der urämischen Stoffwechsellage einer erhöhten perioperativen Morbidität und Mortalität ausgesetzt. Weiterhin versterben bis zu 90 % der Patienten mit chronischer Hämodialyse an Infektionen und deren Komplikationen. Subkutane a.v.-Fisteln und Hämodialyse-Shunts sind außergewöhnlichen lokalen, mechanischen Belastungen ausgesetzt, die zu der typischen Komplikationstrias: Thrombose – Aneurysma – Infektion führen können (20, 23).

Frühinfektion

■ **Begriff und Klinik** Als Frühinfektion eines Hämodialyseshunts bezeichnet man die intraoperative mikrobielle Kontamination des Operationsgebietes. In seltenen Fällen ist die Ursache eines Frühinfektes die hämatogene Besiedlung (8, 14). Häufiger steht die Kontamination von Hämatomen und Seromen in der Anastomosenregion und im Tunnelierungskanal im Vordergrund. In der frühen postoperativen Phase sind die a.v.-Implantate nur mangelhaft in das umliegende Gewebe integriert, so daß sich eine Infektion ungehindert über die gesamte Prothesenregion einschließlich der Anastomosen ausbreiten kann (27). Der ausgeprägte Lokalbefund und die drohenden septischen Komplikationen zwingen in dieser Phase zur zügigen Intervention (17, 24, 25).

■ **Modifizierte Therapie** Da in der Frühphase die Prothese fast immer vollständig infiziert ist, ist eine konservative, alleinige antibiotische Therapie kontraindiziert (9, 12). Diese würde die Extremität oder sogar das Leben des Patienten gefährden. Die Infektion zwingt zur Explantation aller Prothesenarten, selbst wenn der Shunt noch durchgängig ist. Im Rahmen der Prothesenexplantation wird die abführende Vene mit mittelfristig resorbierbarem Nahtmaterial verschlossen und die arterielle Anastomose mit Hilfe eines autologen Venenpatch und umliegendem Weichteilgewebe rekonstruiert. Ist die Infektion so fortgeschritten, daß die Anastomosenregion nicht mittels Patch rekonstruiert werden kann, sollte die Wiederherstellung der Spenderarterie durch Interposition einer autologen Unterschenkelvene erfolgen (26). Das Nahtmaterial sollte mittelfristig resorbierbar in den Fadenstärken 5-0 oder 6-0 sein.

Von besonderer Bedeutung ist die Eröffnung und Drainage des Implantatlagers sowie die Ruhigstellung der Extremität in Kombination mit einer intensiven lokalen Wundbehandlung und der kalkulierten systemischen Antibiotikatherapie (1, 6, 15). Die Hämodialyse muß über einen SHALDON-Katheter fortgesetzt werden (19). Nach kompletter Sanierung (mindestens drei Wochen) kann zunächst am kontralateralen Arm ein neuerlicher Dialysezugang geschaffen werden.

Spätinfektion

■ **Begriff und Klinik** Die häufigste Ursache für die Spätinfektion eines Hämodialyse-Shunts ist die externe Kontamination durch wiederholte Punktionen. Vor allem Fehlpunktionen setzen Hämatome, die durch mangelnde Asepsis infiziert werden können. Die klinischen Manifestationen einer Spätinfektion können somit unterschiedlich sein. Bei der septischen Shuntthrombose und beim Punktionsabszeß kann die Diagnose durch die klinischen Zeichen der äußeren Rötung und Schwellung sowie durch Temperaturerhöhung schnell gestellt werden. Eitrige Spontanperforationen, Fistelbildungen und einschmelzende Hautnekrosen kommen häufig vor (Abb. 6.1.9 u. 6.1.10). Der zweithäufigste Entstehungsmechanismus für Prothesen-Spätinfektionen führt über die aneurysmatische Lumenaussackung zum Punktionsaneurysma, welches vermehrt ruptur- und infektionsgefährdet ist (siehe auch Kap. 6.1.2). Dieser Weg wird vorgebahnt durch wiederholte Punktionen in einem eng umschriebenen Areal: Dadurch entstehen zu viele Prothesenwanddefekte auf einer zu kurzen Prothesenstrecke. Ebenfalls sind Anastomosenaneurysmen der arteriellen Anastomose hochgradig infektionsverdächtig und sollten engmaschig kontrolliert werden. Bei klinischen Zweifeln muß zu einer frühzeitigen operativen Revision geraten werden. Eine weitere klinische Manifestation der Spätinfektion stellt das periprothetische Serom dar, bei dem es durch die Fluktuation zu vermehrten Fehlpunktionen kommt, die zu Blutungen im Prothesenlager, verbunden mit späterer Superinfektion, führen können.

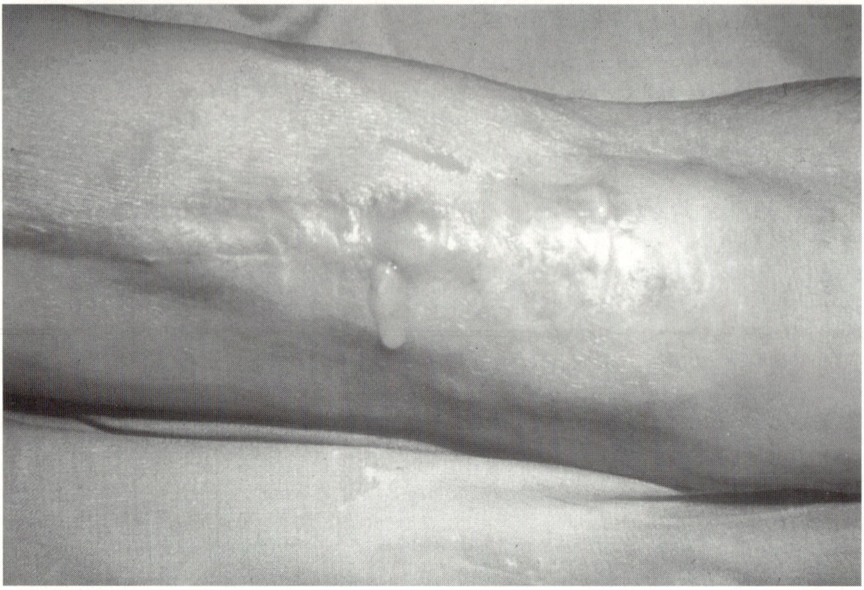

Abb. 6.1.9. Infizierter Unterarmschleifen-Shunt (Dacron) mit putrider Sekretion aus der ehemaligen Punktionsstelle

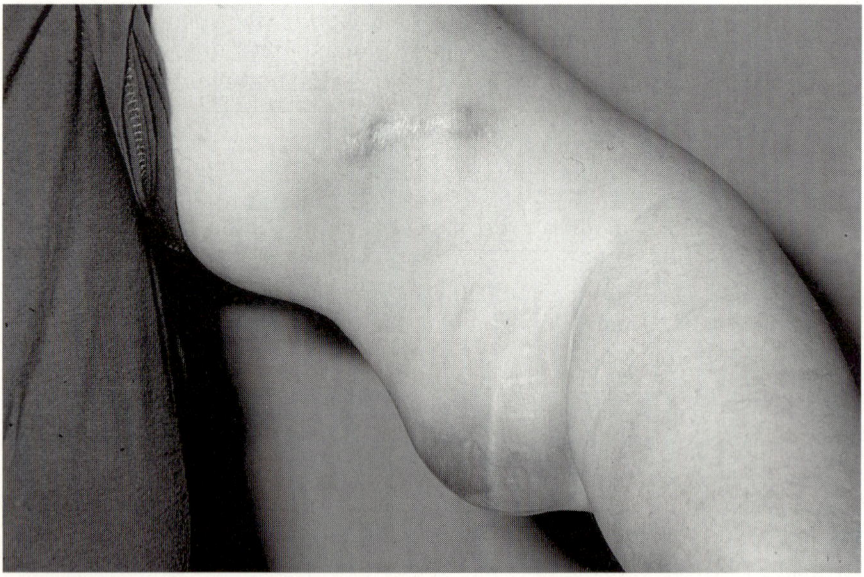

Abb. 6.1.10. Infiziertes Anastomosenaneurysma der proximalen Anastomose bei gestrecktem Oberarmshunt. Die Patientin erlebte drei Monate zuvor eine erfolgreiche Nierentransplantation, und sie war dreifach immunsupprimiert

Häufig täuscht auch eine Perigraft-Reaktion durch eine umschriebene Rötung und Überwärmung per se ein Infektionsgeschehen vor und führt zur Explantation noch im aseptischen Stadium (siehe auch Kap. 6.1.4).

■ **Adaptierte Therapie** Die Therapie der Shunt-Spätinfektion erfordert ein stadiengerechtes Vorgehen. Hierbei sollte immer berücksichtigt werden, ob der Shunt noch funktionstüchtig ist. Bei septischer Shuntthrombose mit systemischen Komplikationen muß der Hämodialyse-Shunt so schnell wie möglich explantiert werden, um einen letalen Krankheitsausgang zu verhindern. Die Therapie erfolgt analog der Frühinfektion: Nach Explantation werden die Wunden offen belassen, wichtig ist dann eine systemische Antibiotikatherapie und Ruhigstellung der Extremität. Im Falle einer zusätzlich bestehenden zentralen Thrombose bzw. Thrombophlebitis sollte eine systemische Heparinisierung erfolgen. Dieses Vorgehen erfolgt ausnahmslos bei jedem Prothesentyp.

Im Falle eines Punktions- bzw. Anastomosenaneurysmas mit lokalen Infektionszeichen, eines Punktionsabszesses oder eines lokalisierten Implantatinfektes kann differenziert vorgegangen werden, wobei die Shuntfunktion zum Teil erhalten werden kann (7). Das Vorgehen hängt wesentlich vom implantierten Prothesentyp ab. Bioprothesen sind gegenüber generalisierten und lokalisierten Infektionen wenig resistent. Die mikrobiologische Kontamination führt häufig zur Prothesennekrose und Ruptur mit Blutung. Eine partielle Prothesenresektion und Interposition im scheinbar nicht infizierten Areal kann zur Reinfektion führen, weshalb besonders bovine Prothesen bei Infekten komplett entfernt werden sollten. Bei lokalen Spätkomplikationen an PTFE-Prothesen, wie Hautnekrosen, Punktionsabszessen, Fisteln und lokal begrenzten Infektionen des Implantatlagers kann in ausgewählten Fällen durch aggressive lokale Maßnahmen mit Spaltung und antiseptischer Behandlung die Infektion beherrscht und zur Ausheilung gebracht werden (Tabelle 6.1.7). Bei Fehlschlagen der Reintegration der PTFE-Prothese durch diese lokalen Maßnahmen besteht noch die Möglichkeit, den Shunt im nicht infizierten Areal zu dekonnektieren und eine Interposition mit großzügiger Umgehung des infizierten Bezirkes (sog. aseptische Umleitung) durchzuführen, um die Shuntfunktion zu erhalten (7, 10). Das infizierte Prothesensegment wird simultan entfernt und die Wunden offen behandelt (Abb. 6.1.11).

Grundsätzlich besteht auch beim Spätinfekt einer Dacron-Doppelvelourprothese die Möglichkeit der lokalen Behandlung unter Erhalt der Shuntfunktion.

Tabelle 6.1.7. Verteilung von lokaler Therapie und Explantation in der Behandlung der Shuntinfektion

	Gesamtzahl	Infektions-rate	Anzahl Infekte	Frühinfekte/ Spätinfekte
a.v.-Fistel	502	3,8%	19	2/17
PTFE	1095	7,8%	85	40/45
Dacron	101	6,4%	5	3/3
Bioprothese	34	19%	7	6/1

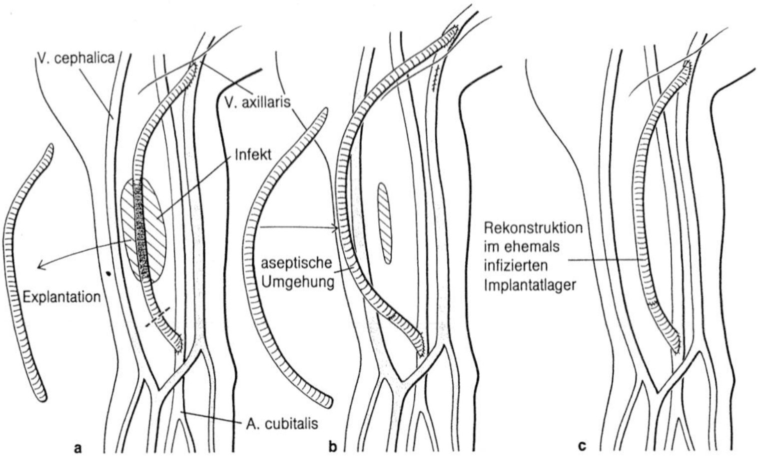

Abb. 6.1.11. Bei begrenzter Infektion kann nach teilweiser Entfernung der Prothese im gesunden Areal (**a**) ein Stumpf mit der arteriellen Anastomose erhalten werden. Das infizierte Areal wird weit aseptisch mit einer neuen Prothese umgangen (**b**). Alternativ kann nach Abwarten der Infektheilung und Thrombektomie des Prothesenstumpfes das neue Implantat im alten Lager eingebracht werden (**c**)

Ergebnisse der eigenen Shuntchirurgie

Von Januar 1978 bis Dezember 1993 wurden in 1912 Operationen Zugänge für die Hämodialyse geschaffen bzw. revidiert. Die Infektionsrate aller Zugänge betrug 6,5%. Die Infektionsrate bei 502 a.v.-Fisteln (in erster Linie CIMINO-Fisteln) lag bei 3,8% (Abb. 6.1.12 u. Tabelle 6.1.8). Die überwiegende Anzahl der Dialyseshunt-Zugänge betraf PTFE-Prothesen (1095 Operationen), hierbei waren in 85 Fällen Infekte zu verzeichnen, wobei das Verhältnis von Früh- zu Spätinfektionen in etwa ausgeglichen war. Auf Wunsch der nephrologischen Partnerkliniken kam von Dacron wegen der Punktionsproblematik nur bei 101 Patienten zur Anwendung (28). In einer kurzen Phase der Implantation von Bioprothesen zu Beginn der achtziger Jahre traten bei 34 Patienten sieben Infektionen, überwiegend als Frühinfekte manifestiert, auf, so daß von der weiteren Verwendung von Umbilikalvenen Abstand genommen wurde (Abb. 6.1.13).

Das Keimspektrum im Falle einer Dialyseshunt-Infektion erläutert Abb. 6.1.14, wobei 70% der Infektionen durch Staphylokokken (subsummiert S. aureus und Koagulase-nega-

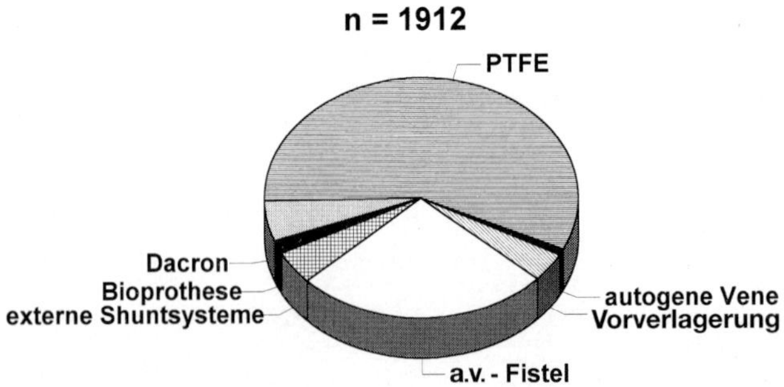

Abb. 6.1.12. Überblick über die prozentuale Verteilung der Art der Dialysezugänge, angelegt bzw. revidiert in der Zeit von 1978 bis 1993 in der Abteilung für Allgemein-, Gefäß- und Thoraxchirurgie der Chirurgischen Klinik des Universitätsklinikums Benjamin Franklin

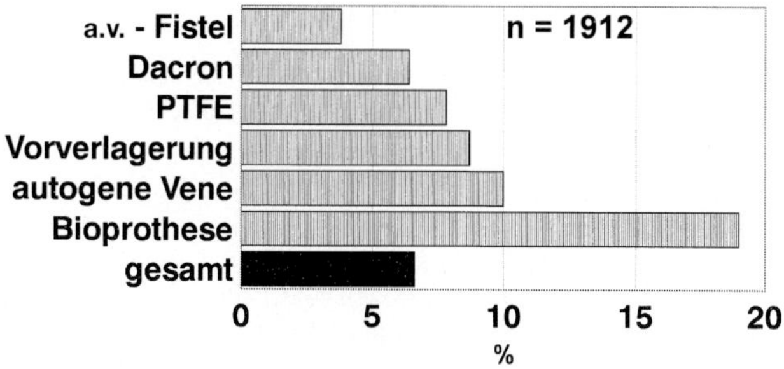

Abb. 6.1.13. Auswertung der Infektionsrate in Abhängigkeit von der angewendeten Dialyseshunt-Operation bei 1912 Shuntanlagen

Tabelle 6.1.8. Infektionsrate, Anzahl und Verhältnis von Früh- zu Spätinfektionen bei Dialyseshunt-Systemen, die in der Zeit von 1978 bis 1993 implantiert wurden

	Lokale Therapie	Explantation Ligatur	Funktionierender Shunt
a.v.-Fistel	17	2	12
PTFE	37	48	20
Dacron	1	5	0
Bioprothese	0	7	0

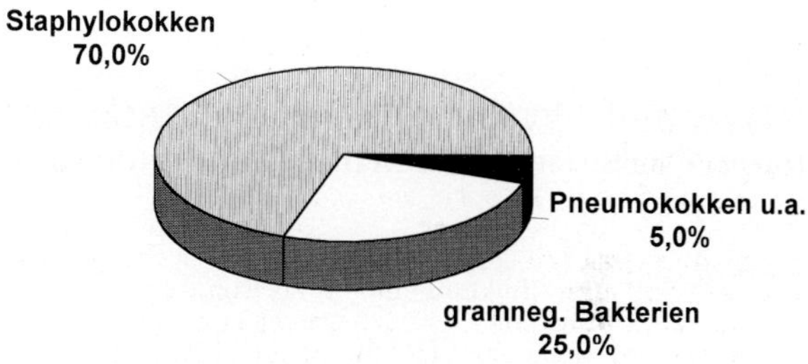

Abb. 6.1.14. Keimspektrum: prozentuale Verteilung der gefundenen mikrobiologischen Abstriche bei Dialyseshunt-Infektion

tive Spezies) verursacht wurden. Die Gesamtletalität bei Shuntinfektionen betrug 8,4%. Für einen Teil der Patienten (n = 1246) konnte die kumulative Funktionsrate mit Hilfe der Life-table-Analyse bestimmt werden (16). Hierbei lag die CIMINO-Fistel mit einer Funktionsrate von 85% nach 24 Monaten weit vor den PTFE-Interponaten mit 53% (Abb. 6.1.15).

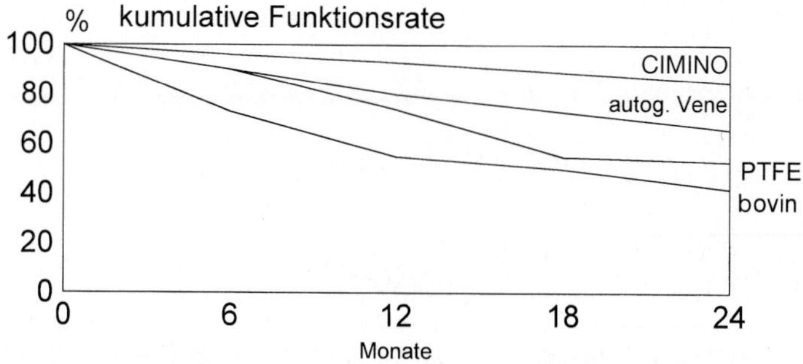

Abb. 6.1.15. Kumulative Funktionsrate von verschiedenen Shuntsystemen

Erfahrungen und Empfehlungen

Die bakterielle Kontamination und konsekutive Infektion eines Hämodialyse-Shunts gehört zu den lebensbedrohlichen Komplikationen in der Gefäßchirurgie, da sich die Infektion in relativ kurzer Zeit im Gesamtorganismus ausbreiten kann (2, 18). Durch die relativ hohe Blutdurchflußrate kann das bakterielle Agens rasch systemisch verbreitet werden (3, 4). Dies fordert im Falle einer Infektion sowohl in der früh- als auch in der spätpostoperativen Phase ein entschlossenes, häufig chirurgisches Vorgehen.

Insgesamt besitzt die autogene Vene als Hämodialyse-Shuntform mit 1,5–3% die niedrigste Infektionsrate. Bei PTFE-Material liegt diese zwischen 5 und 35%, bei Dacron beträgt sie ebenfalls bis zu 16%. Die Infektionsrate boviner Heteroprothesen erreicht bis zu 20%, was sich im eigenen Krankengut ausnahmslos bestätigen ließ (28). Über die Infektionsraten bei Verwendung von Umbilikal- und Leichenvenen, die beide heutzutage kaum bzw. nicht mehr verwendet werden, liegen nur geringe Zahlen vor, es ist jedoch mit einer ähnlichen Infektrate wie bei der Verwendung von bovinen Prothesen zu rechnen (21, 22, 28).

Im Falle einer Frühinfektion sollte, unabhängig von der verwendeten Shuntart, eine vollständige Explantation erfolgen. Da mit zunehmender Hämodialysedauer, Zahl der Voroperationen und Shuntneuanlagen die Möglichkeiten der Korrektureingriffe deutlich reduziert sind, sollte im Falle der Infektion ein frühzeitiges Therapiekonzept greifen, um die Shuntfunktion zu erhalten (5). Bei anastomosenfernen, lokal begrenzten Infekten ohne systemische Ausbreitung kann eine lokale Korrekturoperation bei alloplastischem Prothesenmaterial indiziert und erfolgversprechend sein.

LITERATUR

1. Beckers B, Brodersen HP, Stolpmann RM, Jansen G, Larbig D (1993) Efficacy and pharmacokinetics of teicoplanin in hemodialysis patients. Infection 21:71–74
2. Boelaert JR, van Landuyt HW, Godard CA, Daneels RF, Schurgers ML, Matthys EG, de Baere YA, Gheyle DW, Gordts BZ, Herwaldt LA (1993) Nasal mupirocin ointment decreases the incidence of Staphylococcus aureus bacteraemias in haemodialysis patients. Nephrol Dial Transplant 8:235–239
3. Bornstein PF, Ditto AM, Noskin GA (1992) Serratia marcescens cellulitis in a patient on hemodialysis. Am J Nephrol 12:374–376
4. Braun DK, Janssen DA, Marcus JR, Kauffman CA (1994) Cryptococcal infection of a prostetic dialysis fistula. Am J Kidney Dis 24:864–867
5. Capdevila JA, Segarra A, Planes AM, Ramirez-Arellano M, Pahissa A, Piera L, Martinez-Vazquez JM (1993) Successful treatment of haemodialysis catheter-related sepsis without catheter removal. Nephrol Dial Transplant 8:231–234
6. Davies SP, Lacey LF, Kox WJ, Brown EA (1991) Pharmacocinetics of cefuroxime and ceftazidime in patients with acute renal failure treated by continous arteriovenous haemodialysis. Nephrol Dial Transplant 6:971–975
7. Didlake R, Curry E, Bower J (1994) Composite dialysis access grafts. J Am Coll Surg 178:24–28
8. Fakir M, Saison C, Wong T, Matta B, Hardin JM (1992) Septicemia due to Yersinia enterocolica in a hemodialysed, iron-depleted patient receiving omeprazole and oral iron supplementation. Am J Kidney Dis 19:282–284
9. HoefflerD, Koeppe P, Corcillius M, Przyklinik A (1990) Cefpodoxime proxetil in patients with endstage renal failure on haemodialysis. Infection 18:157–162
10. Gifford RM (1985) Management of tunnelinfection of dialysis PTFE-grafts. J Vasc Surg 2:854–857

11. Gurland HH (1973) Combined report on regular dialysis and transplantation in Europe. Proc of EDTA, 1–52
12. Horowitz ID, Blumberg EA, Krevolin L (1993) Cryptococcus albidus and mucormycosis empyema in a patient receiving hemodialysis. South Med J 86:1070–1072
13. John GT, Thomas PP, Thomas M, Jeyaseelan L, Jacob CK, Shastry JCM (1994) A double-blind randomized controlled trial of primary isoniazid prophylaxis in dialysis and transplant patients. Transplant 57:1683–1684
14. Kessler M, Hoen B, Mayeux D, Hestin D, Fontenaille C (1993) Bacteriemia in patients on chronic hemodialysis. A multicenter prospective survey. Nephron 64:95–100
15. Keller F, Horstensmeyer C, Looby M, Borner K, Pommer W, Erdmann K, Giehl M (1994) Vancomycin dosing in haemodialysis patients and baysian estimate of individual pharmacocinetic parameters. Int J Artific Org 17:19–26
16. Koch C, Ernst M, Schaeffer K, Harnoss BM (1991) Ergebnisse der Shuntchirurgie im UK Steglitz. Angio Archiv 22:30–35
17. Korzets A, Katz S, Chagnac A, Katz M, Gafter U, Zevin D, Levi J (1994) An infected right atrial thrombus – a new complication of haemodialysis associated subclavian vein catheterisation. Nephrol Dial Transplant 9:1652–1654
18. Leonetti F, Raoult D, Dussol B, Brunet P, Berland Y (1994) Chronic Q Fever in hemodialysis patients. Nephron 67:231–233
19. McDowell DE, Moss AH, Vasiliakis C, Bell R, Pillai L (1993) Percutaneously placed dual-lumen silicone catheters for long-term hemodialysis. Am Surg 59:569–573
20. Mulloy LL, Caruana RJ, Steele JC jr, Wynn JJ (1991) Polymicrobial bacteremia during long-term hemodialysis. South Med J 84:594–596
21. Naundorf M (1991) Der infizierte AV-Shunt – operativ-technische Korrekturmöglichkeiten. Angio Archiv 22:63–68
22. Naundorf M (1993) Der infizierte av-Shunt. Operativ-technisches Management und Möglichkeiten der Korrektur. In: Sommoggy S von, Kistler D (Hrsg) Hämodialyse, Shuntchirurgie. Neue Wege, Komplikationen, Sekundäreingriffe. Blackwell Wissenschaft, Berlin
23. Nolph KD (1993) Access problems plague both peritoneal dialysis and hemodialysis. Kidney Int (Suppl) 40:81–84
24. Padberg FT jr, Lee BC, Curl GR (1992) Hemoaccess site infection. Surg Gynecol Obstet 174:103–108
25. Sariego J, Bootorabi B, Matsumoto T, Kerstein M (1993) Major long-term complications in 1,422 permanent venous access devices. Am J Surg 165:249–251
26. Taylor B, Sigley RD, May KJ (1993) Fate of infected and eroded hemodialysis grafts and autogenous fistulas. Am J Surg 165:632–636
27. Vathada M, Neiberger RE, Pena DR, Fennell RS, Richard GA (1994) Complications of hemodialysis catheters in children. Dial Transplant 23:240–247
28. Zühlke HV, Harnoss BM, Lorenz EPM (1994) Septische Gefäßchirurgie, 2. Aufl. Blackwell Wissenschaft, Berlin

6.1.4 Perigraft-Reaktion

M. Naundorf

Einführung

Die Anzahl dialysepflichtiger Patienten und chronisch niereninsuffizienter Patienten sowie die gestiegenen Langzeitüberlebensraten an der Hämodialyse (bei relativer Stagnation der Nierentransplantationszahlen) führen bei Verschleiß körpereigener Gefäße vermehrt zum Rückgriff auf alloplastisches Gefäßersatzmaterial, um eine effektive Hämodialyse zu ermöglichen. Die im Langzeitverlauf zu behandelnden vaskulären Komplikationen haben der Shuntchirurgie einen neuen Stellenwert verliehen. Die bekannten Komplikationen im Shuntverlauf bei alloplastischem Gefäßersatzmaterial wie

Thrombosen, Pseudoaneurysmen, Shuntstenosen (arterielle/venöse Anastomose) und Infektionen treten dabei zahlenmäßig am häufigsten auf (13). Sie erfordern ein subtiles gefäßchirurgisches Vorgehen, um die Shuntfunktionen längstmöglich zu erhalten. Der Einsatz von alloplastischen Gefäßersatzmaterialien (ePTFE/Dacron) kann trotz guter Materialeigenschaften zu entsprechenden lokalen Komplikationen führen.

Einen weitgehend seltenen und z.T. unklaren Befund stellt die periprothetische Flüssigkeitsansammlung um das alloplastische Gefäßersatzmaterial dar. Seit der Beschreibung von Kaupp (10) wird diese äußerst seltene Begleiterscheinung nach einer Protheseimplantation immer noch hypothetisch in ihren Ursachen diskutiert.

Definitionsgemäß wird unter der Perigraft-Reaktion (Perigraft-Ödem, -Serom) eine entzündungsfreie Schwellung um das implantierte Gefäß verstanden. Das Zeitintervall, in dem diese Schwellung auftreten kann, beträgt einige Tage bis zu mehreren Monaten (1, 4–6).

Patienten und Fallbeispiele

Trotz zahlreicher Fallbeispiele aus der rekonstruktiven Gefäßchirurgie wie auch aus der Dialyseshuntchirurgie (5, 11, 14) ist es bis heute lediglich zu einer deskriptiven Symptomzusammenstellung gekommen. Ursache und Wirkung dieser lokalen Reaktion werden unverändert spekulativ dargestellt (11, 14).

Verschiedene Ansatzpunkte, die Genese dieser Reaktion zu beschreiben, sind bekannt (3, 8–10). Therapeutische Maßnahmen werden in Abhängigkeit vom Einzelfall sehr differenziert beschrieben und angewandt.

Im eigenen Krankengut, das anhand der letzten Jahre analysiert wurde, wurde bei 7 Patienten eine derartige Perigraft-Reaktion nach Implantation eines Dialyseshunts der II. Wahl (e-PTFE/Dacron) registriert.

In einem Zeitintervall von 32 Monaten wurde bei 286 Patienten ein Zugang zur chronischen Hämodialyse geschaffen. Bei 86 Patienten war in diesem Zeitraum die Indikation für einen Dialyseshunt der II. Wahl gegeben. Die Alters- und Geschlechtsverteilung der Patienten ist aus Abb. 6.1.16 ersichtlich. Zur Anwendung kamen fast ausschließlich e-PTFE-Prothesen (Gore-Tex, Impra), in vereinzelten Fällen auch Dacron (InterVascular)-Prothesen. Bei den implantierten Innendurchmessern wurden Prothesen mit 4–7 mm bzw. 6 mm gewählt. Unabhängig vom primären Implantationsort – entweder als Loop im Unterarm oder als gerades Interponat im Oberarm – zeigten sich bei 7 Patienten bereits 24 Stunden postoperativ erste ödematöse Schwellungen um das Prothesenlager mit Betonung der Anastomosenregion. Es handelte sich immer um begrenzte teigige, weiche, leicht (begrenzt) verschiebbare Ödeme. In unterschiedlichem Ausmaß kam es zur ödematösen Schwellung der Extremität.

- Bei einem Patienten tritt 8 Wochen post implantationem eine persistierende Lymphzyste im Verlauf des Unterarmloops auf. Nur bei diesem einen Patienten kommt als Methode der Wahl der Prothesenaustausch in Frage. Mehrere histologische Untersuchungen liegen vor, die alle typisch für ein chronisches Serom waren. Es zeigen sich Fremdkörperreaktionen mit Riesenzellen und Granulozyten, die Zystenwand ist reich an kollagenem Gewebe, Fibroblasten kommen zur Darstellung. Der Zysteninhalt ist steril und von solider Gewebemasse. Direkte Entzündungszeichen können nicht verifiziert werden. Im weiteren Verlauf, nach Prothesenwechsel (e-PTFE zu e-PTFE) entstehen gleiche zystische Areale, wiederum in einer Latenzzeit von etwa 8–12 Wochen. Erneut erfolgt ein segmentaler Prothesenaustausch.

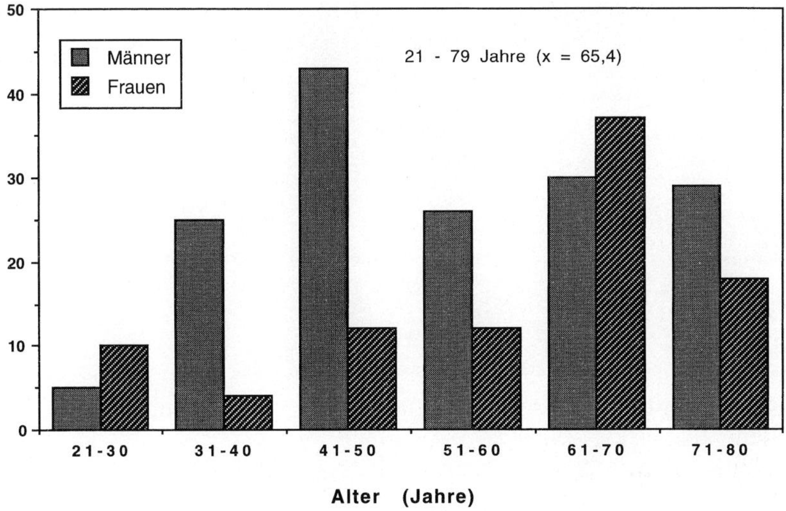

Abb. 6.1.16. Altersverteilung von 286 Patienten mit Gefäßanschlüssen zur chronischen Hämodialyse vom 1.9.92 bis 30.4.95

Jetzt Fibrinexsudation und umgebende granulierende Entzündung, passend zum Serom. Diesmal mit ödematöser Schwellung des gesamten Unterarmes. Im weiteren Verlauf wiederum, diesmal auch anastomosennah, erneute Lymphzyste. Bei nunmehr allmählich auftretenden Infektionszeichen bei insgesamt sehr reduzierter Abwehrlage des Patienten erfolgt der Austausch des PTFE-Materials gegen Dacron. Nach vorübergehender guter Einheilung der Prothese kommt es im Lauf von 3 Monaten erneut zur Schwellneigung und wiederum zur Pseudolymphzysten-Bildung. Die vorher vermutete, aber nicht bestätigte PTFE-Unverträglichkeit ist hier auch bei Dacron zu verzeichnen. Alles Prothesenmaterial wird entfernt, die V. basilica vorverlagert und über ein 4-mm-Prothesen-Interponat (PTFE) arterialisiert. Nach 14 Tagen kann das Venensegment erneut punktiert werden. Diesmal nur intermittierendes Ödem mit Restitutio ad integrum, auf eine Punktion der Prothese kann verzichtet werden.

- Bei einem weiteren Patienten wird ein gerades Prothesen-Interponat (4–7 mm, e-PTFE-Gore-Tex) in den Oberarm plaziert. Am ersten postoperativen Tag beginnende Ödembildung als Ausdruck einer beginnenden Perigraft-Reaktion (Abb. 6.1.17a) dann allmählich den gesamten Arm erfassend. Nach Zuwarten unter Immobilisation und leichter Kompression schwillt der Arm nach 14 Tagen wieder ab (Abb. 6.1.17b). Die Duplexsonographie zeigt bei gutem Shuntfluß ein diffuses Ödem im Prothesenverlauf (Abb. 6.1.17c, d).

Stellenwert der Perigraft-Reaktion

Die beschriebene typische Perigraft-Reaktion mit periprothetischer Schwellung, chronischer Ausbildung von Lymphzysten im Prothesenverlauf wie auch einer begleitenden Schwellneigung der Extremität dürfte unverändert zu den seltenen Komplikationen in der Shuntchirurgie zählen. Solitäre Lymphzysten im Verlauf der Shuntprothese mit dem typischen histologischen Wandaufbau werden in diesen Fällen der Perigraft-Reaktion zugeordnet.

Die Perigraft-Reaktion gewinnt beim Dialyseshunt-Patienten deshalb an Bedeutung, da bei ihrem Auftreten eine Punktion des Shuntgefäßes über lange Zeit nicht möglich ist (Abb. 6.1.18 zeigt einen Unterarmloop mit

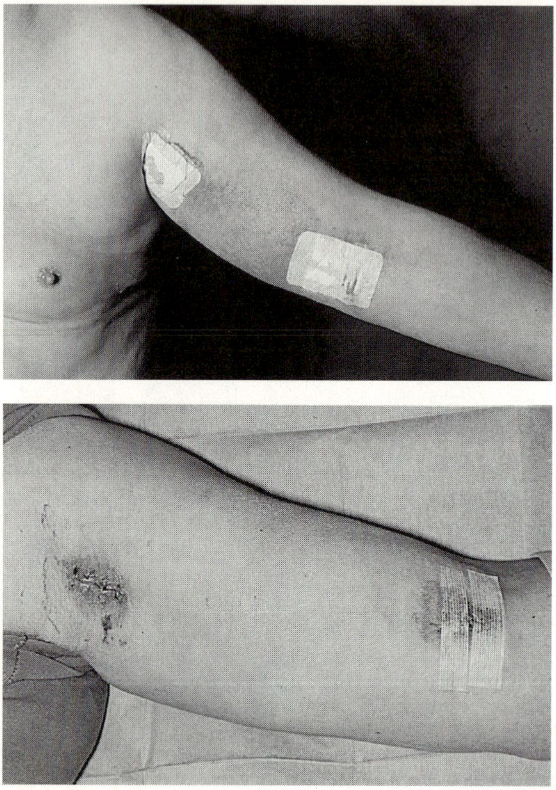

Abb. 6.1.17. **a** Dialysepatient nach Anlage eines geraden Oberarmshunts (ePTFE, 4–7 mm) mit beginnender Schwellung und Ödem am 2. postop. Tag; **b** 14 Tage postoperativ keine weitere Lokalreaktion

Ödem im gesamten Prothesenverlauf) bzw. die Shuntfunktion im ungünstigsten Falle zum Erliegen kommen kann. Der Prothesenwechsel bzw. -austausch führte – wie in dem chronischen Verlaufsgeschehen im obigen Fall geschildert – nicht zum Erfolg.

Bei arteriellen Rekonstruktionen kann dies erfolgversprechend sein (11, 14), wie eine Analyse von BLUMENBERG et al. (4) ausweist. In 58 Fällen (92%) von 63 Patienten war mit einem Prothesenaustausch die Perigraft-Reaktion behoben. Alle anderen Verfahren wie Punktionen, Inzisionen, Drainagen oder abwartende Haltung hatten Versagerquoten von bis zu 40%.

Ursachen der Perigraft-Reaktion

Abb. 6.1.19 soll schemenhaft mögliche Einflüsse und Faktoren, die die Perigraft-Reaktion hervorrufen können, darstellen. Das mechanische Gewebetrauma mit Alteration der Lymphbahnen dürfte bei der notwendigen subkutanen Lage des Shuntgefäßes bedeutungsvoll sein. Ebenso wird von verschiedenen Autoren die lokale Reaktion des alloplastischen Gefäßersatzmaterials als Graft-versus-Host-Reaktion dargestellt. Inwieweit hier tatsächlich

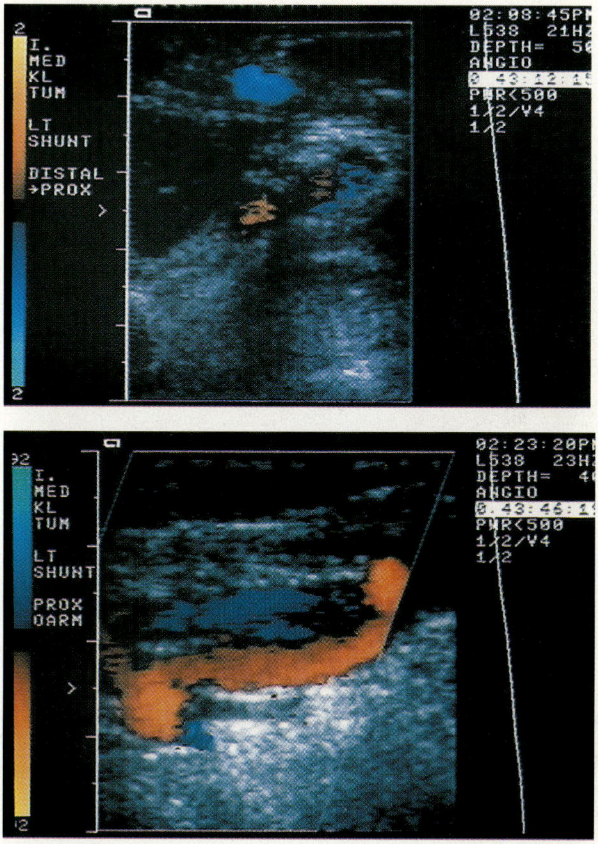

Abb. 6.1.17. c Duplexsonogramm mit zirkulärer Flüssigkeitsansammlung im Shuntlager; **d** Längsschnitt mit deutlichem Shuntfluß im gesamten Interponatverlauf des Oberarms, kein Einfluß auf die Shuntfunktion trotz Ödem

eine chronische Reaktion oder richtiger Rejektion vorliegt, dürfte unverändert fraglich sein. Immer wieder Erwähnung findet das Ethylenoxid-Gas (ETO) in PTFE-Prothesen (8). Ob tatsächlich eine lokale Freisetzung von Ethylenoxid-Gas nach Protheseimplantation für die Ausbildung der Perigraft-Reaktion in Frage kommt, ist bisher nicht sicher bewiesen. Ebenso fraglich ist es, ob die Plasmafiltration, das „weeping“, allein verantwortlich sein kann. Eine weitere Möglichkeit zur Initiierung der Perigraft-Reaktion bestünde darin (12), daß eine Änderung humoraler Mechanismen (T-Lymphozyten, CD4/CD8) an diesen Reaktionen beteiligt sein könnte.

Generell dürfte feststehen, daß nach Implantation eines Gefäßersatzmaterials, insbesondere bei niereninsuffizienten Patienten, verschiedenartige Prozesse zu lokalen Wechselwirkungen zwischen Graft und Empfänger eintreten. Das Einsprossen von Gefäßen in die Prothesenwand sowie die Ausbildung einer Neointima mit Endothelzellen stellt eine gewünschte Wechselwirkung zwischen Prothese und Gewebe dar.

Der Zusammenhang und die Interaktion zwischen Lymphozyten, Makrophagen, Fibroblasten in Reifung und Proliferation im Entstehungsprozeß der Perigraft-Reaktion ist nach wie vor strittig und nur z. T. belegt.

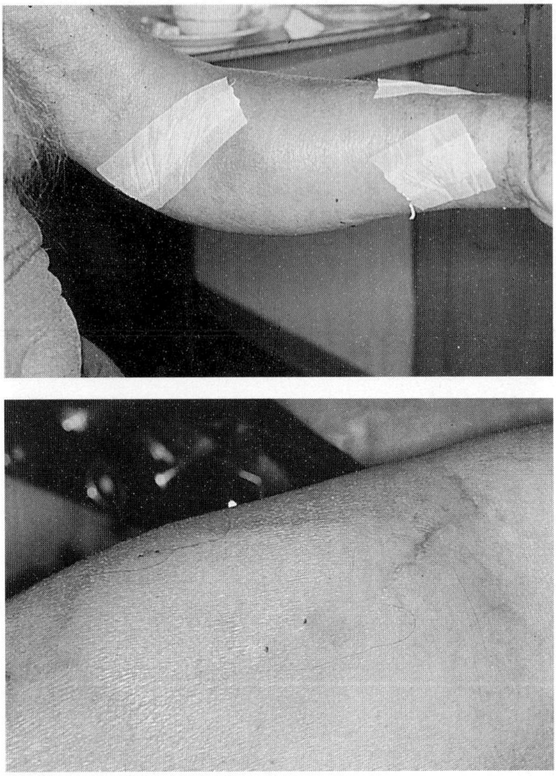

Abb. 6.1.18a, b. Unterarmloop (ePTFE, 4–7 mm), weiche Schwellung im Protheseverlauf

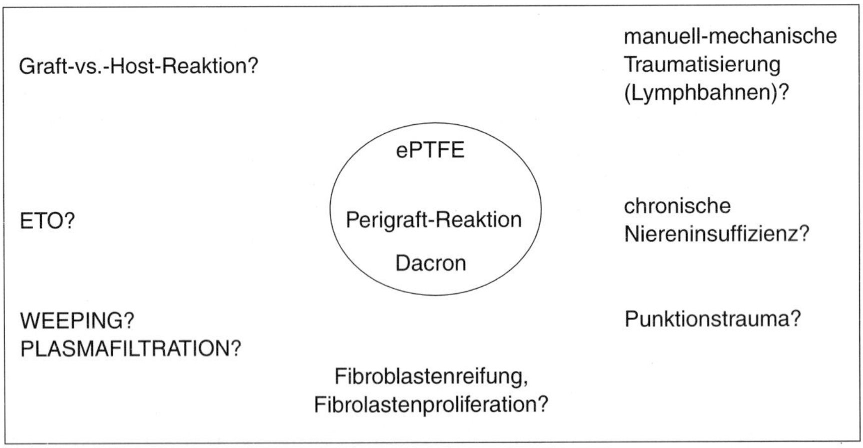

Abb. 6.1.19. Mögliche Ursachen der Perigraft-Reaktion

Erfahrungen und Empfehlungen

Aus allen seit 1976 zusammengetragenen größeren Übersichten läßt sich zur Zeit für die Perigraft-Reaktion keine eindeutige Genese finden. Viele, teils strittige Faktoren (siehe Abb. 6.1.19) können das Auftreten der Perigraft-Reaktion begünstigen. Lokale Veränderungen im Prothesenlager, die mit einem Shuntverlust einhergehen können, sollten konsequent behandelt und nach Alternativen gesucht werden. Ist die Shuntfunktion trotz des Ödems/Seroms erhalten, ist eine abwartende Haltung unter engmaschiger Kontrolle gerechtfertigt und kann zum Erfolg führen. Trotz des guten Verhaltens (Biokompatibilität) von alloplastischem Gefäßersatzmaterial ist die Suche nach neuen Prothesenkonzepten sinnvoll und gerade für Dialysepatienten, deren Shuntgefäße einer permanenten Traumatisierung ausgesetzt sind, nötig.

LITERATUR

1. Ahn SS, Machleder HI, Gupta R, Moore WS (1987) Perigraft Seroma: clinical, histologic and serologic correlates. Am J Surg 154:173–178
2. Baker JD (1987) Bleeding through PTFE-Grafts. Eur J Vasc Surg 1:41–43
3. Bellenot F, Chatenet T, Kantelip B, Tissaudier P, Ribal JP, Glanddier G (1988) Aseptic periprosthetic fluid collection: a late complication of Dacron arterial bypass. Ann Vasc Surg 3:220–224
4. Blumenberg RM, Gelfand ML, Dale WA (1985) Perigraft seromas complicating arterial grafts. Surgery 97:194–203
5. Bolton W, Cannon JA (1981) Seroma formation associated with PTFE vascular grafts used as arteriovenous fistulae. Dialysis & Transplantation 10:61–66
6. Borreo E, Doscher W (1988) Chronic perigrafts seromas in PTFE-grafts. J Cardiovasc Surg 29:46–49
7. Boyce B (1982) Physical characteristics of expanded Polytetrafluoroethylene Grafts. Biologic and Synthetic Vascular Protheses. Grune & Stratton, Inc., New York, pp 553–561
8. Dolovich J, Marshall CP, Smith EKM, Shimizu A et al. (1984) Allergy to Ethylene Oxide in chronic Hemodialysis Patients. Artif Organs 8:334–337
9. Gandhi RH, Wheeler JR, Gregory RT (1993) Advances in Vascular Prosthetics: The Gore-Tex e PTFE Stretch Graft. Cardiovasc Surg Surgical Technology International II, 293–297
10. Kaupp HA, Matulewicz TJ, Lattimer GL, Kreimen JE, Celani VJ (1979) Graft infection or Graft reaction? Arch Surg 114:1419–1422
11. Kogel H, Vollmar JF, Mohr W, Friese M (1991) Formenwandel der Perigraftreaktion. VASA (Suppl) 33:88–89
12. Marois Y, Roy R, Marois M, Guidoin RG et al. (1992) T-Lymphocyte modification with the UTA microporous polyurethane vascular prosthesis: in vivo studies in rats. Clin Invest Med 15:141–149
13. Naundorf M (1991) Der infizierte AV-Shunt – operativ-technische Korrekturmöglichkeiten. angio-archiv 22:62–67
14. Vollmar JF, Guconer NW, Mohr W, Paes E (1987) Perigraftreaction after implantation of vascular prosthesis. Inter Angio 6:287–293

6.2 Endovaskuläre Verfahren

6.2.1 Perkutane Therapie bei insuffizienten Hämodialyse-Shunts

E. RINAST, M. ZWAAN, C. KAGEL, S. HEISE, H.-D. WEISS

Einführung

Die klassische Therapie der Shuntdysfunktion erfolgt chirurgisch, wobei häufig eine Neuanastomosierung auf höherem Niveau unter Verkürzung der für die Dialyse zur Verfügung stehenden Punktionsstrecke oder der Einsatz eines Interponats erforderlich wird (2). Als Alternative zu dieser Therapieform bieten sich Verfahren der interventionellen Radiologie an, mit deren Hilfe die Shuntfunktion durch die Beseitigung von Shuntstenosen und/oder die Rekanalisation verschlossener Shuntabschnitte wiederhergestellt werden kann, ohne daß die ursprüngliche Shunttopographie geändert wird.

Technik der angiographischen Diagnostik

Voraussetzung für jede Therapie, so auch für den perkutanen Eingriff bei insuffizienten Hämodialyseshunts, ist eine exakte Diagnostik. Die im Falle von Shuntproblemen unerläßliche Angiographie ist bei stenosierten, aber noch durchgängigen Shunts relativ einfach, da der Shunt durch eine Kontrastmittelinjektion in den zuführenden arteriellen Shuntschenkel komplett dargestellt werden kann. Hierzu wird die Arteria brachialis wenige Zentimeter oberhalb vom Ellbogengelenk punktiert, wobei der arterielle Zugang sowohl zur Diagnostik als auch zur Kontrolle einer eventuell anzuschließenden Intervention dient. Anschließend wird verdünntes Kontrastmittel bolusartig injiziert und der Shunt sowie der gesamte venöse Shuntschenkel bis zum rechten Vorhof mittels digitaler Subtraktionsangiographie dargestellt.

Stenosen sind mit dieser Methodik ohne Schwierigkeiten zu lokalisieren (Abb. 6.2.1). Stellt sich der Shunt nicht in seinem gesamten Verlauf dar, so muß von einem kompletten oder partiellen Verschluß ausgegangen werden. Ist der Shunt komplett verschlossen, so kann meist noch die Anastomose als kurzer Gefäßstumpf identifiziert werden. Bei einem partiellen Verschluß ist gewöhnlich die abführende Shuntvene über wenige Zentimeter erkennbar, mündet dann jedoch in eine oder häufiger mehrere Kollateralvenen, die je nach Alter der Strömungsbehinderung mehr oder weniger kräftig ausgeprägt sind. Bei frischen Verschlüssen der genuinen Shuntvene sind meist keine Kollateralen darstellbar.

PTA

Technik der radiologischen Intervention bei stenosierten Hämodialyse-Shunts

Das wichtigste therapeutische Instrumentarium zur Beseitigung von Stenosen ist der Ballonkatheter zur perkutanen transluminären Angioplastie

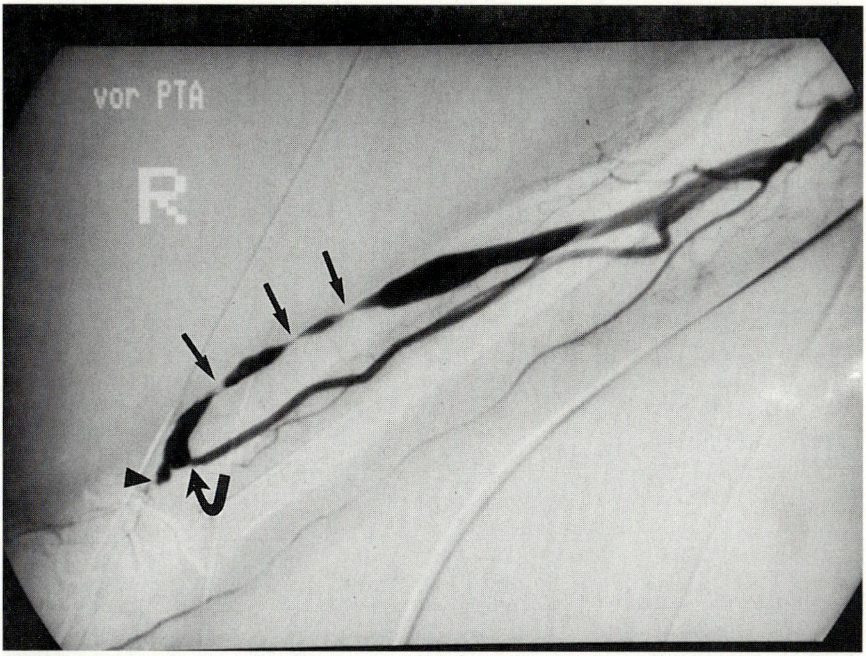

Abb. 6.2.1. CIMINO-Fistel mit drei filiformen Stenosen im venösen Shuntschenkel (*gerade Pfeile*). Verschluß der A. radialis (*Dreieck*) distal der arteriovenösen Anastomose (*gebogener Pfeil*)

(PTA) nach GRÜNTZIG (1). Sämtliche anderen Verfahren, wie z. B. die Atherektomie oder die Laserangioplastie, treten demgegenüber vollständig in den Hintergrund.

Vor Beginn des Eingriffs wird zunächst der Bereich der beabsichtigten Dilatation großräumig mit Lokalanästhetikum infiltriert, da die Ballondilatation von CIMINO-Fisteln, aber auch von Prothesenfisteln sehr schmerzhaft sein kann. Anschließend wird ein Diagnostikkatheter in SELDINGER-Technik in den Shunt eingeführt und die Stenose mit dem Führungsdraht passiert. Danach wird der Angiographiekatheter durch einen geeigneten Ballonkatheter ersetzt und die Stenose dilatiert. Shuntstenosen können erfahrungsgemäß außerordentlich rigide sein, so daß sehr hohe Ballondrücke erforderlich werden, um eine Stenose adäquat zu dehnen. Nach der Dilatation wird über den arteriellen Zugang eine Kontrollangiographie durchgeführt, wodurch der Dilatationserfolg sofort objektiviert und dokumentiert werden kann (Abb. 6.2.2a, b). Erscheint das Dilatationsergebnis ausreichend, so werden Ballonkatheter und Führungsdraht entfernt und die Insertionsstelle sehr sorgfältig digital komprimiert. Anschließend kann der Patient zur Hämodialyse-Behandlung weitergeleitet werden.

Die Implantation von Stents bei stenosierten Hämodialyseshunts erscheint grundsätzlich problematisch, da hierbei ein Metallfremdkörper implantiert wird, welcher spätere operative Eingriffe behindern kann. Zudem

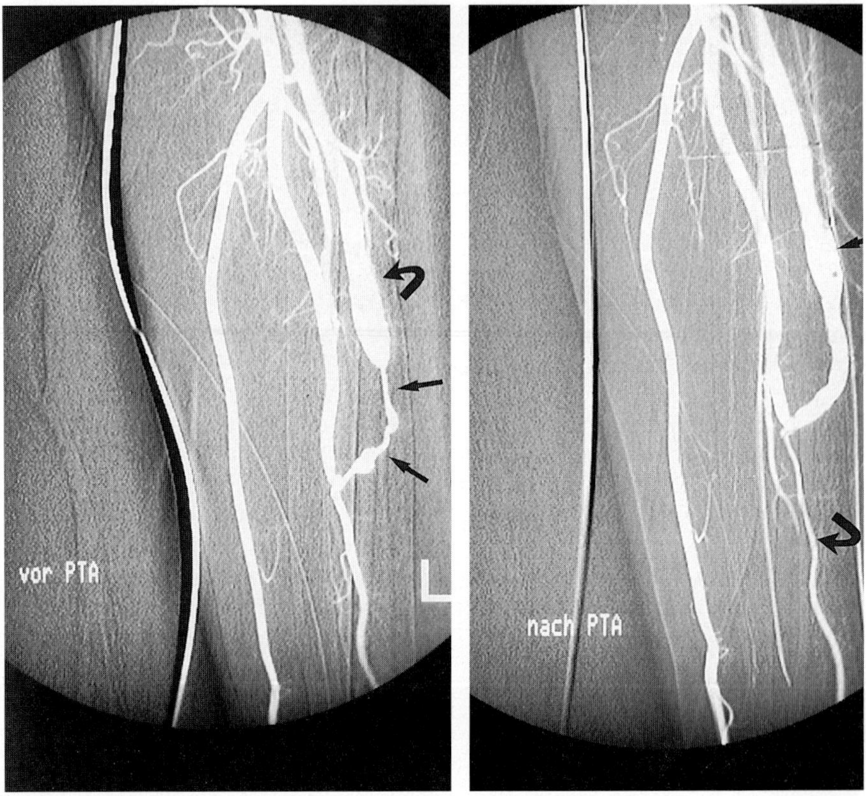

Abb. 6.2.2. a CIMINO-Fistel mit langstreckiger hochgradiger Stenose (*gerade Pfeile*) der Shuntvene (*gebogener Pfeil*); **b** Zustand nach Ballondilatation der Stenose; Ballonkatheter in situ (*gerader Pfeil*). Schmales Kaliber der distalen A. radialis (*gebogener Pfeil*) auf Grund veränderter Hämodynamik

kann der Shunt an der Stelle des Stents nicht mehr punktiert werden. Auch werden Restenosierungen durch den Stent erfahrungsgemäß nicht verhindert (8). Aus diesen Gründen sollte die Indikation zur Stentimplantation bei Hämodialyse-Shunts mit großer Zurückhaltung gestellt werden.

Technik der radiologischen Intervention bei verschlossenen CIMINO-Shunts

Auch falls der Hämodialyse-Shunt bereits verschlossen ist, kann ein perkutaner Eingriff die Shuntfunktion wieder herstellen. Wie in anderen Gefäßgebieten ist der Schwierigkeitsgrad einer perkutanen Revision bei Verschlüssen deutlich höher als bei Stenosen, so daß die Erfolgsraten niedriger liegen. Wie bei Stenosen ist auch bei verschlossenen Hämodialyse-Fisteln der Ballonkatheter das wichtigste therapeutische Instrumentarium.

Das technische Vorgehen bei der Ballon-PTA verschlossener CIMINO-Fisteln ist sehr variabel, da es von der konkreten Gefäßsituation im Einzelfall abhängt. Generell kann folgender Ansatz empfohlen werden:

Nach diagnostischer Angiographie findet man entweder einen kompletten Verschluß der Shuntvene mit lediglich stummelförmigem Residuum der arteriovenösen Anastomose, oder man erkennt eine partiell perfundierte Shuntvene, die nach wenigen Zentimetern verschlossen ist. Je nach Alter der Strömungsbehinderung sind mehr oder weniger kräftig ausgeprägte Kollateralen vorhanden.

- Findet man solche kräftigen Kollateralen, die häufig ein unübersichtliches Gefäßkonvolut bilden, so kann davon ausgegangen werden, daß der Verschluß der eigentlichen Shuntvene schon alt ist (Abb. 6.2.3). Die bislang durchgeführte Dialyse erfolgte in solchen Fällen über eine Kollaterale, meist ohne daß sich der Dialysearzt dieser Tatsache bewußt war. Anlaß für die aktuelle Vorstellung zur Shuntangiographie ist dann meist der Verschluß dieses Kollateralgefäßes. In solchen Fällen ist der Versuch, die ursprüngliche Shuntvene zu rekanalisieren, aussichtslos, da es sich um einen alten, lange organisierten Verschluß handelt. In seltenen Fällen kann dann eine Rekanalisierung des frischen Kollateralvenenverschlusses versucht werden. Dies ist meist jedoch ebenfalls aussichtslos, da bei dem unübersichtlichen Kollateralvenenkonvolut unklar ist, welches Gefäß bisher für die Dialyse benutzbar war und zudem diese meist exzessiv gewundenen Gefäße einer Kathetersondierung nicht zugänglich sind. Somit erscheint in solchen Fällen die Indika-

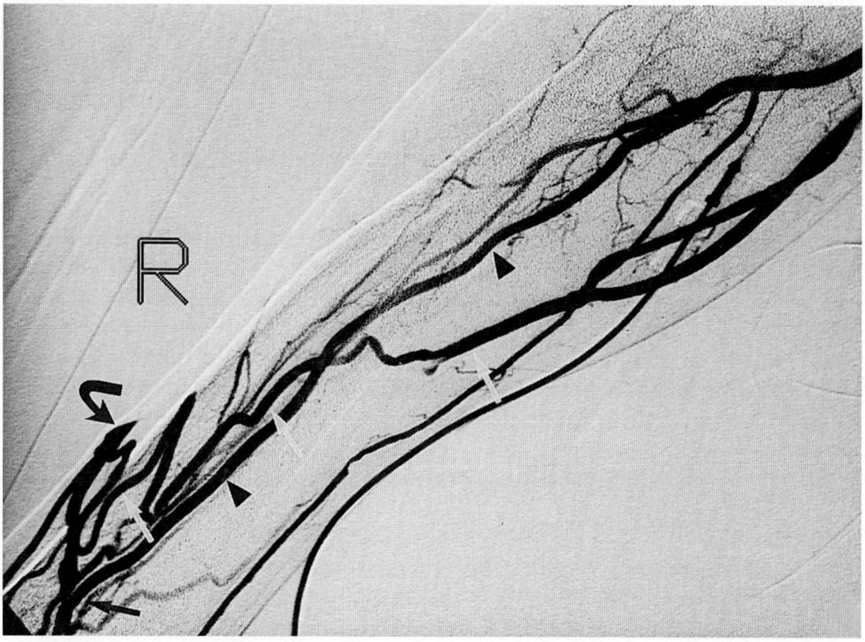

Abb. 6.2.3. Alter Verschluß eines CIMINO-Shunts. Nach Injektion der A. radialis (*Dreiecke*) stellen sich die arteriovenöse Anastomose (*gerader Pfeil*) und eine kurzstreckige Shuntvene dar, die nach wenigen Zentimetern verschlossen ist (*gebogener Pfeil*). Der Abstrom erfolgt über ein unübersichtliches Netz von Kollateralvenen (*weiße Pfeile*)

tion zur perkutanen Shuntrevision nicht gegeben, und es muß ein operativer Eingriff, eventuell mit Shuntneuanlage, durchgeführt werden.

- Findet man bei der diagnostischen Angiographie jedoch Zeichen des akuten Verschlusses, ohne daß wesentliche Kollateralen erkennbar sind, so sollte der Versuch der perkutanen Revision gemacht werden. Zunächst führt man eine Phlebographie dieses Venengebietes durch, wobei sich im optimalen Fall der noch offene Teil der Shuntvene füllt und somit die Verschlußstrecke demarkiert (Abb. 6.2.4a). Dann wird ein Diagnostikkatheter eingeführt, die Verschlußstrecke mit Hilfe des Führungsdrahtes durch vorsichtige Kathetermanipulationen überwunden und Führungsdraht sowie Katheter über die arteriovenöse Anastomose hinaus in die zuführende Shuntarterie vorgeschoben. Ist dies gelungen, so wird die gesamte Verschlußstrecke mit Hilfe eines Ballonkatheters überlappend dilatiert, wodurch das thrombotische Material komprimiert und an die Gefäßwand gedrückt wird. Gegebenenfalls kann eine lokale Lysetherapie zur Verminderung des Thrombusvolumens durchgeführt werden. Zur Kompression des thrombotischen Materials genügt ein sehr geringer Ballondruck. Meist stellt man bei diesem sukzessiven und überlappenden Dilatieren der gesamten Verschlußstrecke fest, daß eine oder mehrere Stellen im Gefäßverlauf deutlich rigide stenosiert sind und hier ein hoher Ballondruck erforderlich wird, um die Gefäßengen zu beseitigen. Diese Stellen entsprechen den durch Intimahyperplasie hervorgerufenen Stenosen, die sekundär zum Gefäßverschluß geführt haben.

Durch Kompression des Thrombus und Dilatation der zugrunde liegenden Stenose(n) wird einerseits wieder ein Lumen im Shunt eröffnet (Abb. 6.2.4b) und andererseits die morphologische Ursache für den Verschluß beseitigt. Nachdem die gesamte Verschlußstrecke auf diese Weise behandelt wurde, wird der Ballonkatheter entfernt und eine Kontrollangiographie durchgeführt. Falls erforderlich, kann der Patient anschließend über den rekanalisierten Shunt dialysiert werden.

Gibt die Phlebographie über die Verschlußstrecke keinen Aufschluß, so ist die Situation deutlich schwieriger, denn dann ist der Shuntverlauf unklar. In solchen Fällen kann man versuchen, durch „blindes“ Sondieren eine Passage in die arteriovenöse Anastomose zu finden, jedoch kann dies sehr zeitaufwendig werden, eine hohe Strahlenexposition für Patient und Untersucher mit sich bringen und wird trotzdem häufig fehlschlagen. Daher sollte in solchen Fällen eine chirurgische Revision bzw. Shunt-Neuanlage erfolgen.

Technik der radiologischen Intervention bei verschlossenen Prothesenshunts

Die Rekanalisation verschlossener Prothesenshunts ist deutlich einfacher durchzuführen als die Rekanalisation verschlossener CIMINO-Shunts. Grund hierfür ist, daß beim Verschluß einer Gefäßprothese der Verlauf des Interponats bekannt und subkutan palpierbar ist. Damit entfällt die bei verschlossenen CIMINO-Shunts technisch schwierige Aufgabe, den Shuntverlauf zu sondieren.

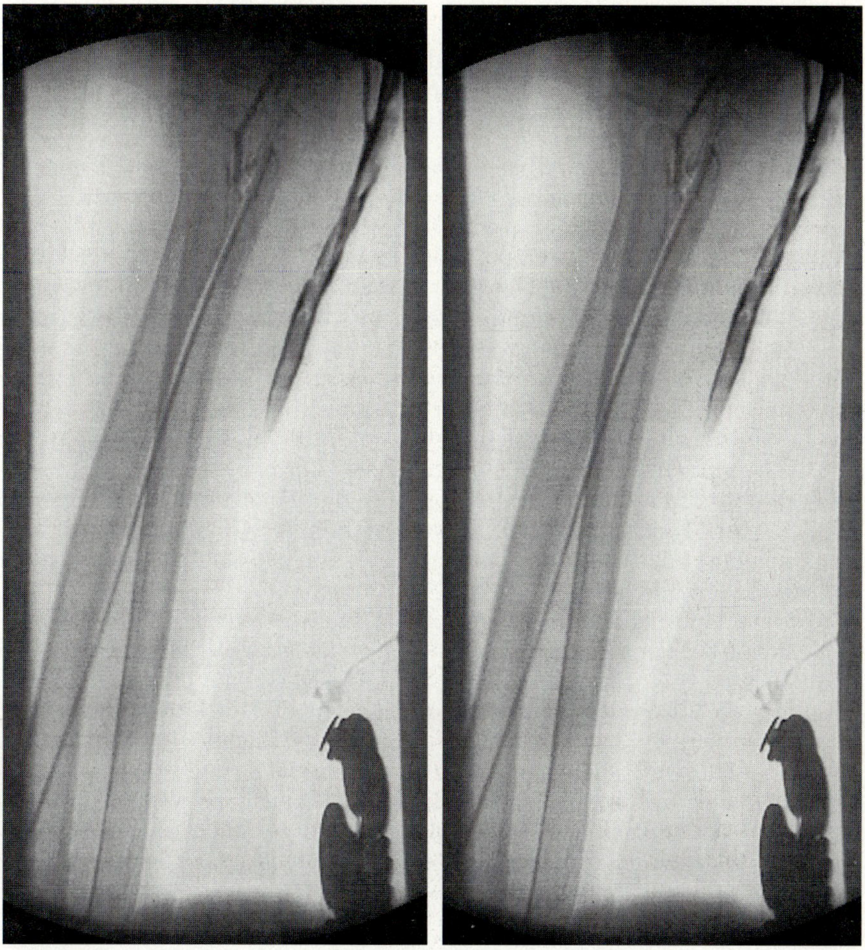

Abb. 6.2.4. a Frischer Verschluß eines CIMINO-Shunts: Die Phlebographie der noch palpablen Shuntvene zeigt einen langstreckigen Thrombus; **b** nach lokaler Lysetherapie und anschließender Ballondilatation ist die Shuntvene (*gerade Pfeile*) rekanalisiert. Kleine Restthromben im Bereich der Punktionsstelle (*gebogener Pfeil*)

Die Prothese wird sowohl retrograd als auch antegrad mit einer Kanüle direkt punktiert und ein Führungsdraht eingesetzt, der sich im weichen thrombotischen Material meist ohne Kraftaufwand vorschieben läßt, bis die arterielle bzw. venöse Anastomose erreicht ist. Danach können entweder Diagnostikkatheter zur lokalen Lysetherapie eingesetzt werden (s. u.), oder es wird gleich ein Ballonkatheter gewählt, mit dem dann wie bei CIMINO-Fisteln das Thrombusmaterial komprimiert wird, so daß in der Prothese wieder ein Lumen entsteht. Im gleichen Arbeitsgang werden Anastomosenstenosen dilatiert. Auch bei Prothesenshunts kann nach erfolgreicher Rekanalisation die Hämodialyse unmittelbar angeschlossen werden.

Lokale Lysetherapie

Die Ballon-PTA kann sinnvoll durch das additive Verfahren der lokalen Lysetherapie ergänzt werden, wobei erfahrungsgemäß der gentechnisch gewonnene Plasminogenaktivator (rt-PA) als Fibrinolytikum am besten geeignet ist.

- Die lokale Lysetherapie hat bei verschlossenen CIMINO-Fisteln nur ein sehr enges Indikationsspektrum. Wie schon oben beschrieben, ist die Rekanalisation verschlossener CIMINO-Fisteln dann schwierig, falls der Verlauf der Verschlußstrecke angiographisch nicht zu ermitteln ist. In solchen Fällen ist die Injektion von rt-PA von der venösen Seite her nicht erfolgversprechend, da das Fibrinolytikum mit dem Blutstrom von der Verschlußstrecke weggeschwemmt wird. Erfolgversprechend erscheint lediglich die Injektion über den arteriellen Schenkel des Shunts, wobei ein Katheter in antegrader Richtung in die zuführende Shuntarterie eingeführt und bis in oder auch durch die arteriovenöse Anastomose in die verschlossenen Shuntstrecke vorgeschoben wird. Ein solches Vorgehen ist allerdings technisch nicht einfach, da dazu die zuführende Arterie antegrad punktiert und ein Katheter in dieses meist dünne und für Gefäßspasmen anfällige Gefäß eingeführt werden muß. Da zudem der Erfolg ungewiß ist, sollte ein solches Verfahren nur in Einzelfällen durchgeführt werden.
- Die Domäne der lokalen Lysetherapie sind die verschlossenen Prothesenshunts (7). Hier steht der Gesichtspunkt der Verminderung des Thrombusvolumens im Vordergrund, weniger der Gesichtspunkt der Shuntrekanalisierung, die fast immer auch mit rein mechanischen Verfahren gelingt. Erfahrungsgemäß reichen Dosen von 5–10 mg Plasminogenaktivator fast immer aus, um eine ausreichende Thrombusverkleinerung zu erreichen. Ist mit dieser Dosis noch kein wesentlicher Effekt erzielbar gewesen, so zeigen erfahrungsgemäß auch höhere Dosen keinen Erfolg, und es muß davon ausgegangen werden, daß das thrombotische Material in der Prothesenfistel älter und nicht mehr lysierbar ist.

Komplikationen der perkutanen Therapie

Die Rate klinisch relevanter Komplikationen der perkutanen Therapie liegt bei 1 %. Die häufigste Komplikation bei der Behandlung von stenosierten Hämodialysefisteln ist das Auftreten von Hämatomen im Bereich der Punktionsstellen. Diese sind teilweise unvermeidbar, können durch zügige Arbeit klein gehalten werden, werden nach Abschluß der Behandlung innerhalb von 14 Tagen resorbiert und haben im allgemeinen keine negativen Langzeiteffekte. Eine weitere, allerdings sehr seltene Komplikation ist die Gefäßruptur. Sie kann auftreten, falls bei der Dilatation ein Ballon mit zu großem Durchmesser gewählt wurde. Häufiger ist jedoch die Gefäßperforation, die bei der Sondierung stark gewundener Gefäßverläufe durch Manipulationen mit dem Führungsdraht auftreten kann. Die Perforationsstelle ist dann jedoch meist sehr klein und kann fast immer durch Unterbrechung des Eingriffs und dosierte Kompression der Perforationsstelle beherrscht werden. Nach Sistieren der Blutung kann der Eingriff fortgesetzt werden. In seltenen Fällen können sich allerdings Pseudoaneurysmata ausbilden.

Die einzige wesentliche Komplikation bei der perkutanen Rekanalisation verschlossener Hämodialyseshunts ist die iatrogene Embolie peripherer Unterarmarterien durch Verschleppung von Thrombusmaterial. Dies kann dann vorkommen, wenn beim Versuch der Rekanalisierung einer Prothesenfistel der Katheter retrograd durch den weichen Thrombus geschoben und dabei Thrombusmaterial über die arterielle Anastomose hinaus in die zuführende Arterie verschleppt wird. Eine solche Embolie ist angiographisch meist eindrucksvoll, klinisch jedoch kaum relevant, da sie in kurzer Zeit resorbiert wird. Es empfiehlt sich aber, eine sofortige lokale Lysetherapie durch Injektion von rt-PA in die arterielle Kanüle durchzuführen.

Weitere wesentliche Komplikationen treten bei der perkutanen Rekanalisation verschlossener Hämodialyseshunts nicht auf. Da der Shunt schon verschlossen ist, kann der perkutane Eingriff am Shunt selbst keine weitere Funktionsverschlechterung hervorrufen. Ein erfolgloser Eingriff verhindert oder erschwert die nachfolgende gefäßchirurgische Shuntneuanlage nicht, es sei denn, es werden bislang funktionsfähige Gefäße lädiert. Aus diesem Grunde sollten bei der perkutanen Shuntrevision die noch funktionsfähigen Gefäße mit großer Sorgfalt punktiert und die Manipulationen mit Führungsdraht und Katheter sehr vorsichtig durchgeführt werden sowie die Punktionsnadeln möglichst geringe Durchmesser haben.

Initialergebnisse der radiologischen Intervention

Umfangreiche Studien konnten zeigen, daß die initiale Erfolgsrate der perkutan-radiologischen Therapie stenosierter CIMINO- oder Prothesenshunts 94% beträgt (6). Die wenigen Fälle von Mißerfolgen sind nahezu ausschließlich auf ungünstige gefäßanatomische Situationen zurückzuführen, in denen eine Sondierung der Stenose bzw. die Plazierung des Ballonkatheters nicht gelingt. Die Erfolgsraten sind bei CIMINO- und Prothesenshunts gleich, was sich durch die bei beiden Shunttypen ähnliche technische Situation erklärt. Daß die guten Ergebnisse nicht durch eine nennenswerte Selektion der für eine perkutane Intervention geeigneten Fälle erkauft wird, belegt die Interventionsrate von knapp 96% bezogen auf alle angiographisch nachgewiesenen stenosierten Shunts.

Bei verschlossenen Hämodialyseshunts sind jedoch hinsichtlich der Rekanalisierungsraten deutliche Unterschiede zwischen CIMINO- und Prothesenshunts zu verzeichnen, was Ausdruck des oben geschilderten unterschiedlichen technischen Schwierigkeitsgrades ist. So liegt die Interventionsquote bei verschlossenen CIMINO-Fisteln bei nur knapp 64%, d.h. in etwa einem Drittel der Fälle von angiographisch nachgewiesenen Verschlüssen kann eine perkutane Intervention auf Grund der ungünstigen Angiomorphologie nicht durchgeführt werden. In den Fällen, in denen die Intervention versucht wird, liegt die Erfolgsrate bei gut 70%. Bei verschlossenen PTFE-Fisteln liegt die Interventionsquote mit knapp 85% deutlich höher als bei CIMINO-Fisteln, während die Erfolgsquote mit knapp 75% etwa gleich ist.

Der Anteil der lokalen Lysetherapien an der Gesamtzahl der Interventionen liegt bei Prothesenshunts mit gut 60% etwa doppelt so hoch wie bei CIMINO-Shunts mit gut 30%. Die Erfolgsrate der Lysetherapie ist mit 86%

bei PTFE- und 87 % bei CIMINO-Shunts jedoch vergleichbar. Die Gründe hierfür sind oben genannt worden: Die lokale Lyse kann bei verschlossenen CIMINO-Fisteln nur relativ selten sinnvoll genutzt werden, falls sie jedoch einsetzbar ist, können gute Ergebnisse erzielt werden.

Langzeit-Ergebnisse bei radiologischer und chirurgischer Intervention

Ein für die Therapie entscheidender Gesichtspunkt ist die Funktionsdauer einer Hämodialyse-Fistel:

- Die *Primärfunktionsdauer* ist die Zeitspanne zwischen der operativen Shuntanlage und der ersten Revision bzw. der endgültigen Aufgabe des Shunts, falls keine Revision erfolgte.
- Die *Gesamtfunktionsdauer* ist die Zeitspanne zwischen der operativen Shuntanlage und der endgültigen Shuntaufgabe (4, 5), wobei radiologische Interventionen, Thrombektomiemanöver und operative Revisionen einschließlich Neuanastomosierungen *bei Erhalt der Punktionsstrecke* zugelassen sind (3).

Falls an einem Shunt keinerlei funktionserhaltende Eingriffe durchgeführt werden, unterscheiden sich Primär- und Gesamtfunktionsdauer nicht.

Nach eigenen Studien (6) beträgt die mittlere Primärfunktionsdauer von Hämodialyse-Shunts 3,9 Jahre, während die mittlere Gesamtfunktionsdauer 6,7 Jahre beträgt. Für CIMINO-Shunts lauten die Zeiten 4,6 bzw. 7,1 Jahre und für PTFE-Interponate 0,9 bzw. 1,4 Jahre. Funktionserhaltende Interventionen erhöhen also die zu erwartende mittlere Funktionszeit um 2,8 Jahre (Abb. 6.2.5). Dies entspricht bezogen auf die ohne Intervention zugrunde zu legenden primären Funktionsdauer einer mittleren Verlängerung um gut 70 %.

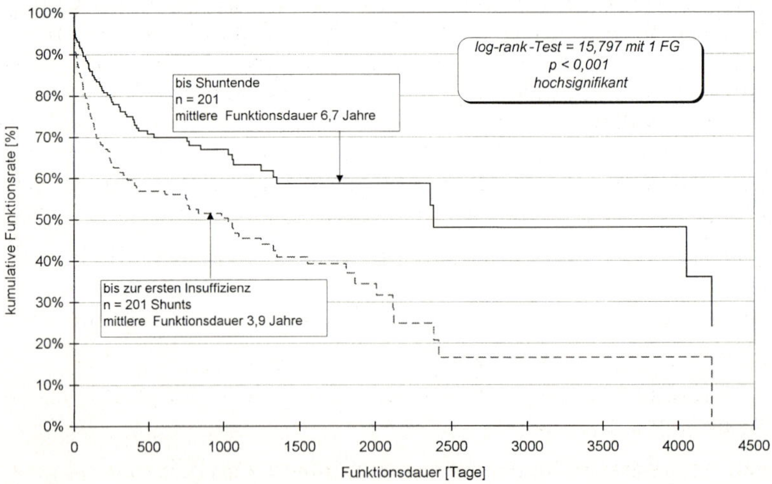

Abb. 6.2.5. Kumulative Funktionsrate insuffizienter Hämodialyse-Shunts (201 Fälle) bis zur ersten Insuffizienz bzw. bis zur Shuntaufgabe. Therapeutische Eingriffe verlängern die Shuntfunktionsdauer hochsignifikant von durchschnittlich 3,9 Jahren auf 6,7 Jahre

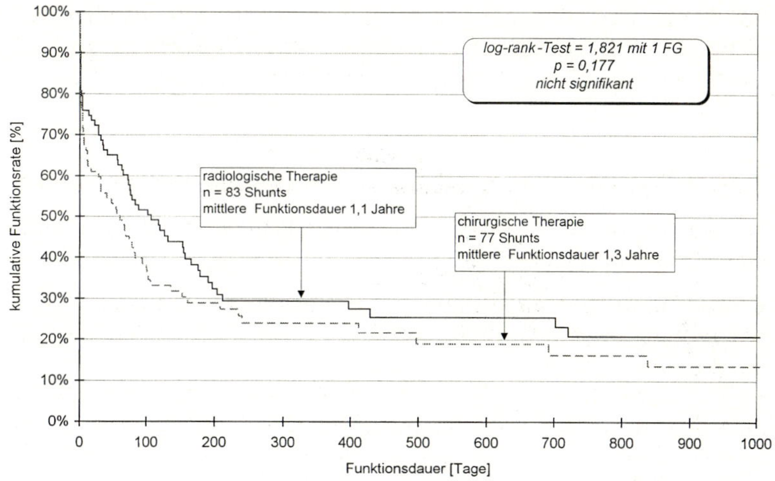

Abb. 6.2.6. Kumulative Funktionsrate von insuffizienten Hämodialyse-Fisteln nach radiologischer (83 Fälle) bzw. chirurgischer Therapie (77 Fälle), gemessen vom Zeitpunkt des jeweiligen Eingriffs bis zum nächsten erforderlichen Eingriff bzw. der Shuntaufgabe. Kein signifikanter Unterschied zwischen radiologischer und chirurgischer Therapie bezüglich der posttherapeutischen Funktionsdauer

Um die Wertigkeit der radiologischen Intervention gegenüber einem operativen Eingriff abschätzen zu können, muß die komplikationslose Funktionszeit nach einem solchen Eingriff bis zum nächsten zeitlich folgenden Eingriff bzw. der Shuntaufgabe ermittelt werden. Sie beträgt im Mittel nach radiologischem Eingriff 1,1 Jahre und nach chirurgischem Eingriff 1,3 Jahre, wobei der Unterschied statistisch nicht signifikant ist (Abb. 6.2.6).

Die bei der Therapie von Shuntinsuffizienzen häufige Beobachtung, daß auch ein erfolgreicher therapeutischer Eingriff die Shuntfunktion nur für eine begrenzte Zeit wiederherstellen kann und dann eine Re-Intervention erforderlich wird, läßt die Frage aufwerfen, ob die durch Re-Interventionen zu gewinnenden Funktionszeiten nicht sukzessive immer kürzer werden und die Interventionen folglich kaum noch sinnvoll sind. Wertet man jedoch die postinterventionellen Funktionszeiten nach Erst- und Re-Eingriff getrennt aus, so ergibt sich kein statistisch signifikanter Unterschied (Abb. 6.2.7).

Zusammenfassung

Die wesentlichen Ergebnisse zu Indikation, Initial- und Langzeiterfolgen der perkutanen Therapie insuffizienter Hämodialyseshunts lassen sich folgendermaßen zusammenfassen:

- Bei allen stenosierten Shunts und bei verschlossenen PTFE-Shunts sollte ein Versuch der perkutanen Therapie gemacht werden, während bei verschlossenen Cimino-Shunts die Indikation zur perkutanen Rekanalisation mit einiger Zurückhaltung gestellt werden sollte.

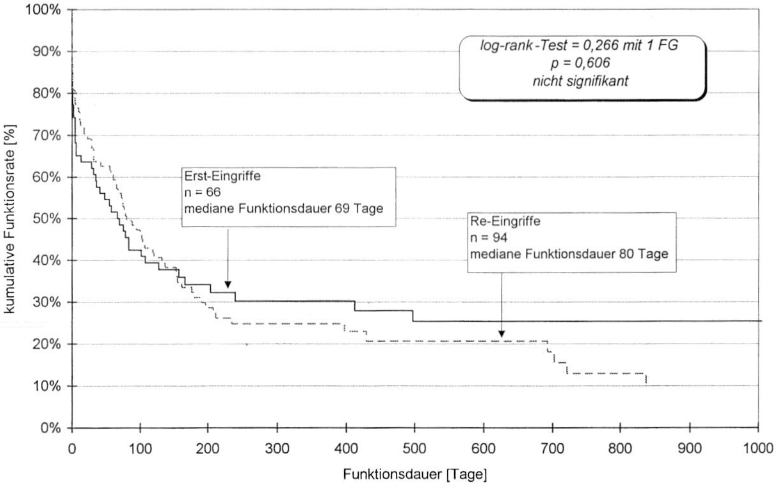

Abb. 6.2.7. Kumulative Funktionsrate von insuffizienten Hämodialyse-Fisteln nach Erst- (66 Fälle) bzw. Re-Eingriff (94 Fälle), gemessen vom Zeitpunkt des jeweiligen Eingriffs bis zum nächsten erforderlichen Eingriff bzw. der Shuntaufgabe. Kein signifikanter Unterschied zwischen Erst- und Re-Eingriff bezüglich der posttherapeutischen Funktionsdauer!

- Die initiale Erfolgsrate der perkutanen Therapie beträgt bei stenosierten Shunts etwa 95 %, bei verschlossenen PTFE-Shunts etwa 75 % und bei verschlossenen CIMINO-Shunts etwa 70 %.
- Bei etwa 30 % der verschlossenen CIMINO-Fisteln und bei etwa 60 % der verschlossenen PTFE-Fisteln ist die lokale Lysetherapie mit rt-PA als additives Verfahren sinnvoll.
- Die mittlere Primärfunktionsdauer einer Hämodialyse-Fistel beträgt ca. 3,9 Jahre, die mittlere Gesamtfunktionsdauer ca. 6,7 Jahre.
- Chirurgische und radiologische Interventionen sind gleichwertig in bezug auf die zu erwartende postinterventionelle Funktionsdauer.
- Die durch eine Intervention gewonnene mittlere Funktionszeit beträgt ca. 1,2 Jahre.
- Re-Interventionen zeigen kein signifikant schlechteres Ergebnis als Erstinterventionen.

Empfehlungen für das klinisch-praktische Vorgehen

1. Bei primär insuffizienten Hämodialyse-Fisteln ist die perkutan-interventionelle Therapie nicht indiziert. In diesen Fällen muß die operative Shuntanlage als mißlungen angesehen werden und ist durch perkutane Verfahren nicht korrigierbar. Eine Shuntneuanlage wird erforderlich.
2. Bei sekundär auftretenden Insuffizienzproblemen sollte unverzüglich eine angiographische Abklärung der Shuntsituation erfolgen. Eine Verzögerung dieses diagnostischen Schrittes erscheint nicht vertretbar, da Shuntinsuffizienzen stetig progredient und die therapeutischen Möglichkeiten im Falle eines Shuntverschlusses erheblich reduziert sind.

3. Bei allen sekundär stenosierten Hämodialyse-Fisteln und bei allen sekundär verschlossenen PTFE-Shunts sollte die perkutan-interventionelle Therapie als Verfahren der Wahl gelten. Etwa 90% aller Shuntstenosen und etwa 70% aller verschlossenen PTFE-Shunts können hierdurch erfolgreich therapiert werden.
4. Bei sekundär verschlossenen CIMINO-Shunts sollte die Indikation zur perkutanen Rekanalisation zurückhaltend gestellt werden, da ein verschlossener CIMINO-Shunt nur in etwa 40% der Fälle erfolgreich perkutan rekanalisiert werden kann.
5. Wiederholt auftretende Insuffizienzprobleme trotz vorausgehender perkutaner Intervention stellen keine Kontraindikation zur erneuten perkutanen Therapie dar. Rezidivierende Obstruktionen sind bei Hämodialyseshunts vielfach unvermeidlich und können nicht der therapeutischen Methodik angelastet werden.

LITERATUR

1. Grüntzig A, Hopff H (1974) Perkutane Rekanalisation chronischer arterieller Verschlüsse mit einem neuen Dilatationskatheter. Modifikation der Dotter-Technik. Dtsch med Wschr 99:2502–2505
2. Hepp W, de Jonge K, Scholz A, Langer R, Langer M (1991) Diagnostisches und therapeutisches Konzept beim „failing"-Shunt. Angio archiv 22:20–26
3. Keller F, Loewe HJ, Bauknecht KJ, Schwarz A, Offermann G (1988) Kumulative Funktionsraten von orthotopen Dialysefisteln und Interponaten. Dtsch Med Wschr 113:332–336
4. Kherlakian GM, Roedersheimer LR, Arbaugh JJ, Newmark KJ, King LR (1986) Comparison of autogenous fistula versus expanded polytetrafluoroethylene graft fistula for angio access in hemodialysis. Am J Surg 152:238–243
5. Palder SB, Kirkman RL, Whittemore AD, Hakim RM, Lazarus JM, Tilney NL (1985) Vascular access for hemodialysis. Ann Surg 202:235–239
6. Rinast E (1995) Perkutan-interventionelle Therapie insuffizienter Hämodialyseshunts. Habilitationsschrift, Medizinische Universität Lübeck
7. Rinast E, Gmelin E, Zwaan M (1991) Lokale Fibrinolyse bei frisch thrombosierten Prothesenshunts. Angio archiv 22:78–81
8. Zollikofer CL, Antonucci F, Stuckmann G, Mattias P, Bruhlmann WF, Salomonowitz EK (1992) Use of the Wallstent in the venous system including hemodialysis-related stenoses. Cardiovasc Intervent Radiol 15:334–341

6.2.2 Hydrodynamische Thrombektomie

D. VORWERK, R. W. GÜNTHER

Einführung

Neben der Thrombolyse (2) ist die hydrodynamische Thrombektomie in der jüngeren Zeit als neues Verfahren zur Thrombektomie auch von Hämodialyse-Shunts vorgestellt worden (4, 5). Es existieren zur Zeit drei verschiedene Systeme (Possis Inc., HP Medica, Cordis Inc.) von 5 French bis 8 French Außendurchmesser, die alle auf dem gleichen Prinzip der Aspirationsthrombektomie mittels des Venturi-Effektes basieren. Sie benötigen zum

Betrieb entweder Hochdruckinjektoren, wie sie routinemäßig zur Kontrastmittelapplikation verwendet werden – und damit in jeder radiologischen Abteilung vorhanden sind – oder eigene Druckaggregate.

Bei dem von den Autoren verwendeten „Hydrolyser"-System (Cordis Inc., Roden, Niederlande) wird durch einen 7 French starken Doppellumen-Katheter unter hohem Fluß (3–4 ml/s) physiologische Kochsalzlösung durch das enge Lumen rückwärtig in das große Lumen injiziert (4). Dadurch wird eine die Katheterspitze (Abb. 6.2.8) umgebende, turbulente Flußzone erzeugt, in der umliegendes Thrombusmaterial angesaugt und zerkleinert wird. Die injizierte Flüssigkeit verläßt dem Druckgefälle folgend durch ein großes Drainagelumen das Gefäßlumen sofort wieder (Venturi-Effekt) und reißt umgebendes Thrombusmaterial mit sich. Es handelt sich daher um ein isovolumetrisches Verfahren ohne die Gefahr einer Überinfusion des Patienten. Pro Arbeitsgang des hydrodynamischen Katheters werden etwa 100 ml Kochsalz appliziert. Der Katheter hat eine runde Spitze, so daß er relativ atraumatisch durch das Gefäß geführt werden kann; eine zusätzliche Sicherung über einen feinen Führungsdraht ist möglich.

Technisches Vorgehen

In Abhängigkeit vom Shunttyp ist das technische Vorgehen unterschiedlich.

- Beim BRESCIA-CIMINO-Unterarm-Shunt wird die Shuntvene einige Zentimeter proximal vom Thrombusende retrograd punktiert und nach Überwin-

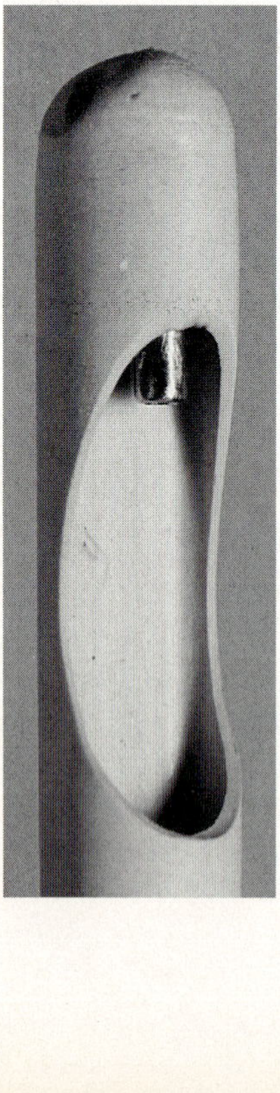

Abb. 6.2.8. Spitze des hydrodynamischen Katheters

dung des Verschlusses und der ursächlichen Stenose, die anastomosenseitig, aber auch am proximalen Thrombusende gelegen sein kann, der hydrodynamische Katheter über einen Führungsdraht an die arteriovenöse Anastomose im nichtaktiven Zustand herangeführt. Der aktivierte Katheter wird dann kontinuierlich zurückgezogen. Das Manöver wird gegebenenfalls mehrfach durchgeführt, bis kein Thrombus mehr entfernt werden kann; es ist nicht ungewöhnlich, daß bei nativen Shunts Thrombusreste an der Wand haften bleiben, die allerdings in den meisten Fällen zu keiner Flußbehinderung führen. Um einen dauerhafteren Erfolg zu sichern, ist die gleichzeitige Ballondilatation der ursächlichen Stenose unbedingt erforderlich.

• Bei Implantatshunts (Abb. 6.2.9), insbesondere wenn sie als Loop-Shunts angelegt worden sind, ist eine Doppelpunktion – antegrad im arteriellen Schenkel und retrograd im venösen Schenkel – notwendig. Zunächst wird der venöse Teil des Shunts über die Punktionsstelle sondiert, zugrundeliegende Stenosen dilatiert und anschließend der venöse Schenkel mittels der hydrodynamischen Thrombektomie von Gerinnseln befreit. Anschließend wird ein 5-F-Ballonkatheter über die venöse Punktionsstelle entgegen der Flußrichtung über die arterielle Anastomose geführt, Thrombusmaterial in der Anastomose ballondilatiert und der Katheter anschließend bei geblock-

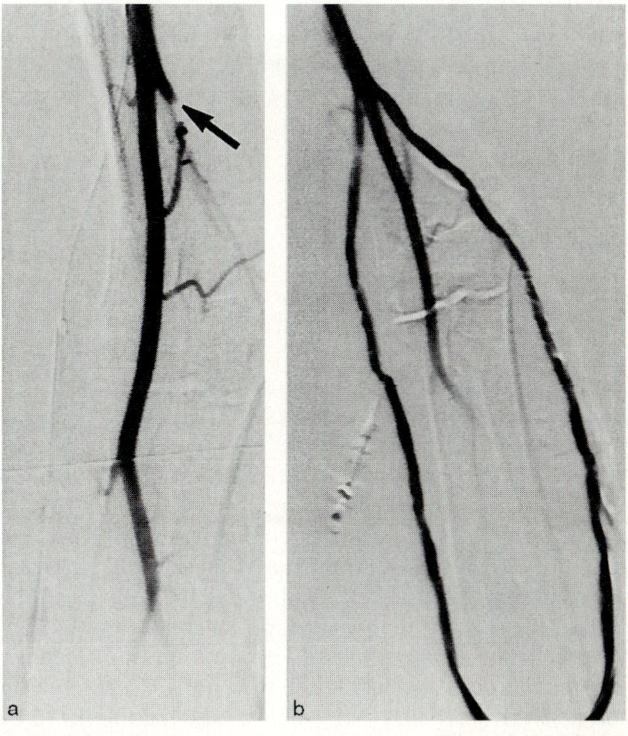

Abb. 6.2.9. a Kompletter Verschluß (Pfeil) eines Implantat-Loop-Shunts; **b** freie Durchgängigkeit nach hydrodynamischer Thrombektomie

tem Ballon in den Graftschenkel bis hinter die erste Punktionsstelle im arteriellen Schenkel gezogen. Hier erfolgt dann eine Entfernung des luxierten Thrombusmaterials durch hydrodynamische Thrombektomie über die erste Punktionsstelle. Grund hierfür ist, daß so nur eine einzige Punktion mit einem 7-F-Schleusenbesteck, das zur Verwendung des hydrodynamischen Katheters notwendig ist, erfolgen muß, da die Einlage zweier Bestecke sich deutlich flußmindernd auf den Shunt auswirkt.

Bei technisch gutem Ergebnis kann der Shunt – unabhängig von der Shuntart – unmittelbar anschließend zur Dialyse genutzt werden. Wir bevorzugen eine intravenöse (500–1 000 IE/h) oder, bei ambulanten Patienten, eine subkutane (3 × 7500 IE/d) Heparinisierung über mindestens 24–72 Stunden, um einer Frühthrombose entgegenzuwirken. Dies gilt insbesondere dann, wenn das technische Ergebnis nicht optimal erscheint.

Technischer Erfolg

Bei mehr als 50 Shuntthrombosen konnte an über 80 % ein technischer Erfolg bei der Anwendung von hydrodynamischer Thrombektomie und Ballondilatation erzielt werden. Wurden noch zusätzliche Verfahren wie Aspiration, Stentimplantation und FOGARTY-Embolektomie eingesetzt, so konnte in 90 % der Fälle ein technischer Erfolg mit gutem arteriellen Einstrom in den Shunt erreicht werden. Dabei zeigten sich kaum Unterschiede zwischen Implantatshunts und nativen Shunts. Als eine mögliche Ursache für technische Versager ergaben sich Patienten, deren Shunt über eine längere Zeit – meist länger als 2 Tage – verschlossen war, bevor eine perkutane Thrombektomie versucht wurde. Größere Komplikationen traten nicht auf.

Klinischer Erfolg

Auch nach erfolgreicher Shunteröffnung kam es bei 14 % zur Frühthrombose innerhalb von 24 Stunden. In Abhängigkeit von den lokalen Gegebenheiten konnten diese Patienten – teilweise erfolgreich – erneut durch eine hydrodynamische Thrombektomie behandelt werden. Frühthrombosen sind kein spezielles Problem der beschriebenen Methode, vielmehr sind sie für alle perkutanen und operativen Verfahren zur Behandlung von Shuntthrombosen beschrieben worden. Meist liegen konstitutionelle oder morphologische Ursachen vor, die einen erneuten Verschluß begünstigen.

Die kumulative Shunt-Durchgängigkeit betrug im eigenen Krankengut 57 % nach 1 Monat, 37 % nach 6 Monaten und 32 % nach einem Jahr. Diese hohe Rate an Shunt-Rethrombosen innerhalb des ersten halben Jahres ist typisch für diese Patientengruppe und nicht methodenabhängig. VALJI und Mitarbeiter (3) haben für die Thrombolysetherapie eine kumulative Durchgängigkeit von 68 % nach einem Monat, 34 % nach 6 und 26 % nach 12 Monaten, BROTMAN und Mitarbeiter (1) haben für die chirurgische offene Thrombektomie eine kumulative Durchgängigkeit von 45 % nach einem Monat, 27 % nach 6 und 4 % nach 12 Monaten beschrieben.

Zusammenfassung

Die hydrodynamische Thrombektomie ist zur perkutanen Behandlung des akuten thrombotischen Verschlusses von Shunts jedweder Art angebracht. Bei Wahl geeigneter Systeme und Verzicht auf Thrombolytika stellt das Verfahren eine wenig aufwendige, kostenbewußte und risikoarme Methode dar, die die perkutane Behandlung von Shuntkomplikationen erweitert und auch eine Alternative zur operativen Revision darstellt.

LITERATUR

1. Brotman D, Fandos L, Faust G, Doscher W, Cohen J (1994) Hemodialysis graft salvage. J Am Coll Surg 178:431–434
2. Davis G, Dowd C, Bookstein J, Maroney T, Lang E, Halasz N (1987) Thrombosed dialysis grafts. Efficacy of intrathrombic deposition of concentrated urokinase, clot maceration and angioplasty Am J Roentgenol 149:177–181
3. Valji K, Bookstein J, Roberts A, Davis G (1991) Pharmacomechanical thrombolysis and angioplasty in the management of clotted hemodialysis grafts: early and late clinical results. Radiology 178:243–248
4. Vorwerk D, Sohn M, Schurmann K, Hoogeveen Y, Gladziwa U, Guenther RW (1994) Hydrodynamic thrombectomy of hemodialysis fistulas: first clinical results. J Vasc Intervent Radiol 5:813–821
5. Vorwerk D, Günther RW, Schürmann K, Sohn M (1995) Perkutane Behandlungsmöglichkeiten beim thrombotischen Verschluß von Brescia-Cimino-Dialyseshunts. Fortschr Röntgenstr 162:236–240

6.2.3 Thrombektomie und intraoperative Angioplastie

R. Horstmann, A. Holland, G. Hohlbach

Einführung

Bis vor wenigen Jahren war die Therapie von Shuntdysfunktionen an ein ausschließlich chirurgisches Vorgehen gebunden. Zunehmend griffen interventionell tätige Radiologen das Problem auf; so wurden z. B. Stenosen prophylaktisch perkutan transluminal behandelt (1, 3, 12, 15). Selbst bei einem bereits thrombosierten Shunt wird nach lokaler Fibrinolyse in dieser Weise vorgegangen (11). Nachdem die digitale Subtraktionsangiographie auch im Operationssaal zur Verfügung steht, stellt die offene Thrombektomie in Kombination mit der intraoperativen Ballonkatheterdilatation eine sinnvolle Alternative zur rein chirurgischen bzw. ausschließlich radiologischen Intervention dar. Sowohl bei Brescia-Cimino-Fisteln als auch bei PTFE-Interponaten kann durch Einsatz dieses Verfahrens die Funktionsdauer des Shunts verlängert werden (9).

Methodisches Vorgehen

Bei jedem verschlossenen Dialyseshunt wird eine indirekte Thrombektomie mit dem FOGARTY-Katheter angestrebt. Der Eingriff erfolgt in Plexusanästhesie, da die Irritation von Venen sowohl bei der Thrombektomie, vor allem aber bei der Dilatation äußerst schmerzhaft sein kann. Der Hautschnitt wird so gewählt, daß eine Einschränkung bzw. Verkürzung der Punktionsstrecke vermieden wird. Beim PTFE-Loop empfiehlt sich eine Inzision direkt über dem distalen Bogen, da auf diese Weise sowohl der venöse als auch der arterielle Schenkel thrombektomiert werden kann. Routinemäßig wird, auch wenn klinisch der arterielle Einstrom und der venöse Rückstrom befriedigend erscheinen, eine intraoperative Angiographie, in der Regel in DSA-Technik, durchgeführt. Sowohl die arterielle Anastomose als auch der venöse Abstrom bzw. die venöse Anastomose müssen abgebildet werden. Beim thrombotischen Spätverschluß findet man als Ursache in den meisten Fällen Stenosen des venösen Abstroms. Dabei handelt es sich zum größten Teil um reaktive subintimale Venenfibrosen oder um Intimahyperplasien im Bereich der Anastomosen. Gekennzeichnet sind diese Stenosen durch eine erhebliche Dehnungsresistenz (5).

Nachdem das frische thrombotische Material mit dem FOGARTY-Ballonkatheter entfernt wurde, wird bereits vor der ersten Angiographie eine Schleuse in die Querinzision eingeführt, um den Shunt bei den weiteren Manipulationen möglichst wenig zu irritieren bzw. zu beschädigen. Das Kontrastmittel wird, um den Verbrauch möglichst niedrig zu halten, mit drei Teilen RINGER-Lösung verdünnt. Aus dem gleichen Grund werden alle Röntgenaufnahmen sofort in der sogenannten „road-mapping"-Technik (Abb. 6.2.10) durchgeführt. Sobald eine Stenose identifiziert worden ist, kann nun über das bereits plazierte System ohne weitere Kontrastmittelgaben der Führungsdraht eingebracht und anschließend der Ballonkatheter sicher über die Stenose plaziert werden. Die Maße des Ballons richten sich nach dem prä- und poststenotischen Gefäßquerschnitt. Für venöse Anastomosen wird in der Regel ein Durchmesser von 6 mm, für die seltene Angioplastie arterieller Anastomosen ein solcher von 4 mm gewählt. Der Dilatationsballon sollte mit Kontrastmittel gefüllt werden, so daß zu jedem Zeitpunkt das Dilatationsergebnis direkt auf dem Bildwandler verfolgt werden kann. In der Regel wird die Dilatation mit 8 bis 10 atm über eine Zeitdauer von 3 Minute begonnen. Falls damit die Stenose nicht ausreichend aufgedehnt werden kann, kommt ein hochdruckgeeigneter Ballonkatheter bis 17 atm zum Einsatz. Anschließend wird eine Kontrollangiographie (Abb. 6.2.11) durchgeführt. Insgesamt reichen in der Regel 5 bis 7 ml Kontrastmittel für sämtliche Aufnahmen aus. Die Operationszeit verlängert sich dadurch um etwa 10 bis 15 Minuten.

Eigene Ergebnisse

In einem Beobachtungszeitraum von 2 3/4 Jahren wurde die intraoperative transluminale Angioplastie (IOTA) nach Thrombektomie 36mal durchgeführt. Die Stenosen befanden sich zum größten Teil im Bereich des venösen Abstroms (86 %). Es handelte sich vornehmlich um PTFE-Interponate (n = 29), außerdem um 3 Polyurethan-Interponate (PUR), die im Rahmen einer klinischen Anwendungsstudie eingesetzt wurden, 3 CIMINO-Fisteln sowie einen Saphena-Loop am Oberschenkel. Die durchschnittliche Laufzeit bis zum throm-

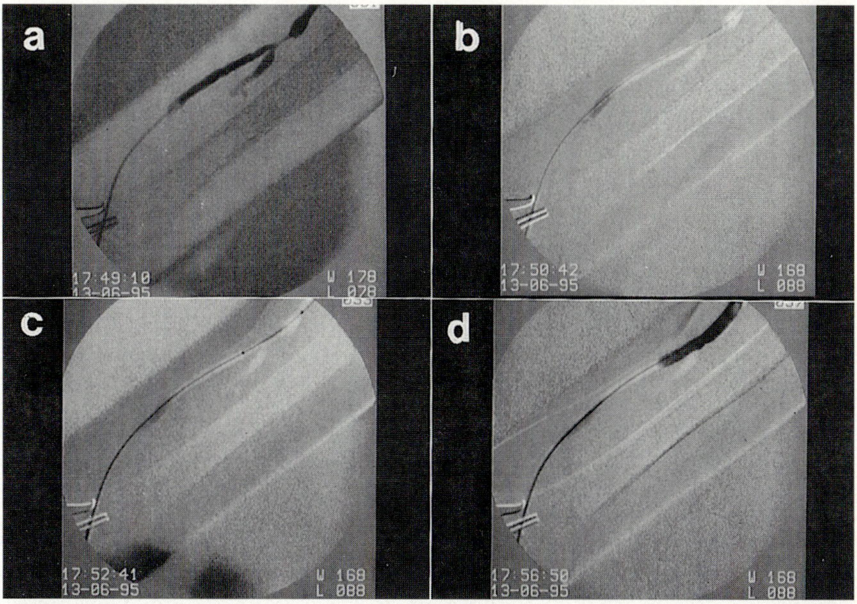

Abb. 6.2.10. Intraoperative transluminale Angioplastie in „road-mapping"-Technik: **a** Stenose der venösen Anastomose eines PTFE-Oberarmshunts; **b** unter Bildwandlerkontrolle Plazieren des Führungsdrahtes und **c** des Ballonkatheters, zu erkennen an den Punkten proximal und distal der Stenose; **d** kontrastmittelgefüllter, vollständig expandierter Ballon

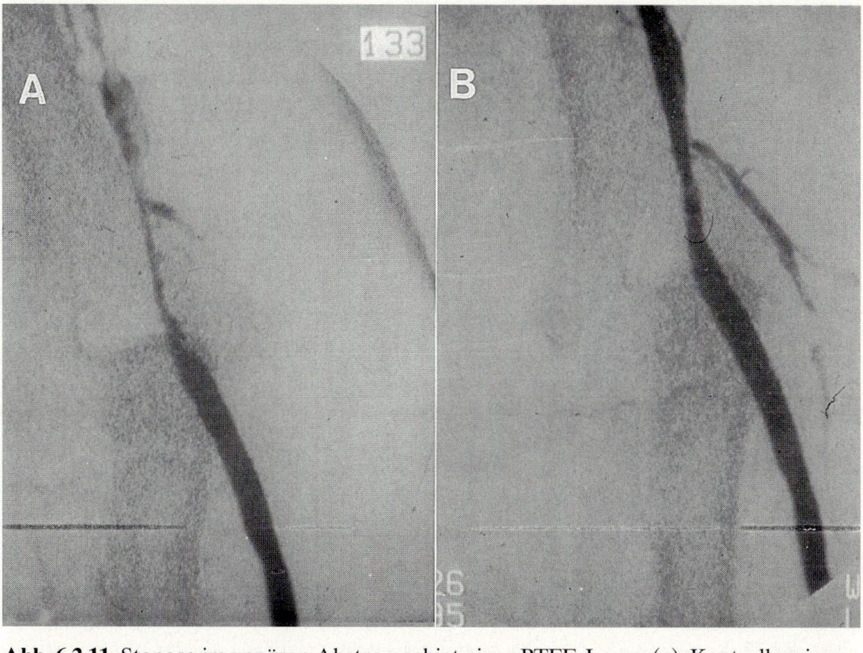

Abb. 6.2.11. Stenose im venösen Abstromgebiet eines PTFE-Loops (**a**); Kontrollangiographie nach intraoperativer transluminaler Angiographie (**b**)

botischen Verschluß betrug 16 Monate (3 bis 47 Monate). Die Nachbeobachtungszeit schwankte zwischen 1 und 33 Monaten und lag im Mittel bei 13,4 Monaten.

Bei 8 von 36 durchgeführten intraoperativen Angioplastien (22%) trat ein Sofortverschluß innerhalb der ersten 24 postoperativen Stunden auf. In 5 Fällen wurden bei der operativen Revision Intimaablösungen gefunden, die zu einer erneuten Thrombosierung geführt hatten; 3mal handelte es sich um thrombosierte PUR-Interponate, die allesamt innerhalb kurzer Zeit aufgegeben werden mußten. Dieses Gefäßersatzmaterial wird zur Zeit nicht mehr eingesetzt. Die übrigen 28 mittels Thrombektomie und intraoperativer Angioplastie behandelten Dialyseshunts wurden nach der Life-table-Methode analysiert (Abb. 6.1.12). Die kumulative Offenheitsrate 12 Monate nach IOTA betrug 71%. Während der Nachuntersuchung wurden 8 thrombotische Verschlüsse beobachtet, die weiteren gefäßchirurgischen Revisionen zugeführt werden mußten. Elf Shunts waren zum Zeitpunkt der Nachuntersuchung funktionstüchtig, 8 Patienten verstarben mit offenem Shunt, während 1 Patient nicht mehr auffindbar war.

Neben den Dissektionen, die zu einem Sofortverschluß geführt hatten, wurden keine weiteren funktionseinschränkenden Komplikationen durch die Angioplastie beobachtet. In 3 Fällen lag bei der intraoperativen Kontrollangiographie nach IOTA ein geringgradiges Extravasat vor, das allerdings nicht zu einer klinischen Relevanz geführt hatte.

Ursachen und Pathogenese

Viele Shuntverschlüsse sind zweifellos bedingt durch falsche Punktionstechniken, temporäre Hypotonien nach der Dialyse oder zu starke Kompression der Punktionsstelle nach Dekanülierung oder durch Narbenbildungen. Die häufigste Ursache ist eine Stenose im Bereich der venösen Anastomose. Nach KOCH und Mitarbeitern (10) liegen die Ursachen der Thrombosierung zu 79% in Stenosen der venösen Anastomose bzw. des venösen Abstroms, zu 6% in Stenosen der arteriellen Anastomose und nur zu 15% in Stenosen im Bereich der Punktionsstrecke.

Histologische Veränderungen im Stenosenbereich konnten nicht nur bei Dialyseshunts, sondern auch bei einer Vielzahl anderer Gefäßanastomosen beobachtet werden. Die pathogenetischen Mechanismen sind weitgehendst unbekannt. Unter hohem arteriellen Druck in einem Niederdruckgefäß fließendes Blut, turbulente Störungen, Scherkräfte und Traumatisierungen der beteiligten Vene sind mögliche Ursachen für eine reaktive Intimahyperplasie und beschleunigte arteriosklerotische Veränderungen im venösen

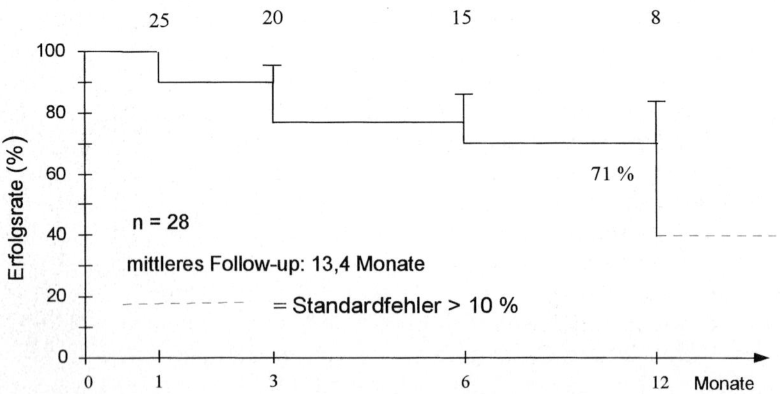

Abb. 6.2.12. Kumulative Erfolgsrate nach intraoperativer transluminaler Angioplastie exklusive der Sofortverschlüsse, ermittelt nach der Life-Table-Methode

Schenkel von Dialyseshunts (4, 12). Ablagerungen von Thrombozyten und Fibrin können ebenfalls zu Fibrosierungen, insbesondere im Bereich von Anastomosen, führen (3). Weniger häufig sind Spätthrombosierungen durch Stenosen im Shuntverlauf selbst. Diese können durch Bindegewebsvermehrung an wiederholt punktierten Stellen auftreten.

Indikationen, Kontraindikationen

Bei frischen Shuntthrombosen ist eine alleinige Ballondilatation aufgrund des weichen thrombotischen Materials und der hohen Emboliegefahr nicht durchführbar. Die Shuntrevision mit Thrombektomie ist dagegen nur dann erfolgreich, wenn bei dem Eingriff gleichzeitig die Ursache des Gefäßverschlusses beseitigt werden kann. Die alleinige Thrombektomie stellt dagegen nur eine symptomatische Therapie dar. Eine operative Korrektur der Shuntdysfunktion ist meist nur durch Endarteriektomie mit Patchplastik oder durch den Ersatz des betroffenen Gefäßabschnittes möglich. In diesen Fällen ist es weniger invasiv, zunächst eine indirekte Thrombektomie mit Hilfe des FOGARTY-Verfahrens durchzuführen und verbleibende Stenosen nach intraoperativer angiographischer Evaluierung zu dilatieren. Durch die Kombination von operativer Thrombektomie über einen kleinen chirurgischen Zugang und die anschließende Ballonkatheterdilatation besteht die Möglichkeit, die Vorteile beider Verfahren zu nutzen.

Bei akutem Verschluß eines Dialyseshunts sollte die Thrombektomie umgehend durchgeführt werden, so daß bei der notwendigen Dialyse möglichst auf einen SHALDON-Katheter verzichtet werden kann. Wie in der Gefäßchirurgie weitgehend akzeptiert (13), ist auch nach Desobliteration verschlossener Dialyseshunts eine intraoperative Angiographie obligat. BONE et al. (2) ermittelten 6 Monate nach Thrombektomie von CIMINO-Shunts eine kumulative Offenheitsrate von 22 %, die durch intraoperative Kontrollangiographie und simultane Beseitigung der Verschlußursache auf 70 % verbessert werden konnte. Die Kontrastdarstellung ermöglicht eine Beurteilung des arteriellen Zuflusses, des Grades, der Länge und der Lokalisation von venösen Stenosen sowie die Abklärung des venösen Abstroms.

Die Einschätzung der hämodynamischen Relevanz einer Stenose ist beim Dialyseshunt besonders schwierig, da die erweiterten Venen häufig ausgeprägte Kaliberschwankungen zeigen. Auch eine Stenose im Bereich der Anastomose von zwei sehr unterschiedlichen Gefäßen ist angiographisch schwer zu bewerten. Die Normalisierung der Dialysedaten nach Dilatation von auch nur 50 %igen Stenosen ist jedoch ein Hinweis darauf, daß bereits bei diesem Stenosegrad im Bereich des venösen Schenkels die Funktion des Dialyseshunts eingeschränkt sein kann und daher dilatiert werden sollte (14, 15). Die Angioplastie scheint bei proximal der venösen Anastomose gelegenen Shuntstenosen mit Erfolgsraten von z. T. 100 % besonders erfolgreich zu sein (12). Diese Stenosen sind gewöhnlich kürzer und lassen sich leichter dilatieren. Vor allem bei kurzstreckigen Stenosen zeigen sich nach Angioplastie gute Erfolgsraten.

Dagegen sollten langstreckige Läsionen eher einer chirurgischen Revision zugeführt werden. Weiterhin ist bei Shuntthrombosen, die bereits in der frühpostoperativen Phase vor der ausreichenden Shuntvenenentwicklung auftreten, eine chirurgische Behandlung indiziert. Sie sind in der Regel Folge von operativ-technischen Fehlern und erfordern eine chirurgische Korrektur, z.B. durch Umwandlung der Anastomosenverhältnisse oder sogar die Neuanlage eines Shunts. In solchen Fällen kann die Angioplastie sogar kontraindiziert sein, da unter Umständen zusätzliche Läsionen an noch anastomosierbaren Gefäßen entstehen könnten (6).

Bei Restenosierungen im Shuntverlauf sind wiederholte Angioplastien zur Erhaltung des Dialyseshunts problemlos möglich. Häufig können Shunts mit einem hohen Risiko zur Thrombosierung bereits vor dem akuten Verschluß durch sorgfältige Beobachtung der Dialysedaten erkannt, daraufhin frühzeitig angiographiert und der weniger invasiven perkutanen Dilatation zugeführt werden. Stenosen und Restenosierungen manifestieren sich in unterschiedlichen Symptomen:

- Erhöhung des venösen Rücklaufdrucks bei der Dialyse,
- Anstieg der Retentionswerte im Serum des Patienten,
- Behinderung des venösen Abstroms mit Arterialisierung der Handvenen und dadurch hervorgerufene Schwellung und Ödembildung sowie
- ungenügende Flußraten bei der Dialyse (7).

Vorteile, Nachteile

Als entscheidende Vorteile der Thrombektomie und intraoperativen Angioplastie sind die kurze Dauer des operativen Eingriffs zu nennen, außerdem die geringe Traumatisierung von Gefäßen und Weichteilen, geringe technische Probleme durch eine standardisierte Technik, ein Gefäßzugang mit wählbarer Entfernung zu Stenose oder Verschluß und eine niedrige Komplikationsrate (8). Weiterhin besteht die Möglichkeit zur sofortigen Dialyse, so daß auf einen SHALDON-Katheter verzichtet werden kann. Die Punktionsstrecke wird nicht reduziert und chirurgische Maßnahmen wie Shuntverkürzung oder Neuanlage werden hinausgezögert, ohne langfristig diese Therapiemöglichkeiten zu verhindern. Durch die Rettung verschlossener Shunts können andere Gefäßzugänge für die mögliche spätere Nutzung erhalten und ungünstigere Shuntlokalisationen und Shuntformen vermieden werden.

Die Nachteile der Thrombektomie und intraoperativen Angioplastie sind die – allerdings gering dosierte – Applikation von Kontrastmittel bei Patienten mit Niereninsuffizienz sowie die Notwendigkeit der entsprechenden technischen Ausrüstung wie DSA-Röntgeneinrichtungen und operatives Instrumentarium und die damit verbundenen Kosten.

Empfehlungen

Die Frage, ob Shuntstenosen operativ korrigiert oder eine Ballonkatheterdilatation durchgeführt werden soll, wird weiterhin kontrovers diskutiert. Untersuchungen der letzten Jahre von interventionell tätigen Chirurgen und Radiologen konnten jedoch zeigen, daß die Früh- und Langzeitergebnisse der perkutanen Angioplastie zumindest gleich gut, wenn nicht besser sind als die der operativen Revisionen (3). Damit hat sich die Angioplastie in Kombination mit einer operativen Thrombektomie nicht nur als Alternative zur Chirurgie, sondern als Therapie erster Wahl bei thrombosierten Dialyseshunts etabliert. Ein Versagen der Angioplastie stellt kein Hindernis für einen sich anschließenden operativen Eingriff dar. Dilatationen können mehrfach wiederholt werden und so die Shuntfunktion über lange Zeit ohne den herkömmlichen operativen Eingriff gewährleisten. Die Erhaltung jedes einzelnen Dialyseshunts über eine maximale Lebensdauer sollte Ziel der modernen Shuntchirurgie sein.

Das Verfahren aus Thrombektomie und anschließender intraoperativer Angioplastie stellt unter dem Gesichtspunkt der nur begrenzt zur Verfügung stehenden Gefäßzugänge die Methode der Wahl zur Rettung von thrombosierten Dialyseshunts dar. Es sollte daher nach korrekter Indikationsstellung die primäre Behandlungsmethode sein.

LITERATUR

1. Bohndorf K, Günther RW, Vorwerk D, Gladziwa U, Kistler D, Siebert HG (1990) Technical aspects and results of percutaneous transluminal angioplasty in brescia-cimino dialysis fistulas. Cardiovasc Intervent Radiol 13:323–326
2. Bone GE, Pomajzl MJ (1979) Management of dialysis fistula thrombosis. Am J Surgery 138:901–906
3. Dapunt O, Feuerstein M, Rendl KH, Prenner K (1987) Transluminal angioplasty versus conventional operation in the treatment of haemodialysis fistula stenosis: results from a 5-year study. Br J Surg 74:1004–1005
4. Fillinger MF, Reinitz ER, Schwartz RA (1990) Graft geometry and venous intimal-medial hyperplasia in arteriovenous loop grafts. J Vasc Surg 11:556–566
5. Glanz S, Gordon DH, Butt KMD, Hong J, Adamsons R, Sclafani SJA (1985) Stenotic lesions in dialysis access fistulas: treatment by transluminal angioplasty using high-pressure balloons. Radiology 156:236–642
6. Gmelin, E (1987) Indikationen zur perkutanen transluminalen Angioplastie (PTA) bei Funktionsstörungen von Hämodialysefisteln. Dtsch med Wschr 112:13–16
7. Gmelin E, Fricke L, Borgis KJ, Hoyer J (1986) Erste Erfahrungen mit der PTC von Hämodialyseshunts. Fortschr Röntgenstr 144:26–29
8. Horsch S, David A, Beyer D (1991) Komplikationen nach perkutaner transluminaler Angioplastie und ihre gefäßchirurgische Therapie. Zentbl Chir 116:627–639
9. Horstmann R, Püllenberg P, Holzgreve A, Hohlbach G (1994) Die intraoperative transluminale Angioplastie in der Behandlung des thrombosierten Dialyseshunts. Langenbecks Arch Chir Suppl 965–968
10. Koch C, Ernst M, Schäfer K, Harnoss BM (1991) Ergebnisse der Shuntchirurgie im UK Steglitz. angio archiv 22:30–33
11. Paulain F, Raynaud A, Bourquelot P, Knight C, Rovani X, Gaux JC (1991) Local thrombolysis and thromboaspiration in the treatment of acutely thrombosed arteriovenous hemodialysis fistulas. Cardiovasc Intervent Radiol 14:98–101
12. Saeed M, Newman GE, McCann RL, Sussman SK, Braun SD, Dunnick NR (1987) Stenoses in dialysis fistulas: treatment with percutaneous angioplasty. Radiology 164:693–697
13. Schröder A, Horstmann R, Omar F (1991) Komplikationen durch Verwendung von Ballonkathetern bei der arteriellen Thrombembolektomie. Chirurg 62:557–560
14. Schwab SJ, Saeed M, Sussman SK, McCann RL, Stickel DL (1987) Transluminal angioplasty of venous stenoses in polytetrafluoroethylene vascular access grafts. Kidney-Int 32:395–398
15. Turmel-Rodrigues L, Pengloan J, Blanchier D, Abaza, M, Birmele B, Haillot O, Blanchard D (1993) Insufficient dialysis shunt: improved long-term patency rates with close hemodynamic monitoring repeated percutaneous balloon angioplasty, and stent placement. Radiology 187:273–278

7 Gefäßzugänge zur Hämodialyse-Behandlung bei Kindern

W. D. Brittinger, G. Walker, W.-D. Twittenhoff, N. Konrad, E. U. Metzler

Einführung

Die Behandlung des dialysepflichtigen Kindes ist mit einer Reihe spezifischer Probleme verbunden, die zum einen die chronische Krankheit, zum anderen die Krankheitsbehandlung im Kindesalter induzieren. Neben relativ häufig entstehenden emotionalen und psychosozialen Störungen sind es vor allem behandlungstechnische Probleme, welche die Langzeittherapie des Kindes mit der künstlichen Niere belasten. Besonders Schwierigkeiten um Shunt und Shunteinsatz, also um den erforderlichen chronischen Zugang zum Blutkreislauf des Kindes werden als behandlungskomplizierende Probleme immer wieder genannt (9, 11, 15, 16, 34). Dementsprechend werden von nephropädiatrischer Seite ganz unterschiedliche Gefäßzugänge für das dialysepflichtige Kind empfohlen.

Nach unserer eigenen Erfahrung gilt es, in diesem Zusammenhang festzustellen, daß alle diejenigen Shuntformen, die für den erwachsenen Patienten relevant sind, auch für das dialysepflichtige Kind prinzipiell bedeutsam sein können. Die von uns bei Kindern in Anwendung gebrachten Shuntarten sind in Tabelle 7.1 aufgeführt. Obwohl somit dem Shuntoperateur auch für dialysepflichtige Kinder eine ganze Palette erprobter Shuntformen zur Verfügung steht, aus der er im Einzelfalle den jeweils günstigsten Typ auszuwählen hat, wird für viele dieser Patienten die Anschlußmöglichkeit an die künstliche Niere außerordentlich problematisch; dafür verantwortlich ist zum einen die Kleinlumigkeit der zur Verfügung stehenden Gefäße; zum anderen und weit häufiger entstehen diese Schwierigkeiten dadurch, daß bei diesen Kindern bereits vor der Dialysepflichtigkeit zu Shuntzwecken geeignete Gefäße zerstört wurden und schließlich dadurch, daß im Laufe einer bereits mehrjährigen Dialysebehandlung gängige Shuntformen aufgebraucht worden sind.

Da im statistischen Mittel jeder der gängigen Shunttypen eine relativ begrenzte Funktionsdauer von unter 2 Jahren aufweist, sollte grundsätzlich, aber ganz besonders bei Kindern, die Planung des aktuell zu operierenden Shunts in ein Konzept integriert sein, das später notwendig werdende Nachfolgeshunts von vorneherein mitberücksichtigt. Demnach ist diejenige Shuntform aktuell die beste, die bei ausreichender Funktion möglichst viele Nachfolgeshunts zuläßt. Shunttechniken oder Shuntformen, die im Falle des Shuntversagens zu einer Zerstörung der Shuntarterie führen, die also zwangsläufig ungünstige hämodynamische Bedingungen für Nachfolgeshunts mit sich bringen, sollten nur unter Ausnahmebedingungen zum Einsatz kommen.

Tabelle 7.1. Verteilung der Shuntarten auf die Altersklassen der operierten Kinder (n = 784) in den Jahren 1974–1994

Shuntart	Altersgruppe 2–5 Jahre (I) (n = 55)			6–10 Jahre (II) (n = 120)		
	Erst-anlage	Nachfolge-shunt	Σ	Erst-anlage	Nachfolge-shunt	
BC-F_r	6		6	69	3	
BC-F_u			3	11		
BC-F_H	2		2	1	17	
BC-F_O					2	
GE-S_A				1		
GE-S_B	47		47	11	2	
Shuntart	**Altersgruppe 11–15 Jahre (III) (n = 305)**			**15–18 Jahre (IV) (n = 304)**		
	Erst-anlage	Nachfolge-shunt	Σ	Erst-anlage	Nachfolge-shunt	Σ
BC-F_r	198	25	223	127	67	194
BC-F_u	16	11	27	20	11	31
BC-F_H	5	29	34	3	39	42
BC-F_O		7	7	1	9	11
GE-S_A	2	1	3	13	11	24
GE-S_B	9	2	11		3	3

BC-F_r BRESCIA-CIMINO-Fistel mit A. radialis, BC-F_u BRESCIA-CIMINO-Fistel mit A. ulnaris, BC-F_H BRESCIA-CIMINO-Fistel am hohen Unterarm, BC-F_O, BRESCIA-CIMINO-FISTEL am Oberarm mit A. brachialis, GE-S_A Gefäßersatzshunt am Arm, GE-S_B Gefäßersatzshunt am Bein

Außer diesen ökonomischen Gesichtspunkten sollten bei der Differentialindikation des aktuellen Shunts individuelle Gegebenheiten berücksichtigt werden, die einmal die Krankheitssituation, zum anderen die Gefäßverhältnisse des Kindes betreffen. Bestehen etwa gefäßaktive Erkrankungen wie Diabetes mellitus, so gilt es, solche Shuntvarianten zu wählen, die mit einer möglichst geringen Verschlechterung der peripheren Gewebedurchblutung behaftet sind; andererseits würde man beim Vorliegen einer kardiopulmonalen Insuffizienz Shuntformen mit geringstmöglichem Shuntminutenvolumen anstreben.

Zur Erfassung der Gefäßverhältnisse wäre zu prüfen, ob alle Arterienpulse vorliegen oder ob evtl. nach Vorgängershunts arterielle Verschlüsse bzw. manifeste Durchblutungsstörungen der Peripherie bestehen. Bei der Erhebung des Venenstatus wäre zu beachten: das Venenkaliber unter Stau, die Elastizität der Venenwand (Kaliberunterschied in gestautem gegenüber ungestautem Zustand), die Länge des wahrscheinlich punktierbaren Venensegmentes oder Hinweise auf zentralvenöse Abflußhindernisse, etwa ein mangelhaftes „Auslaufen" der Vene bei Überkopflage der Extremität oder aber vermehrte kutane Venenzeichnung im Sinne von Umgehungskreisläufen.

Aus der Summe all dieser Daten leitet sich letztlich ab, welche Shuntart an welchem Shuntort mit welcher Shunttechnik für das zu operierende Kind zu wählen ist. Zur technischen Verwirklichung der einzelnen Shuntvarianten im Kindesalter gehört ein geeignetes Mikrogefäßinstrumentarium. Als Nahtmaterial eignen sich Fadenstärken von 8/0. Wir selbst verwenden ausschließlich hochgeschmeidige Fäden wie etwa ePTFE oder Seide, nachdem wir relativ häufig Gewebeirritationen durch die drahtigen Knotenenden bestimmter monofiler, weniger elastischer Fäden erlebt haben. Je nach optischem Vermögen empfiehlt es sich, die kindliche Gefäßnaht unter Lupenvergrößerung durchzuführen.

Shuntformen zur chronischen Hämodialyse-Behandlung

Als erste Shuntvariante müßte hier eigentlich der Teflon-Silastik-Shunt nach QUINTON und SCRIBNER (30) mit seinen Modifikationen besprochen werden. Wenn wir auf seine Vorstellung verzichten, obwohl dieser Shunttyp in nephropädiatrischen Abteilungen immer noch gelegentlich zur Anwendung kommt, so deshalb, weil wir angesichts der zahlreichen neueren Anschlußmöglichkeiten an die künstliche Niere über subkutane arteriovenöse Verbindungen oder Zentralvenenkatheter seinen Einsatz nicht mehr für gerechtfertigt halten. Das von den Verfechtern des QUINTON-SCRIBNER-Shunts (17, 21, 34) in erster Linie genannte Argument der schmerzfreien Anschlußmöglichkeit an die künstliche Niere können wir in dieser Gewichtung nicht teilen. Unsere eigenen Erfahrungen sowie die manch anderer Autoren (12, 26, 29) belegen, daß die emotionale Bedeutung des Punktionsschmerzes für das Kind bei Shuntvenenpunktion überbewertet wird (7). Wichtig in diesem Zusammenhang erscheint uns der regelmäßige Einsatz von Lidocain-Salbe bei den Erstpunktionen der Shuntvene, um eine schwerere Punktionsangst bei dem betroffenen Kind erst gar nicht aufkommen zu lassen.

In einer früheren Untersuchung aus dem Jahre1980 (5, 36) haben wir die körperliche und seelische Belastung des Kindes durch Fistelpunktion untersucht; bei 78 % der von uns befragten Kinder stellte die Shuntvenenpunktion fast keine bzw. eine erträgliche Belastung dar; nur 22 % der Kinder wurden durch den Punktionsvorgang stärker belastet. Alle damals befragten Kinder kannten aus eigener Erfahrung auch den QUINTON-SCRIBNER-Shunt. Von den 75 erfaßten, inzwischen mit einer subkutanen a.v.-Fistel versehenen Kindern wollten 70, also 93 %, trotz Punktionsbehandlung die Fistel behalten und lehnten den Teflon-Silikon-Shunt ab. Nur 2 der Befragten haben die QUINTON-SCRIBNER-Variante der subkutanen Shuntform vorgezogen. Es ist demnach zu unterstellen, daß Anschlußverfahren an die künstliche Niere, die über ein Punktieren der Shuntgefäße vonstatten gehen, keine stärkere psychische Belastung darstellen und nicht wegen übermäßiger Punktionsangst aufgegeben werden müssen (1, 34, 36). Wir selbst haben kein einziges Mal wegen fortbestehender Punktionsangst ein Kind einer anderen Anschlußvariante zuführen müssen.

Die subkutane arteriovenöse Fistel am Arm

• Die arteriovenöse *Fistel zwischen Arteria radialis und Vena cephalica* in Handgelenksnähe, die BRESCIA-CIMINO-Fistel, ist die inzwischen weltweit häufigste Shuntvariante auch bei Kindern (Abb. 7.1). Wir selbst realisieren sie in aller Regel als arteriovenöse Seit-zu-End-Verbindung. Bei dieser Nahttechnik kommt es im Laufe der Zeit meist zu einem unverhältnismäßig großen Shuntminutenvolumen dadurch, daß zu dem „Radialisblut" Blut aus dem Gebiet der Arteria ulnaris über die Hohlhandbögen in die Shuntvene einströmt: Es entsteht also ein Steal-Phänomen mit oft beträchtlicher Shunt-

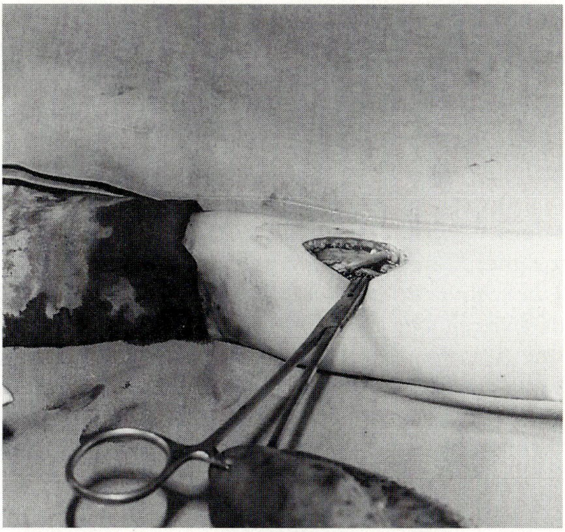

Abb. 7.1. Arteriovenöse Fistel zwischen Arteria radialis und Vena cephalica oberhalb des Handgelenkes in Seit-zu-End-Technik; OP-Situs

minutenvolumen-Zunahme (bis zu 300 % des initialen Shuntvolumens). Obwohl diese Seit-zu-End-Nahttechnik somit sowohl für das Herz als auch für die periphere Durchblutung eine vergleichsweise stärkere Belastung mit sich bringt, ziehen wir sie der mit einem geringeren Shuntminutenvolumen einhergehenden End-zu-End-Anastomosierungstechnik vor. Kommt es zum irreversiblen Shuntverschluß, so bleibt bei der arteriovenösen Seit-zu-End-Naht die Arterie funktionell fast immer erhalten, so daß nachfolgende Shuntoperationen am gleichen Arm mit geringstmöglichem Risiko für die periphere Durchblutung durchgeführt werden können.

Nur bei Kindern, bei denen etwa eine manifeste Herzinsuffizienz zu Fistelformen zwingt, die mit den geringstmöglichen Shuntvolumen verbunden sind, wählen wir die arteriovenöse End-zu-End-Anastomosierung. Während die Seit-zu-End-Verbindung technisch meist problemlos ist, da sie über eine fast beliebig lange Arteriotomie angelegt werden kann, bietet bei sehr kleinkalibrigen Gefäßen die End-zu-End-Verbindung gewisse Schwierigkeiten. Man wird in diesen Fällen deshalb entweder zunächst eine End-zu-Seit-Verbindung schaffen, aus der man dann durch Ligatur des zur Peripherie ziehenden Arterienschenkels eine funktionelle End-zu-End-Verbindung macht, oder aber – und diese Nahttechnik favorisieren wir selbst – man verlängert die Nahtränder der miteinander zu anastomosierenden Gefäße durch Interposition eines rautenförmigen Venenpatchs. Ausnahmsweise kann auch einmal die arteriovenöse Seit-zu-Seit-Anastomosierung zu bevorzugen sein, dann nämlich, wenn bei dem Kind gut entwickelte Kutanvenen im Handgelenks-Handrückenbereich vorliegen bei fehlenden Venen am Unterarm oder in der Ellenbogenregion; diese Nahttechnik, die zu einem retrograden Blutfluß in den peripheren Venen und zu deren maximaler Füllung führt, ermöglicht dann die Benutzung dieser von Shuntblut durchströmten Hautvenen zur Punktion.

- Bei etwa 10% der älteren Kinder ist die Vena basilica auf der Kleinfingerseite des Unterarmes besser entwickelt als die Vena cephalica. In diesen Fällen sollte von vorneherein die Anastomosierung der Vena basilica mit der Arteria ulnaris angestrebt werden (Abb. 7.2). Bei diesen Kindern hat die *Ulnaris-basilica*-Fistel-Variante dann im statistischen Vergleich nur eine leicht geringere Funktionserwartung als die Radialis-cephalica-Fistel.
- Sofern periphere Gefäßbezirke nicht oder nicht mehr vorhanden sind, andererseits am oberen Unterarm bzw. im Ellenbogen- oder Oberarmbereich geeignete Shuntvenen vorliegen, so empfiehlt sich entweder die sogenannte *hohe Unterarmfistel* (Abb. 7.3) oder aber die arteriovenöse *Anastomosierung im Bereich der Ellenbeuge* unter Verwendung der Arteria brachialis. Als Shuntvene bei der hohen Unterarmfistel kommen einmal in Frage die Vena cephalica bzw. die Vena mediana cubiti, außerdem die fast immer unversehrt vorhandene, kurzstreckige, aber relativ weitkalibrige Vena anastomotica, die Verbindungsvene der tiefen mit den oberflächlichen Kubitalgefäßen (19).

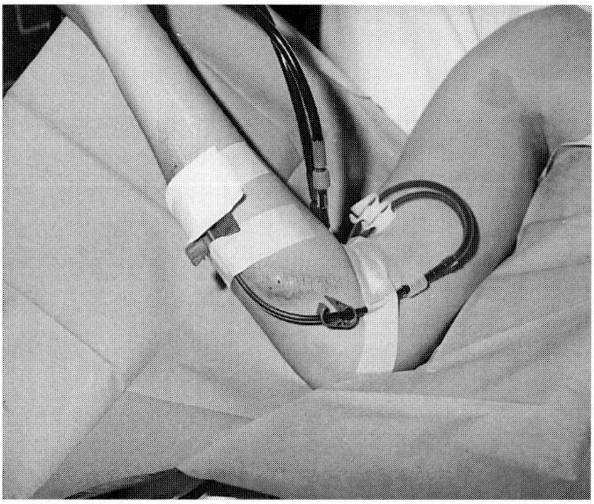

Abb. 7.2. Arteriovenöse Fistel zwischen Arteria ulnaris und Vena basilica; punktionsbedingte Shuntvenenektasie

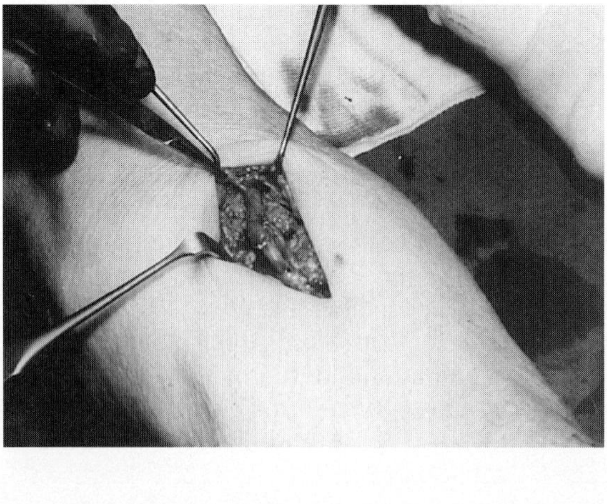

Abb. 7.3. Hohe Unterarmfistel zwischen Arteria radialis und Vena anastomotica; OP-Situs

Meist gelingt es, eine dieser Venen mit dem proximalen Segment der Arteria radialis in End-zu-Seit-Technik zu verbinden; nur ausnahmsweise wird man auf die Arteria brachialis angewiesen sein, vor allem dann, wenn die Radialis-ulnaris-Gabel sehr weit distal angelegt ist.

- Die *Kubitalfistel* unter Verwendung der Arteria brachialis bietet sich dann an, wenn eine gut entwickelte Vena basilica am Oberarm als Shuntvene genutzt werden soll. Die meist in End-zu-Seit-Technik mit der Arterie verbundene Vene muß, um punktierbar zu werden, in der inneren Bizepsfurche über die Fascia brachii hochgelagert werden (Abb. 7.4). Man sollte die Shuntanlage zweizeitig durchführen, also die Hochlagerung der Shuntvene erst etwa 2 Wochen nach der arteriovenösen Anastomosierung vornehmen. Bis zur Hochlagerung hat die Shuntvene dann in Reaktion auf den erhöhten intravasalen Druck sowohl eine Kaliberzunahme als auch eine Wandverstärkung erfahren und vermag nach der Hochlagerung der sie umgebenden Vernarbung besser standzuhalten.

Ausnahmsweise wird man diese Kubitalfistel in Seit-zu-Seit-Technik zwischen Arteria brachialis und Vena basilica anlegen – dann nämlich, wenn eine gut entwickelte periphere Vena basilica am Unterarm etwa nach vorausgegangener Ulnaris-basilica-Fistel ebenfalls zum Anschluß an die künstliche Niere genutzt werden soll. Natürlich ist bei dieser Shuntvariante, wie bei allen anderen mit der Arteria brachialis zustandegebrachten Shuntformen auch, einzukalkulieren, daß sie zu einem vergleichsweise hohen Shuntminutenvolumen führt und damit zu einer relativ starken Einschränkung der peripheren Durchblutung bzw. zur entsprechend stärkeren kardialen Volumenbelastung.

Die subkutane arteriovenöse Fistel am Fuß

Gelegentlich, bei älteren hageren Jugendlichen, kann auch eine *a.v.-Fistel am Fuß* erstrebenswert sein (Abb. 7.5). Bei diesen Patienten verläuft die Vena saphena magna oft am ganzen Unterschenkel und unteren Oberschenkel sehr oberflächlich, so daß sie relativ leicht punktiert werden kann. Ihre End-zu-Seit-Anastomosierung mit der Arteria tibialis posterior oberhalb des Innenknöchels kann dann zu einer sehr dauerhaften Anschlußmöglichkeit an die künstliche Niere führen.

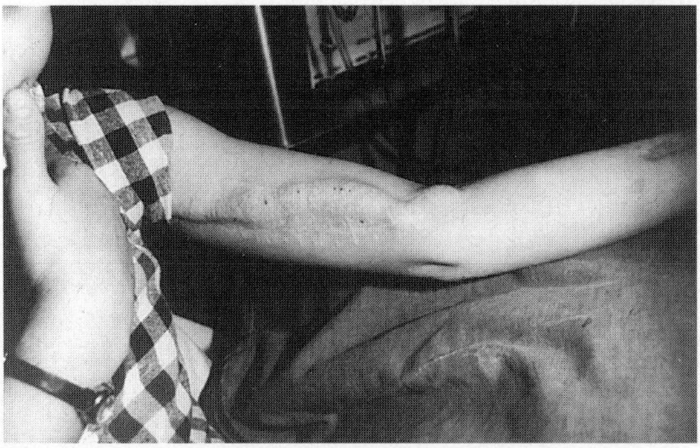

Abb. 7.4. Arteriovenöse Fistel zwischen Arteria brachialis und Vena basilica in Seit-zu-End-Technik; die Vena basilica ist in der inneren Bicepsfurche über die Fascia brachii hochgelagert

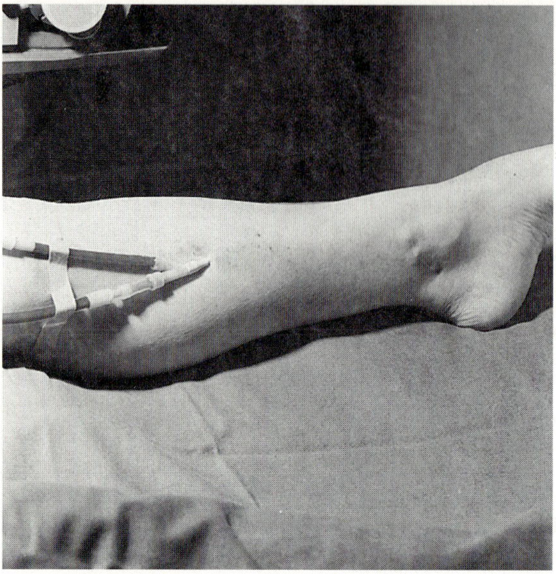

Abb. 7.5. Arteriovenöse Fistel zwischen Arteria tibialis posterior und Vena saphena magna in Seit-zu-End-Technik

Gefäßersatzshunts

Wenn wir die Gesamtklientel der Bedürftigen shuntchirurgisch versorgen wollen, so können wir längst nicht mehr, besonders bei Kindern, auf Gefäßersatzmaterialien verzichten. Sofern die bisher besprochenen Shuntvarianten nicht oder nicht mehr erfolgreich einsetzbar sind, ist der interponierte Gefäßersatzshunt praktisch immer eine gute Alternative. Bis vor wenigen Jahren wurden bei Kindern bevorzugt Kollagengefäße bovinen Ursprungs zum Einsatz gebracht; inzwischen werden vorwiegend Gefäßprothesen aus gestrecktem Polytretrafluorethylen eingesetzt, da sie im Vergleich zu den Kollagengefäßen seltener mit schweren Komplikationen behaftet sind.

Unabhängig vom Implantationsort ist bei Verwendung von Gefäßersatzmaterialien ein möglichst weites Prothesenkaliber zu verwenden. Man muß sich vergegenwärtigen, daß in diesen alloplastischen Gefäßen bereits innerhalb weniger Wochen nach Implantation lamelläre Fibrinauflagerungen von bis zu 1,5 mm Dicke entstehen, die das Lumen entsprechend einengen. Neben dieser Pseudointima führen auch die unter der Gefäßbenutzung entstehenden Punktionsnarben zu einer Zunahme der Gefäßwand auf Kosten des Innenlumens. Man sollte demzufolge im Regelfalle auch bei Kindern Prothesenmaterialien mit einer lichten Weite von 6–7 mm benutzen. Zur Vermeidung eines zu großen Shuntminutenvolumens muß die arterielle Anastomose primär klein genäht und evtl. durch Raffnähte verkleinert werden.

- Das heterologe Implantat wird von uns bevorzugt als *Schleife am Arm* eingesetzt (Abb. 7.6). Das PTFE-Gefäß ist dabei in möglichst breitem Bogen in das Subkutangewebe des Unterarmes eingezogen und jeweils End-zu-Seit mit der Arteria brachialis und der Vena basilica (gelegentlich der Vena brachialis) oberhalb der Ellenbeuge anastomosiert. Völlig unbegründet ist nach unserer Erfahrung die Angst vor der Gelenküberschreitung der Gefäßprothese. Die

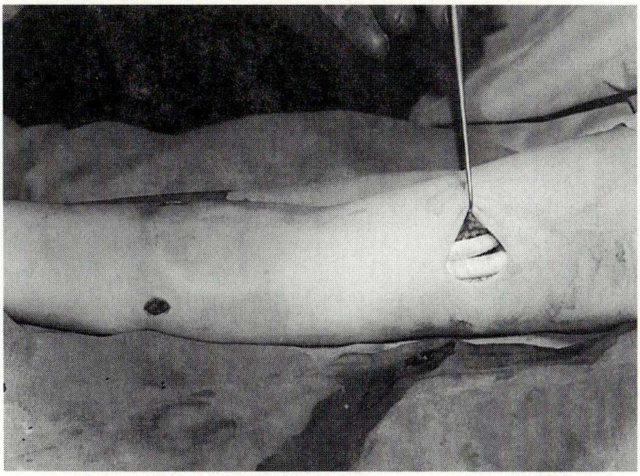

Abb. 7.6. Gefäßersatzshunt (ePTFE) schleifenförmig am oberen Unterarm; beide Shuntschenkel sind jeweils End-zu-Seit mit der Arteria brachialis bzw der Vena basilica anastomosiert; OP-Situs

immer wieder postulierte Knickgefahr ist, zumindest für das Ellenbogengelenk bei suprafaszialer Verlegung, praktisch irrelevant; auch eine Ringverstärkung erübrigt sich und würde nur unnötig die Punktionsstrecke des Gefäßersatzshunts einschränken. Bei sehr kleinen Kindern, bei denen aus Gründen der Gefäßkaliber in dieser Höhe eine Anastomosierung schwierig oder unmöglich wäre, kann selbstverständlich mit gleicher Funktionserwartung der Loop auch am Oberarm, also im unteren Axillarbereich zwischen der Arteria brachialis und der Vena basilica bzw. der Vena axillaris, angelegt werden.

Manche Autoren lehnen für Kinder den Loop zugunsten des *geraden Interponats* zwischen Arteria brachialis oberhalb der Ellenbeuge und einer Axillarvene ab (34). Es wird unterstellt, daß in der kindlichen Extremität für den Loop zu wenig Platz sei, und man lastet dieser Variante eine wesentlich höhere Thromboserate an als dem geraden Gefäßersatzshunt. Wir selbst können dies nicht bestätigen.

Wenn die Schleife breitbasig in das Subkutangewebe eingezogen wird, so daß sie die Beugeseite des mittleren Unterarmes medial und lateral markiert, ist sie auch bei relativ kleinen Kindern mit gutem Erfolg anwendbar und dem geraden Oberarminterponat überlegen.

- Sofern Gefäßersatzshunts am Arm nicht oder nicht mehr erfolgreich eingesetzt werden können, bietet sich als Implantationsort der *Oberschenkel* an (4; Abb. 7.7). Diese Shuntvariante hat sich besonders bei Kleinkindern außerordentlich bewährt. Wir verwenden auch bei dieser Klientel relativ weitkalibrige Prothesen von 6–7 mm lichter Weite, um den zu erwartenden Innenwandablagerungen prophylaktisch zu begegnen. Das Shuntminutenvolumen versuchen wir dadurch zu zügeln, daß wir die arterielle Anastomose auf 5–6 mm einengen. Die Prothese, die wir wie am Arm auch am Oberschenkel schleifenförmig in das Subkutangewebe einziehen, wird jeweils End-zu-Seit mit der Arteria femoralis superficialis und der Vena femoralis (bzw., sofern ausreichend gut entwickelt, der Vena saphena magna) anastomosiert. Die arterielle Anastomose sollte dabei soweit distal vom Abgang der Arteria profunda femoris erfolgen, daß ein ungestörter Bluteinstrom in die tiefe Oberschenkelarterie gewährleistet bleibt.

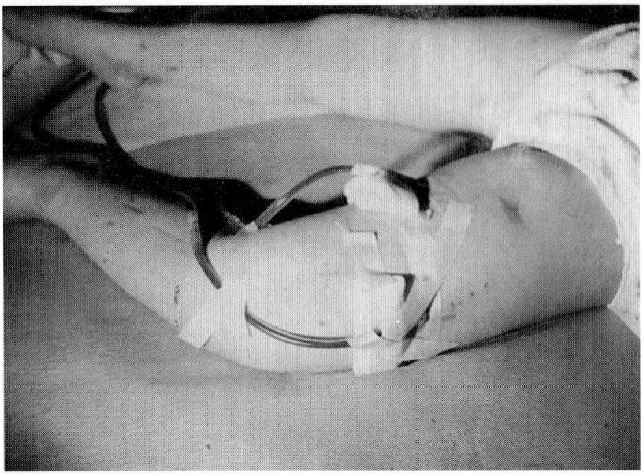

Abb 7.7. Gefäßersatzshunt am Oberschenkel schleifenförmig subkutan verlagert; beide Prothesenschenkel sind jeweils End-zu-Seit mit der Arteria femoralis superficialis und der Vena femoralis anastomosiert

Von den Kritikern dieser Methode wird immer wieder behauptet, der Oberschenkelshunt sei mit einer hohen Komplikationsrate behaftet, wobei ihm vor allem häufige Entzündungen angelastet werden (2, 27, 28). Wir selbst wie auch andere Autoren können dies nicht bestätigen, sondern stellen im Vergleich mit dem Unter- oder Oberarmshunt eine eher geringere Kom-

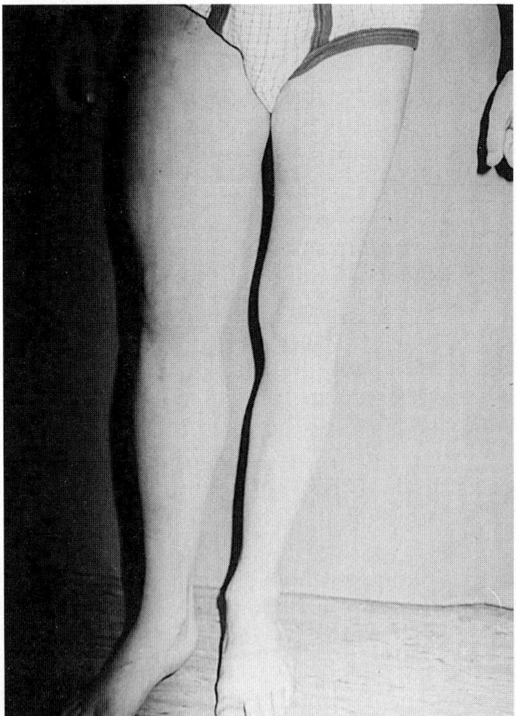

Abb. 7.8. Unproportionales Längenwachstum des Beines nach Oberschenkelgefäßersatzshunt (6jährige Shuntfunktion)

plikationsrate beim Oberschenkelshunt fest. Auch die Funktionsdauer insgesamt ist für den Oberschenkelshunt eher günstiger zu veranschlagen als für den Gefäßersatzshunt am Arm. Wir selbst haben in einer vergleichenden Untersuchung für den Gefäßersatzshunt am Arm (Erwachsene und Kinder) eine mindestens einjährige komplikationslose Funktionszeit bei 68% feststellen können gegenüber 84% bei Patienten mit Oberschenkelshunt.

Im Regelfalle wird der Gefäßersatzshunt am Oberschenkel vom kindlichen Organismus problemlos toleriert. Ausnahmsweise kann sich einmal ein unproportionales Längenwachstum der geshunteten Extremität entwickeln, wie bei dem 11jährigen Jungen auf Abb. 7.8 nach 6jähriger Shuntfunktion am Oberschenkel. Obwohl diese Komplikation extrem selten zu erwarten ist, muß ihr nach Verwendung der Oberschenkelshuntprothese bei Kleinkindern Aufmerksamkeit gewidmet werden.

Shuntkomplikationen

Die Anlage eines arteriovenösen Shunts führt nicht zu einer statischen Situation, sie leitet vielmehr einen Prozeß ein, der durch spezifische Wandveränderungen der Shuntgefäße charakterisiert ist. Dieser Prozeß besteht so lange fort, wie der arteriovenöse Kurzschluß besteht. Die typischen Gefäßwandveränderungen, die unter der arteriovenösen Flußbelastung entstehen, sind in Tabelle 7.2 zusammengestellt. Zu den shuntbedingten Gefäßveränderungen gesellen sich solche, die erst durch die Shuntbenutzung entstehen (Tabelle 7.3). Diese entweder durch den Shuntfluß oder aber durch die

Tabelle 7.2. Typische morphologische Veränderungen der Shuntgefäße unter der arteriovenösen Flußbelastung

Arterie:	▶ Abbau der Media sowie der Tunica elastica interna, Arterie „latscht“ aus, sie nimmt venösen Charakter an. Deutliche Kaliberzunahme (Innenkaliberzunahme)
Vene:	▶ Im arteriellen Einstromgebiet: Intimahyperplasie (Zunahme des bindegewebigen Anteils). Geringe Kaliberzunahme (meist keine Innenkaliberzunahme). Wandsklerosierung
	▶ Anastomosenfern: deutliche Kaliberzunahme. Arterialisierung der Wand mit Muskelzellvermehrung der Media. Relative kurzstreckige Stenosen im Bereich von Klappentrabekeln

Tabelle 7.3. Shuntgefäß-Veränderungen durch Shuntgefäß-Benutzung

- ▶ Shuntvenenaneurysmata durch häufiges Punktieren des gleichen Areals („Arealpunktion“), prä- und postaneurysmatische Stenosen
- ▶ Shuntvenensklerose nach mehrfachem Einbluten in die Gefäßwand (inadäquates Komprimieren nach Entfernung der Punktionskanüle)
- ▶ Shuntgefäßkompression durch perivasales Hämatom („Fehlpunktion“) und anschließende narbige Organisation
- ▶ Shuntvenensklerose und Stenose nach bakterieller Shuntveneninfektion (unsaubere Shunthandhabung)

Shuntvenenbenutzung entstehenden Gefäßwandveränderungen bedingen im wesentlichen die zu erwartenden Shuntkomplikationen.

Der thrombotische Verschluß

Wenn man versucht, Ursachen für thrombotische Shuntspätverschlüsse zu erfassen, so wird das der Tabelle 7.4 entsprechende Verteilungsmuster entstehen. Wir haben unsere eigenen in den Jahren 1989–1992 an insgesamt 1816 thrombotisch verschlossenen Shunts (Kinder und Erwachsene) durchgeführten Korrekturmaßnahmen zugrundegelegt.

- In 35% der Fälle, also weitaus am häufigsten, war die *Innenwandhyperplasie* der Shuntvene im direkten Einflußbereich der arteriellen Flußwelle für den Shuntverschluß verantwortlich (Abb. 7.9). Wir sehen diese Venenwandwucherung sowohl nach End-zu-Seit- als auch nach End-zu-End-Anastomosierung; sie entwickelt sich unabhängig von jeglicher exogener oder intraoperativer Traumatisierung und ist ohne Einflußnahmemöglichkeit. Typischerweise ist die Shuntvene etwa 1 1/2–2 Jahre nach der Shuntanlage bis auf ein kleines thrombosegefährdetes Restlumen durch Intimahyperplasie verlegt. Auch bei Verwendung von Gefäßersatzmaterialien kommt es relativ häufig, etwa im gleichen zeitlichen Abstand zur Operation, innerhalb der Anschlußvene zu einer filiformen Einengung, deren Ursache ebenfalls eine Wucherung der Venenintima darstellt. In beiden Fällen sollte eine Neuanastomosierung der Shuntgefäße angestrebt werden, also eine neue Verbindung der Fistelgefäße kranial der Enge bzw. eine Verlängerung des venösen

Tabelle 7.4. Wahrscheinliche Ursachen für Shuntspätthrombosen 1989–1992 (n = 1816)

▶ Shuntvenenintima-Hyperplasie mit Wandsklerose anastomosennah:	612 (~35%)
▶ Shuntvenenstenose durch inadäquates Punktieren („Arealpunktion“):	394 (~22%)
▶ Stenosen oder Verschlüsse der ableitenden Zentralvenen (nach Zentralvenenkatheterismus):	314 (~17%)
▶ Langstreckige Venenwandsklerose nach häufiger intramuraler Einblutung (kaliberbedingt schwer punktierbare Shuntvenen; unzureichende Kompression nach Entfernung der Punktionskanüle):	81 (~4%)
▶ Blutdruckabfall nach starker Dehydrierung (rasch eintretende Veränderung des Hämatokrit-Wertes):	138 (~2%)
▶ Größere Operationen in Intubationsnarkose (Kreislaufentgleisung? – Gerinnungsaktivierung?):	36 (~ 2%)
▶ Shuntvenenkompression durch ausgedehnte perivasale Hämatome (unbemerkte Fehlpunktion):	26 (~1,4%)
▶ Shuntvenensklerose oder Verödung nach Shuntvenenentzündung:	12 (~0,7%)
▶ Medikamentenbedingte Gerinnungsaktivierung (Steroidstoßtherapie; Kontrazeptiva; hochdosierte Erythropoietintherapie):	7 (~0,4%)
▶ Dys- und Aproteinämien (nephrotische Zustände) mit Antithrombin-III-Mangel unter 70%:	4 (~0,2%)
▶ Kombinationsformen morphologischer Veränderungen im Bereich der Shuntgefäße bzw. der Einstromvenen:	273 (~15%
▶ Shuntthrombosen ohne erkennbare Ursache (keine relevanten Wandveränderungen der Shuntgefäße; keine gerinnungsphysiologischen Besonderheiten):	19 (~1%)

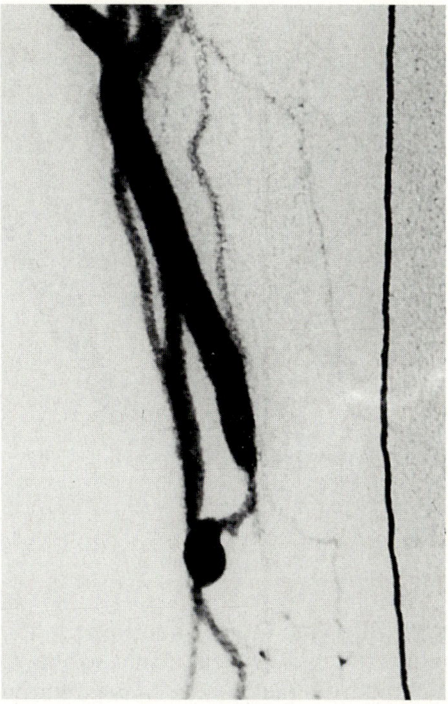

Abb. 7.9. Arteriovenöse Fistel im Angiogramm (Seit-zu-End-Technik zwischen Arteria radialis und Vena cephalica). Kurzstreckige Shuntvenenstenose durch Intimahyperplasie und Shuntvenenwand-Sklerose im unmittelbaren Einstromgebiet der arteriellen Pulswelle

Gefäßersatzshunt-Schenkels und Reimplantation in die Vene oberhalb des stenotischen Bereichs. Eine Dehnung dieser anastomosennahen, shuntflußbedingten, kurzstreckigen Stenosen infolge Intimahyperplasie und Venenwandsklerose durch Angioplastiekatheter ist nach unseren Erfahrungen allenfalls versuchsweise indiziert; sie führt zumindest bei der peripheren arteriovenösen Fistel nur außerordentlich selten zu einem dauerhaften Erfolg und erschwert andererseits die anschließend erforderlich werdende operative Maßnahme außerordentlich.

• Eine andere häufige Ursache der irreversiblen Shuntthrombose wird durch das unvernünftig *häufige Punktieren der gleichen Shuntvenenareale* induziert: punktionsbedingte Shuntvenenaneurysmata werden eingerahmt von langsam entstehenden kurzstreckigen Stenosesegmenten, die irgendwann zum Shuntverschluß führen (Abb. 7.10). Diese Engen bestehen aus zirkulären, derben Bindegewebsringen, die durch Dilatationskatheter meist nicht effektiv beeinflußt werden können. Nach der mechanischen Thrombektomie empfiehlt sich entweder die erweiternde Patch-Plastik oder aber, soweit genügend Venenstrecke vorliegt, die Exzision des Schnürrings und anschließende End-zu-End-Naht der Venenteile.

Während bei körpereigenen Shuntgefäßen diese Arealspunktionstechnik zwar die Shuntlebensdauer verkürzt, jedoch in aller Regel nicht zu dramatischen Zwischenfällen führt, bewirkt der gleiche Punktionsstil bei Gefäßersatzshunts häufig schwere Komplikationen. Es entstehen falsche Aneurys-

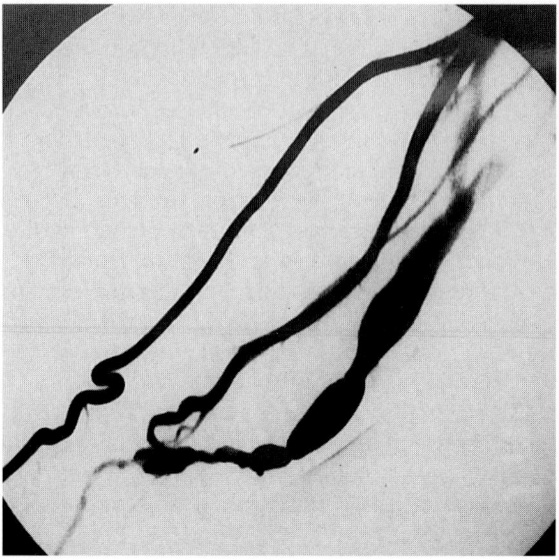

Abb. 7.10. Angiogramm einer arteriovenösen Fistel (Seit-zu-End-Technik) zwischen Arteria radialis und Vena cephalica; Shuntvenenaneurysmata nach „Arealpunktionstechnik"; die Aneurysmata werden durch kurzstreckige scharfe Shuntvenenstenosen markiert

mata, also vom Organismus inkapsulierte Hämatome, die der zerfetzten Gefäßprothese aufsitzen. Eine solche Gefäßersatzshuntveränderung bringt nicht nur die Gefahr der Massenblutung durch Ruptur des Pseudoaneurysmas mit sich, sondern sie bewirkt häufig auch eine Gefäßersatzshunt-Infektion durch eindringende Hautkeime. Gefäßersatzshunt-Komplikationen dieser Art zwingen demnach immer zur chirurgischen Intervention; man wird versuchen, den punktionsbedingt stark wandgeschädigten Prothesenteil durch ein Interponat zu ersetzen.

Shuntinfektion

Bei Shunts, die aus körpereigenen Materialien geschaffen wurden, ist diese Komplikation zum einen relativ selten und zum anderen vergleichsweise harmlos, d.h. sie ist fast immer konservativ unter spezifischer Antibiose zu beherrschen. Allerdings bewirkt sie in aller Regel eine Sklerosierung der Shuntvenenwand, führt also zu deren Elastizitätsverlust und trägt somit indirekt dazu bei, daß in diesem Bereich thrombotische Shuntspätverschlüsse häufiger auftreten. Ganz anders ist die Shuntentzündung bei Verwendung von Gefäßersatzmaterialien einzuschätzen; sie stellt immer sowohl für den Shunt als auch für den Shuntträger eine schwere Komplikation dar. In der Weltliteratur werden bis zu 20% dieser Gefäßersatzshunt-Infektionen mit letalem Ausgang beschrieben (13, 14, 27, 28).

Weitere Einzelheiten dazu siehe Kap. 6.1.3).

Anschluß an die künstliche Niere mittels Hämodialyse-Katheter

Seit Anfang der sechziger Jahre sind perkutan implantierte Gefäßkatheter zur Hämodialysebehandlung von Kindern im Einsatz (32). Für die nach der SELDINGER-Technik perkutan einzulegenden Katheter eignen sich prinzipiell drei Venen: die Vena jugularis interna, die Vena subclavia sowie die Vena femoralis. Nach mehr als 30jähriger Erfahrung mit diesen Anschlußverfahren an die künstliche Niere wird man für die Regelsituation nur noch die Vena jugularis interna als Eingangsvene empfehlen können. Die zwar auch bei Vena-jugularis-interna-Katheterismus immer noch relativ hohe Komplikationsrate (katheterinduzierter thrombotischer Zentralvenenverschluß, Kathetersepsis) ist deutlich geringer als etwa die Komplikationshäufigkeit bei Verwendung der Vena subclavia bzw. der Vena femoralis. Grundsätzlich sollte man den perkutan eingebrachten, starrwandigen Zentralvenenkatheter nur kurzzeitig zum Einsatz bringen, bis einzusetzende Shuntformen zur Hämodialysebehandlung verwendet werden können. Zur Katheterinfektionsvermeidung ist unbedingt die Katheteraustrittsstelle permanent mit einem Polyvidonjodschutzverband zu verschließen.

Seit 1980 kommt zunehmend häufiger ein anderer, weicher, flexibler Kathetertyp zur Anwendung, der als Langzeitverweilkatheter konzipiert ist und chirurgisch implantiert wird (20, 22, 35). Auch für diesen Kathetertyp sollte unbedingt, besonders bei Kleinkindern, die Vena jugularis interna als Eintrittsvene benutzt werden. Der mit seiner Spitze am Eingang des rechten Vorhofs zu postierende Katheter wird mittels Tabaksbeutelnaht in der Wand der Vena jugularis interna locker fixiert und im Bogen subkutan nach lateral distal so verlagert, daß er wenige cm unterhalb der Klavikula auf die Haut führt (siehe auch Kap. 5.3.2). Der chirurgisch implantierte, weiche Silikon-Katheter, der ursprünglich als Ernährungskatheter entwickelt worden war (2, 8, 11), hat sich in zahlreichen Modellen inzwischen zur Langzeithämodialyse-Behandlung bewährt (22, 37); er steht einlumig und doppellumig zur Verfügung in unterschiedlichen Längen und Durchmessern. In seinen kleinen, einlumigen Varianten bietet er eine ausgezeichnete Möglichkeit, um Säuglinge und Kleinkinder über einen längeren Zeitraum bis zur möglichen Transplantation dialysieren zu können. Freilich gilt es zu berücksichtigen, daß auch der weiche Silikon-Verweilkatheter in Abhängigkeit von seiner Liegezeit ausnahmsweise schwere thrombotische Komplikationen induzieren kann. Für jede Art von Katheterismus zur Hämodialysebehandlung sollte demnach raschestmöglich eine Anschlußalternative in Form eines weniger komplikationsträchtigen Shunts angestrebt werden.

LITERATUR

1. Arbus GS, Sniderman S, Trusler GA (1974) Long-term experience with fistulas in children on hemodialysis. Clin Nephrolog 2:68–72
2. Bennion RS, Hiatt JR, Williams RA, Wilson SE (1985) A randomized prospective study of perioperative antimicrobial prophylaxis for vascular access surgery. J Cadiovasc Surg 26:270–274
3. Bitker MO, Rottenbourg J, Mehana R (1984) Les échecs précoces de la création des fistules artério-veineuses pour l'hémodialyse chez l'adulte. Ann Urol 18:98–102
4. Brittinger WD (1984) Gefäßzugänge bei Dialysepatienten. Dialyse-Journal 9:2–12
5. Brittinger WD, Twittenhoff WD, Walker G (1978) Vascular Access for Hemodialysis in children. In: Andreucci VE (ed) Vascular and peritoneal access for dialysis. Kluwer Academic Publishers, Amsterdam, pp 195–214
6. Brittinger WD, Twittenhoff WD, Walker G (1987) Shuntinfektionen unter besonderer Berücksichtigung von Kunststoffprothesen. Mitt AG Klin Nephrol XVI:115–124

7. Brittinger WD, Twittenhoff WD, Walker G, Asen W (1989) Gefäßzugang bei Kindern zur Hämodialyse. Nieren- und Hochdruckkrankheiten 5:176–185
8. Broviac JW, Cole JJ, Scribner BH (1973) Silicone rubber atrial catheter for prolonged parenteral nutrition. Surg Gyn Obstet 136:602–606
9. Buselmeier TJ, Kjellstrand CM (1973) A-V shunts and fistulae in neonates, infants and children. Proc Eur Dial Transpl Assoc 10:511–515
10. Connolly JE, Brownell DA, Levine EF, McCart PM (1984) Complications of renal dialysis access procedures. Arch Surg 119:1325–1328
11. D'Apuzzo VG, Grushkin CM, Brennan LP, Stiles QR, Fine RN (1973) Saphenous vein autograft arteriovenous fistula for extended hemodialysis in children. Acta Paediat Scand 62:28–32
12. Devaux S (1979) Erfahrungen bei der Führung von Kindern im chronischen Hämodialyseprogramm. Kinderärztl Praxis 47:429–443
13. Ditzel A, Wilkins S, Cohen JR (1988) The management of infected arteriovenous ePTFE grafts. Dial Transplant 17:422–425
14. Dobkin JF, Miller MH, Steigbigl NH (1978) Septicemia in patients on chronic hemodialysis. Ann Intern Med 88:28–33
15. Fine, RN, Korsch BM, Grushkin CM, Liebermann E (1970) Hemodialysis in children. Am J Dis Child 119:498–504
16. Franzone AJ, Tucker BL, Brennan LP, Fine RN, Stiles QR (1971) Hemodialysis in children: Experience with arteriovenous shunts. Arch Surg 102:592–593
17. Gagnadoux MF, Degoulet P, Pascal B, Bourquelot P, Kermanach C, Lauwerd E, Loirat C, Brouyer M (1978) L'abord vasculaire chez l'enfant traité par hémodialyse périodique. J Urol Néphrol 84:935–944
18. Gagnadoux MF, Pascal B, Bronsten M, Bourquelot P, Degoulet P, Broyer M (1980) Arteriovenous fistulae in small children. Dial Transplant 9:318–320
19. Gracz KC, Ing TS, Soung LS, Armbruster KFW, Seim SK, Merkel FK (1977) Proximal forearm fistula for maintenance hemodialysis. Kidney Intern 11:71–75
20. Hickman RO, Buchner CD, Clift RA, Sanders JE, Stewart P, Thomas ED (1979) A modified right atrial catheter for access to the venous system in marrow transplant recipients. Surg Gyn Obstet 148:871–875
21. Idriss FS, Nikaidoh H, King LR, Swenson O (1971) Arteriovenous shunts for hemodialysis in infants and children. J Pediat Surg 6:639–643
22. Ivey MF, Adam SM, Hickmann RO, Gibson DL (1978) Right atrial indwelling catheter for patients requiring long-term intravenous therapy. Am J Hospital Pharmacy 35: 1525–1527
23. Johnson JM, Baker LD, Williams T (1976) Expanded polytetrafluoroethylene – A subcutaneous vascular conduit for hemodialysis. Dial Transplant 52:52–54
24. Kjellstrand CM, Santiago EA, Buselmeier TJ (1971) Development of a special paediatric shunt. Proc Eur Dial Transpl Assoc 8:505–509
25. Knutson R, Wathen R, Comty CM, Shapiro FL (1973) Bovine carotid artery grafts as blood access devices. Proc Eur Dial Transplant Assoc 10:229–235
26. Leumann EP, Largiader F (1974) Langzeitdialyse und Nierentransplantation bei Kindern. Schweiz Med Wschr 104:373–384
27. Moore WS, Malone JA (1988) Vascular infection. In: Howard RJ, Simmons, RL (eds) Surgical Infectious Disease. Appleton and Lange, New York, pp 75–79
28. Nghiem DD, Schulak JA, Corry RJ (1983) Management of the infected hemodialysis access grafts. Trans Am Soc Artif Intern Organs 29:360–362
29. Pistor KG, Felmeier S, Gorth J (1975) Dialysebehandlung des chronischen und akuten Nierenversagens von Kindern und Jugendlichen. In: Röhl L, Schüler HW (Hrsg) Dialyse und Nierentransplantation im Kindesalter. Wissenschaftliche Informationen, Fresenius Stiftung, bei Heft 4, Bad Homburg, S 80–90
30. Quinton WE, Dillard DH, Scribner BH (1960) Cannulation of blood vessels for prolonged hemodialysis. Trans Am Soc Artif Intern Organs 6:104–113
31. Rizzuti RP, Hale JC, Burkart TE (1988) Extended patency of expanded PTFE grafts for vascular access using optimal configurations and revisions. Surg Gyn Obstet 166:23–27
32. Shaldon SL, Chiandussi L, Higgs B (1961) Hemodialysis by percutaneous catheterization of the femoral artery and vein with regional heparinization. Lancet II:857–859
33. Sladen JG, Mandl MAJ, Grossmann L, Denegri JF (1985) Fibroblast inhibition: A new and treatable cause of prosthetic graft failure. Am J Surg 149:587–589
34. Slemmer TM, Potter D, Littooy F, Feduska NJ, Salvatierra O (1984) Vascular access in the pediatric patient population. In: Waltzer WC,Rapaport FT (eds) Angioaccess. Grune & Stratton, New York, pp 131–144

35. Thomas JH, McArthur RI, Pierce GE, Hermreck AA (1980) Hickman-Broviac catheters – indications and results. Am J Surg 140:791–796
36. Twittenhoff WD, Asen W, Walker G, Schwarzbeck A, Mehls O, Brittinger WD (1987) Anschlußmöglichkeiten an die künstliche Niere für terminal nierenkranke Kinder und Jugendliche. Angio 9:31–36
37. Vasmant D, Bourquelot P, Bensman A, Sinnas P, Allouch G, Alperin R, Vanhacke D (1986) Intérêt du catheter de Hickman en néphrologie pédiatrique. La Presse Medicale 15:429–433

8 Shuntpflege und Shuntpunktionen

8.1 Aspekte der Shuntpflege

G. SCHÖNWEISS

Einführung

Shuntpflege ist kein kosmetisches Handeln, vielmehr verstehen wir hierunter die Gesamtheit der Maßnahmen zur Pflege des Gefäßzugangs. Natürlich ist die einwandfreie Punktionstechnik der Fistel der wichtigste Eckpfeiler der Shuntpflege, die diesbezüglichen Aspekte werden in diesem Kapitel jedoch nur marginal angesprochen (näheres siehe Kap. 8.2).

Zum pfleglichen Umgang mit dem Shunt gehören jedoch weitere erwähnenswerte Gesichtspunkte, deren Summe das Erfolgsrezept für die Shuntfunktion und darüber hinaus für die individualisierte Dialyse erst ausmacht. Die Bedeutung der Shuntpflege ergibt sich auch daraus, daß der Shunt einer extremen „Wiederverwendung" ausgesetzt ist: Die ständig drucküberlastete Vene wird bei der meist durchgeführten 2-Nadel-Dialyse rund 300mal pro Jahr mit großlumigen Kanülen mehr oder weniger gekonnt punktiert, aufgeschlitzt, komprimiert, verbunden, ggf. auch von Hämatomen belastet oder gar von Infektionen nicht verschont ...

Die nachfolgenden Ausführungen beziehen sich in der Hauptsache auf den häufigsten und „typischsten" Gefäßzugang zur Hämodialyse, die Radialis-Cephalica-Fistel (BRESCIA-CIMINO-Fistel). Die Angaben können teilweise auch sinngemäß auf anders positionierte Gefäßzugänge angewandt werden.

Prädialysephase

▪ **Gefäßschonung** Es scheint paradox, aber Shuntpflege beginnt bereits in der Phase der präterminalen Niereninsuffizienz. Wird für den absehbar dialysepflichtigen Patient ein Hämodialyse-Verfahren in Betracht gezogen, sind Gefäßschonung und Gefäßtraining indiziert (Abb. 8.1).

Mehrheitlich wird der erste Gefäßzugang üblicherweise an der distalen nichtdominierenden oberen Extremität als Radialis-Cephalica-Fistel angelegt, also beim Rechtshänder am distalen linken Unterarm. Wir empfehlen deshalb den Patienten frühzeitig (so wir sie frühzeitig sehen!), keine Venenpunktion zu diagnostischen oder therapeutischen Zwecken an der nichtdominierenden oberen Extremität zuzulassen. Darüber hinaus sollten – wenn

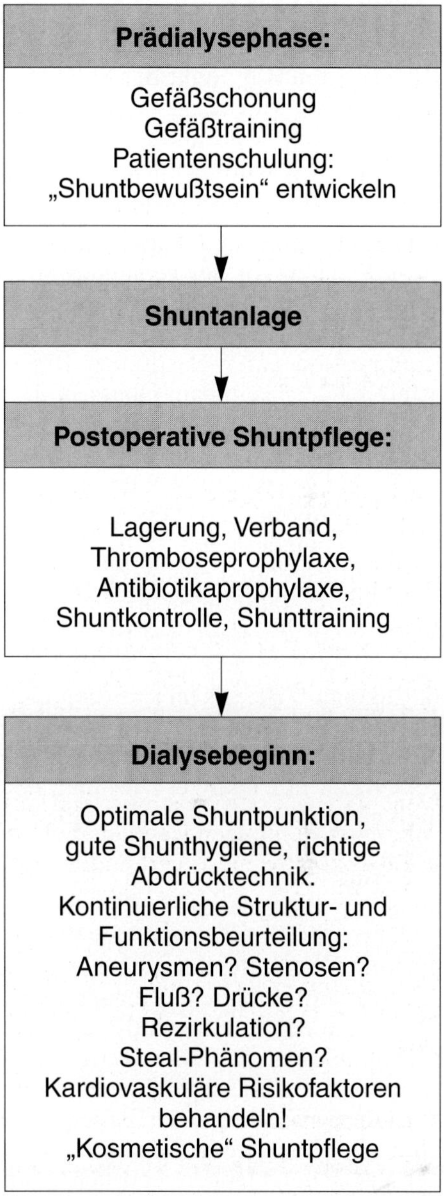

Abb. 8.1. Shuntpflege: Gesamtheit der Pflegemaßnahmen des Gefäßzugangs

irgend möglich – auch am anderen Arm nur die Handrückenvenen punktiert werden. Besonders verhängnisvoll wirken sich Verweilkanülen in den Armvenen aus, deren schädigender Effekt sich durch höherosmolare Infusionslösungen noch potenziert. Die oft unvermeidbaren Folgen sind Phlebitis und Obliteration der dauerkanülierten Armvenen – ein vermeidbares Risiko für Patienten, deren potentielle Dialysepflichtigkeit absehbar ist!

Pfleglicher Umgang mit dem Shunt impliziert auch dessen rechtzeitige Anlage. Die Kenntnis der Progredienz der Niereninsuffizienz läßt den wünschenswerten Zeitpunkt der Shunt-Erstanlage meist hinreichend genau bestimmen. Als wünschenswertes Minimum sehen wir vier Wochen vor Dialysebeginn. Kunststoffinterponate können unmittelbar postoperativ punktiert werden, die nachfolgenden Ausführungen zum Shunttraining treffen auf Kunststoffinterponate nicht zu.

▪ **Gefäßtraining und Patientenschulung** Venentraining: Schon sechs bis zwölf Wochen vor der geplanten Shunt-Erstanlage sollten die Patienten in einem dilatierenden Venentraining unterwiesen werden. Dieses besteht im pumpenden „Auspressen“ eines festen Übungsschwammes oder in der Kompression einer elastischen Binde, die der Patient in der Hand hält, während gleichzeitig am Oberarm die auf 60–80 mm Hg aufgepumpte Blutdruckmanschette angelegt ist. Der Stauungsdruck, welcher durch das „Auspressen“ des Blutes aus der Muskulatur beim Faustschluß noch verstärkt wird, leitet gewissermaßen bereits präoperativ eine gewisse „Varikosierung“ und Erweiterung der Venen ein. Die Übung sollen die Patienten täglich mehrfach wiederholen (z.B. 10 × 10 Minuten, Blutdruckmanschette zwischenzeitlich immer wieder einmal ablassen).

Dieses Gefäßtraining hat auch einen außerordentlich wertvollen und wichtigen psychologischen Effekt für die Patienten: Sie entwickeln „Shuntbewußtsein“, sie erlangen Verständnis für die Gesamtproblematik, die auf sie zukommt. Bereits hier werden die Weichen dafür gestellt, ob ein Patient Teil eines Problems oder Teil der Lösung wird! Viele spätere Dialyseprobleme resultieren aus chaotischen Abläufen in der Prädialysephase und in der ersten Zeit der Dialyse. Dies mag noch einmal unterstreichen, wie wichtig die kontinuierliche und rechtzeitige spezialisierte Betreuung niereninsuffizienter Patienten ist!

Zurück zum Gefäßtraining: Nach der Shuntanlage (s. u.) sollen die Patienten mit dem Abschluß der Wundheilung das oben beschriebene dilatierende Venentraining wieder aufnehmen und bis zum Beginn der Dialysebehandlung fortführen. Bei den zwischenzeitlichen ambulanten Vorstellungen kann dann im nephrologischen Team schon die Punktionsstrategie für die sich nun (meist) gut dilatierenden arterialisierten Venen festgelegt werden. Falls eine Selbstpunktion durch den Patient in Betracht kommt, kann er auch schon theoretisch hierin ausgebildet werden.

In dieser Zeit lernt der Patient auch schon die Theorie der Shuntselbstkontrolle (Inspektion, Palpation, Auskultation) und wird in die Problematik der ausreichend langen Abdrückzeiten nach Shuntpunktion und in das Verhalten bei Besonderheiten eingewiesen. Auch das tägliche Waschen des Shuntarms mit Wasser und Seife wird dem Patienten empfohlen, er lernt, daß der Shuntarm ein „Objekt der Sauberkeit und Pflege“ ist, in der Dialysephase soll der Shuntarm vor jeder Behandlung so vorgereinigt werden. Schließlich können Patienten auch schon frühzeitig in die Maßnahmen bei Shunt(nach)blutung und die Problematik des Schutzes vor Infektion und Verletzung eingewiesen werden.

Pfleglicher Umgang mit der „Lebensader“ des Dialysepatienten will gelernt sein – von Patient und Personal!

Postoperative Shuntpflege

Hier gibt es von Haus zu Haus unterschiedliche Praktiken und Empfehlungen. Unter dem zunehmenden Kostendruck im Gesundheitswesen wird der Eingriff immer häufiger ambulant durchgeführt, die Nachsorge liegt dann beim ambulant betreuenden Nephrologen. Wir geben den Patienten folgende Empfehlungen:

- Drei Tage eingeschränkte Bettruhe mit Hochlagerung und weitgehender Ruhigstellung der Extremität. Diese Maßnahmen mindern das Ödemrisiko im Bereich der Anastomose.
- Von der Operation her hat der Patient noch einen gepolsterten Verband, den wir ohne Not nicht vor dem siebenten postoperativen Tag wechseln.
- Die Funktionskontrolle ist auskultatorisch auch gut durch den Verband hindurch möglich, die Entwicklung der Venendilatation kann proximal des Verbandes beobachtet werden.
- Eine kurzzeitige (meist für eine Woche) Antibiotikaprophylaxe erfolgt ebenso wie die Thromboseprophylaxe in Absprache mit dem Chirurgen. Häufiger geben wir für vier Wochen nach der Shuntanlage tgl. 100 mg Acetylsalizylsäure (alternativ: Ticlopidin), gelegentlich ist die Heparinisierung (Selbstinjektion niedermolekularen Heparins) indiziert.
- Der Patient erhält als Bedarfsmedikation ein Analgetikum.
- Teilfäden entfernen wir nach etwa zehn Tagen, Restfäden nach zwölf bis vierzehn Tagen.
- Die geänderte Hämodynamik und die postoperative Ruhephase bedingen teilweise die Notwendigkeit einer (vorübergehenden) Reduktion der Dosis von Antihypertensiva, um hypotensive Zustände nach der Shuntanlage sicher zu vermeiden.

▪ **Shuntkontrolle und Shunttraining** Der Patient erlernt nach der Shuntanlage die Praxis der Shuntkontrolle und nimmt spätestens nach Abschluß der Wundheilung das dilatierende Venentraining wieder auf, welches wir nun als Shunttraining bezeichnen. Die Theorie sollte dem Patienten bis zu diesem Zeitpunkt vermittelt worden sein (s. o.).

Jeder Patient mit entwickeltem Shuntbewußsein wird alle Ereignisse rings um seine Lebensader wachen Sinnes beurteilen; ggf. muß das Dialysepersonal im Zusammenhang mit der Shuntpunktion diese Dinge erfassen oder auch abfragen. Hier wären zunächst die Entzündungszeichen (Rötung, Schwellung, Schmerz) zu nennen. Eine einfache Untersuchung ist das Heben des Shuntarmes in liegender Körperposition des Patienten: Betrachtet man dabei die Füllung der Shuntvene, können evtl. prall bleibende und kollabierende Anteile differenziert werden – Stenosen sind so leicht zu orten.

Shuntpflege und Shuntpunktion nach Dialysebeginn

Es gibt bei den heute perfektionierten technischen Möglichkeiten der Hämodialyse keine generell „schlechte Dialyseverträglichkeit", ganz sicher gibt es jedoch schlecht durchgeführte Dialysen mit der Folge „schlechter Dialyseverträglichkeit". Werden solche allgemeinen Beschwerden vorgebracht, ist nicht primär das Dialyseverfahren anzuschuldigen, vielmehr sollte zunächst die Qualität der Dialysedurchführung hinterfragt werden! Shuntpunktion und Shuntpflege sind hierbei wegen des unmittelbaren und sich ständig wiederholenden Eingriffes am Patienten ganz zentrale Themen! Shuntpflege im oben definierten Sinn ist nahezu ausschließlich Kopf- und Handarbeit unmittelbar am Patienten. Hier paaren sich Wissen und Können.

▪ **Abdrücktechnik** Die praktizierte und die theoretisch wünschenswerte Abdrückdauer und Abdrücktechnik geben Hinweise auf die Qualität eines tatsächlich pfleglichen Umgangs mit dem Shunt. „Dosierte Kompression" beim Abdrücken des Shunts nach Entfernung der Punktionskanülen ist praktizierte Shuntpflege. Dosierte Kompression soll möglichst punktgenau in Stichkanalrichtung und nur so stark erfolgen, daß der Blutstrom in der Shuntvene nicht unterbrochen wird. Die Anwendung von Shuntklemmen ist abzulehnen ebenso wie zirkuläre oder abschnürende Verbände jeglicher Art. Die Nachblutungsgefahr läßt sich am sichersten durch eine ausreichend lange Abdrückdauer vermindern. Über einen längeren Zeitraum wird bei jedem Patienten durch Gerinnungskontrollen während der Dialyse der optimale Zeitpunkt zur Beendigung der kontinuierlichen Heparinzufuhr (Heparinabstellzeit vor Dialyseende) ermittelt, der meist zwischen 20 und 40 Minuten liegt.

Nach Entfernung der Punktionskanülen können kooperative Patienten die Punktionsstellen selbst abdrücken. Liegen die Punktionsstellen so weit auseinander, daß sie nicht sicher und bequem erreicht werden können, sollen die Nadeln getrennt gezogen und die Punktionsstellen einzeln abgedrückt werden. Hierbei soll die körpernah liegende Nadel (das ist meist die Vene) zuerst gezogen werden, da bei umgekehrter Reihenfolge der auch bei dosierter Kompression unvermeidbar auftretende Rückstaudruck in der Shuntvene die anastomosennahe Punktionsstelle evtl. wieder „aufgehen" läßt. Das Abdrücken führen wir mit sterilen, maximal pflaumengroßen Mulltupfern durch.

▪ **Abdrückdauer** Die reguläre Abdrückzeit beträgt im Mittel 15 bis 20 Minuten und wird individuell festgelegt. Nach Entfernung der Nadel(n) aus PTFE-Prothesen wird/werden die Punktionsstelle(n) im „ersten Dialysemonat" (erste 12 Dialysen) 45 Minuten abgedrückt (Oberschenkel 60 Minuten), später 30 Minuten (Oberschenkel 45 Minuten). Selbstverständlich gibt es auch hier eine individuelle Schwankungsbreite (eher nach oben).

Nach Ende der Abdrückzeit werden die Tupfer entfernt, und man überzeugt sich durch einiges Zuwarten, daß die Punktionsstellen tatsächlich verschlossen sind. Auf den Punktionsstellen wird dann noch jeweils ein frischer steriler Tupfer mit einem nicht zirkulär verlaufendem Pflasterstreifen fixiert. Spätestens am nächsten Morgen kann der Patient die Tupfer entfernen.

▪ **Verband und Spezialpflaster** Manche Patienten drängen auf das Anlegen eines zusätzlichen Verbandes. Dies ist eigentlich verzichtbar, im Rahmen einer Deeskalation jedoch manchmal unvermeidlich. Beim Anlegen einer Binde sollte einer Mullbinde gegenüber der elastischen Binde der Vorzug gegeben werden, da elastische Binden automatisch straffer gewickelt werden. Beim Anwickeln der Binde soll in jedem Fall streng auf sehr lockeren Sitz geachtet werden.

In den letzten Jahren hat die Verwendung von Shuntpflastern (Preßverband) eine gewisse Bedeutung erlangt. Die sterilen Spezialpflaster werden mit dem integrierten Druckkissen (gefriergetrocknetes Kollagen oder Zellulose) unmittelbar vor dem Entfernen der Nadel auf die Einstichstelle gelegt, die Nadel wird dann gezogen (ohne das Druckkissen zu verschieben), das Pflaster festgeklebt und wie üblich die dosierte Kompression des Shunts ausgeführt. Das auf den klebenden Gewebestreifen aufgebrachte, in unterschiedlichen Größen und Formen erhältliche Druckkissen „bläst" sich nach Kontakt mit Flüssigkeit – hier Blut – gewissermaßen selbst auf. Da es ringsherum auf der Haut festgeklebt ist, komprimiert das expandierende Druckkissen punktgenau die Einstichstelle – vorausgesetzt, es befindet sich auch genau darüber. Ein großer Vorteil ist dabei sicher die Tatsache, daß der entstehende Druck keinesfalls zu stark ist. Der wesentliche Nachteil des an sich überzeugenden Konzepts ist, daß die Patienten verleitet werden, die Abdrückzeiten drastisch zu verkürzen oder ganz darauf zu verzichten. Eine gewisse Verkürzung der Abdrückzeit erscheint akzeptabel, ein völliger Verzicht auf das Abdrücken ist nach unserer Erfahrung nicht zu rechtfertigen; ebenso wie wir die Aussage der Shuntpflaster-Anbieter ablehnen, der Patient könne die Station bei deren Anwendung sofort nach Beendigung der Dialyse verlassen.

Werden die Pflaster exakt geklebt, ist das Verfahren mit den bezeichneten „Auflagen" praktikabel. Für die Patienten ist die unauffällige und wenig auftragende Art des Verbandes angenehm. Zum Verschluß der Punktionsstellen bei PTFE-Prothesen lehnen wir die Anwendung von selbstwirkenden Druckpflastern jedoch aus prinzipiellen Erwägungen ab.

■ **Shuntpunktion** Bei jeder neuen Shuntpunktion sollte der Punkteur die vorangegangenen Punktionen kritisch bewerten und seine eigene Erfahrung in der Shuntpunktion selbstkritisch einbringen. Schwierig zu punktierende Shunts sollten erfahrenen Mitarbeitern vorbehalten bleiben! Auch neue Shunts sollten nur von Mitarbeitern mit großer Erfahrung punktiert werden. Nichts ist für die körperliche und seelische Befindlichkeit des neuen Dialysepatienten schädlicher als schlechte Dialysen. Die Shuntpunktion als wirklich „einschneidendes" Ereignis zum Beginn jeder Dialyse hat in diesem Zusammenhang eine ganz besondere Bedeutung.

Einzelheiten der Shuntpunktion werden an anderer Stelle dieses Buches besprochen. Durch Palpation und gegebenenfalls auch Auskultation sollte sich der Punkteur gedanklich einen dreidimensionalen Eindruck vom Shuntverlauf verschaffen und danach sein Handeln ausrichten. „Mut zur Lücke!" ist ein Motiv bei der Punktion. Auch in der Hektik des „Anschließens" muß der Kopf frei für kreatives Handeln sein.

Neben Variation der Punktionsrichtung und des Punktionsortes darf man auch immer wieder überlegen, ob die zur Punktion in Aussicht genommene Kanüle für diesen Shunt optimal ist (Stärke, Stichlänge).

Die zug- und spannungsfreie (ggf. Unterlage) Fixierung der Punktionskanüle gehört genauso zur Shuntpflege wie die Wahl eines individuell verträglichen Desinfektionsmittels und Pflasters.

■ **Hautreizungen** Jede noch so geringe Hautreizung im Shuntbereich sollte durch konsequente „Auslaßversuche" ursächlich eingegrenzt werden:

Wechsel von Desinfektionsmittel und Pflaster, ggf. Fixierung der Kanülen mit einer Binde, Wechsel der Punktionskanüle (Anschliff, Silikonisierung, Desinfektionsverfahren), Fahndung nach vom Patienten angewandten unverträglichen Externa. Eine seltene Möglichkeit ist auch die Latexallergie am Shuntarm des Patienten, die aufgrund der Handschuhe des Personals entstehen kann.

■ **Indirekte Signale verstehen** Jeder Shunt hat seine individuellen Druckwerte zu Beginn, am Ende und während der Dialyse. Die Plausibilitätskontrolle dieser Werte und die Erfassung auch längerfristiger Veränderungen gehören zur professionellen Handlungsweise in der Dialysepraxis. Nachschauen in älteren Dialyseprotokollen gibt wertvolle Hinweise. Ein sich zunehmend verringernder arterieller Blutstrom des Shunts bei korrekter Nadellage ist stets verdächtig auf eine sich entwickelnde, dem Punktionsort vorgeschaltete Stenose. Erhöhte venöse Druckwerte, erschwerte Blutrückgabe nach Ende der Dialyse und zunehmende Abdrückzeiten können auf eine Stenosierung proximal der Punktionsstelle hinweisen.

Professionell handelndes Dialysepersonal bemerkt sofort, wenn es zu Beginn der Dialyse zu einer Rezirkulation infundierter Kochsalzlösung kommt. Schließlich soll jede diätetisch nicht erklärbare Hyperkaliämie und eine progrediente Verschlechterung der Retentionswerte an eine Rezirkulation, mithin an eine ineffektive Dialyse denken lassen.

■ **Begleitkrankheiten** Die Gefährlichkeit kardiovaskulärer Risikofaktoren steht heute außer Zweifel. Gerade beim Dialysepatienten ist oft deren Vollbild anzutreffen. Shuntpflege heißt deshalb auch: Nikotinverbot, gute Blutdruckeinstellung, optimale Behandlung der Kalziumphosphat-Stoffwechselstörung, dosisangepaßte Behandlung der Hyperlipoproteinämie und der Hyperurikämie bei deutlicher Überschreitung der Normwerte und ggf. normnahe Blutzuckereinstellung.

■ **Systemische Wechselwirkung Shunt/Gesamtorganismus** Shuntpflege heißt auch hohe Shuntvolumina und Steal-Phänomene zu entdecken! Der arterielle Druck versorgt den peripheren Kreislauf und die AV-Fistel. Je größer die Blutmenge ist, die durch den Shunt abgezweigt wird, desto weniger Blut steht für die Peripherie zur Verfügung. Gegenregulatorisch erhöht sich das Herzminutenvolumen: Herzfrequenz und Schlagvolumen steigen.

Der Anstieg des Herzminutenvolumens entspricht etwa dem Shuntblutfluß. Der Fistelblutfluß sollte 500 ml/min möglichst nicht überschreiten, da das (vorgeschädigte) Herz des Urämikers sonst an die Grenzen seiner Kompensationsmöglichkeiten stößt. Überschreitet das Shuntvolumen 25 bis 40 % des normalen Herzminutenvolumens, wird der systemischen Zirkulation Blut entzogen, und es kommt zum Steal-Effekt. Beim Vorhandensein von mehreren Shunts, bei Oberarm- und Oberschenkelshunts sollte bei kardialer Dekompensation stets an (zu) große Shuntvolumina gedacht werden. Shuntpflege würde in diesem Fall eine Verkleinerung der Fistel oder gar deren Verschluß und Neuanlage bedeuten.

■ **Kosmetische Aspekte der Shuntpflege** Medizinisch gesehen ist eine Shuntpflege mit Salben eigentlich nicht dringlich indiziert, wird jedoch von vielen Patienten als absolut notwendig erachtet. Eine gewisse Indikation kann aus der Hautreizung durch die Pflaster, Austrocknung der Haut durch alkoholhaltige Desinfektionsmittel und auch aus Hämatomen resultieren. Die Bandbreite der Möglichkeiten reicht von Dexpanthenol-, Linolsäure- oder Heparin-haltigen Fertigarzneimitteln bis zur Möglichkeit des einfachen Auftragens von Ungt. emulsific. aquos. Die prophylaktische Anwendung von Antibiotika-haltigen Externa am Shunt ist kontraindiziert, Kortikoid-Dermatika sollen nur bei strenger, dermatologisch bestätigter Indikation unter Aussparung der Punktionsstellen zum Einsatz gelangen. Bei Juckreiz, der ausschließlich im Shuntbereich lokalisiert ist, sollte dessen Ursache beseitigt werden (s. o.).

LITERATUR

1. Brech WJ (1989) Hämodynamische Aspekte und Komplikationen einer Dialysefistel. In: Dialyse 1989. Wissenschaftliche Verlagsgesellschaft, Stuttgart, S 116–125
2. Brittinger WD (1984) Gefäßzugänge bei Dialysepatienten Dialyse-Journal 9: GZ2–GZ12
3. Colombi A (1991) Hämodialyse-Kurs, 5. Aufl., Ferdinand Enke, Stuttgart
4. Kemkes BM (1980) Shunt-Fibel. Bibliomed Medizinische Verlagsgesellschaft, Melsungen
5. Klinge O, Müller H (1990) Die Bedeutung des Kanülenschliffs für die Pathogenese von Spritzen-Abszeß und -Empyem. Dt Ärztebl 87: A-3742–A-3746
6. Krönung G (1991) Shuntpunktion und Pflege aus der Sicht des Gefäßchirurgen. In: Dialyse 1990. Wissenschaftliche Verlagsgesellschaft, Stuttgart, S 75–80
7. Krönung G (1992) Gefäßzugänge für die akute und chronische Dialyse. In: Dialyse für Krankenpflegeberufe. Georg Thieme, Stuttgart, New York, S 27–46
8. Loeprecht H, Proschek P, Franz HE (1990) Gefäßzugänge für extrakorporale Verfahren. In: Blutreinigungsverfahren. Georg Thieme, Stuttgart, New York, S 464–478
9. Schleipfer D (1988) Anschlußverfahren für den extrakorporalen Kreislauf. In: Dialysetechnik. bionic Gesellschaft für angewandte Medizintechnik, S 306–336
10. Schöndorf TH (1984) Thromboseprophylaxe bei Gefäßzugängen zur Dialyse. Dialyse-Journal 9: 33–36
11. Schönweiß G (1990) Shunt, Shuntpunktion, Shuntprobleme. In: Schönweiß G (Hrsg) Dialysefibel. perimed Fachbuch-Verlagsgesellschaft, Erlangen, S 106–114
12. Schwarzbeck A, Froese P, Bilges H, Lüth JB, Rethel R (1984) Die Auswahl des Gefäßzugangs zur chronischen Hämodialyse-Behandlung. Dialyse-Journal 9: 22–27
13. Traut G (1994) Gefäßzugänge für die Hämodialyse. Journal für das nephrologische Team 2: 5–11
14. Zimmerli W (1990) Infektionen von Gefäßprothesen. Fortschr Med 108: 595–597

8.2 Aspekte zur Punktion von Dialysezugängen

G. Krönung

Einführung

Die hohe Komplikationsrate und die kurze Lebensdauer des Scribner-Shunts verbessert der Cimino-Shunt um den Preis der wiederholten Punktion (1). Diese gilt wegen des Punktionsschmerzes beim Patienten und der

u. U. schwierigen Technik mit der Gefahr der Fehlpunktion bei Ärzten und Pflegepersonal als notwendiges Übel. Durch das jährlich bis zu 300mal wiederholte Punktionstrauma scheint die Zerstörung der arterialisierten Vene über kurz oder lang unausweichlich (2).

Ohne Berücksichtigung der langfristigen Folgen der Vielfachpunktion ist meist nur der direkte Punktionserfolg in Form eines guten Blutflusses als Qualitätskriterium entscheidend. In diesem Bemühen entwickelt jeder abhängig von Anleitung, Engagement und Begabung mit der Zeit „seine" Punktionstechnik, die auch von Alltagspragmatik (z. B. Zeitdruck) und Bequemlichkeit (bei Personal und Patient) mitbestimmt sein kann. Das Fehlen einer allgemein etablierten, standardisierten und differenzierten Punktionstechnik, besonders im Hinblick auf die plastischen Folgen der Vielfachpunktion, steht im Gegensatz zu dem hohen wissenschaftlich-technischen Niveau der heutigen Dialysetherapie.

Generelle Folgen der Einzelpunktion

Jede Fistelpunktion führt zu einer Gewebeverdrängung, und die Stelle der Kanüle wird nach deren Entfernung durch einen Thrombus ausgefüllt (Abb. 8.2). Die Organisation dieses Thrombus hat eine geringe Gewebezunahme zur Folge (3, 4, 6). Dies kann einfach durch zwei benachbarte Tätowierungspunkte demonstriert werden, zwischen denen die Punktionskanüle eingeführt wird. Auch nach Abheilung des Punktionskanals bleiben die Tätowierungspunkte minimal getrennt (siehe Abb. 1.4). Eindeutig wird dieser Effekt durch wiederholte Punktionen zwischen diesen Punkten, die dadurch über

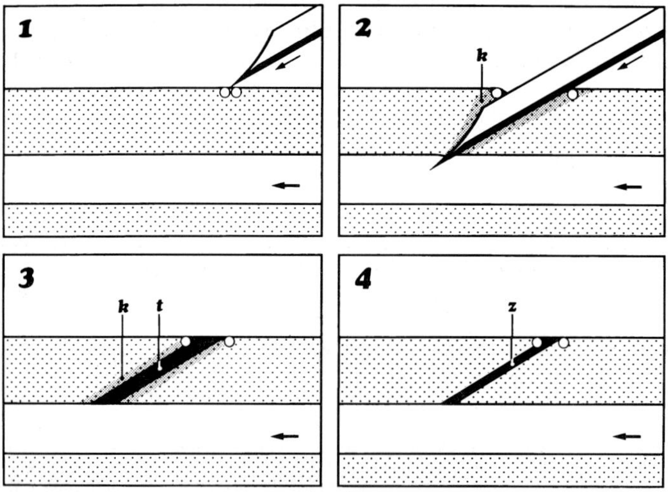

Abb. 8.2. Morphologische Folge der Einzelpunktion: Benachbarte Tätowierungspunkte (**1**) werden durch die Kanüle durch Gewebekompression (*k*) getrennt (**2**). Die Gewebezunahme (*z*) durch Organisation des Punktionsthrombus (*t*) führt auch nach beendeter narbiger Abheilung zur bleibenden Trennung der Tätowierungspunkte

Wochen und Monate mehrere Millimeter „auseinanderpunktiert" werden können.

Voraussetzung für diese Gewebezunahme ist, daß die Punktionskanüle keinen Gewebezylinder ausstanzt, sondern das Gewebe nur verdrängt. Erreicht wird dies durch das heute bei allen Kanülen übliche Anticoring. Hierzu wird nur die vordere Hälfte der Kanülenöffnung scharf geschliffen, dagegen die hintere Hälfte abgestumpft (3). Das Gewebe wird von einer solchen Kanüle nur halbkreisförmig (vom Punktionswinkel abhängiger Zylinderschnitt) und nicht zirkulär (elliptisch) eingeschnitten (Abb. 8.3). Es entsteht statt eines isolierten Gewebezylinders eine Gewebezunge, die sich zwar beim Einführen der Kanüle etwas einstülpt, aber nicht verloren geht (3).

In diesem Zusammenhang muß auch die heute übliche seitliche Öffnung bei der arteriellen Kanüle erwähnt werden, die dazu dient, ein Ansaugen zu vermeiden. Ein einfaches rundes Loch wirkt dabei ähnlich wie ein Hobelmesser (3). Kanülen mit einem seitlichen Längsschlitz können sich ebenfalls nicht festsaugen, haben aber nicht diesen Hobelmessereffekt, weshalb sie grundsätzlich vorzuziehen sind.

▶ Die entscheidende langfristige morphologische Folge der Einzelpunktion ist die minimale Gewebezunahme im Bereich des Punktionskanals!

Variable Parameter der Einzelpunktion

■ **Punktionswinkel** Je steiler (bzw. flacher) punktiert wird, um so größer ist die Gefahr, die Gefäßrückwand zu perforieren (bzw. die Gefäßvorderwand zu schlitzen, siehe Abb. 8.3). Je steiler (bzw. flacher) der Punktionswinkel, um so größer (bzw. geringer) ist die Verformung von Haut und Fistelvene durch das Flachlegen und Fixieren der Kanüle im Hautniveau. Diese Verformung kann bei ePTFE-Prothesen eine Dissektion der Neointima verursachen (3). Nur die senkrecht auf den schrägen Punktionskanal wirkende Druckkomponente ist bei der Kompression nach Kanülenentfernung wirksam (siehe Abb. 8.4). Je steiler der Punktionswinkel, um so schwächer ist diese Kompressionskraft des Punktionskanals im Kräfteparallelogramm (cos a gegen 0), d. h. um so dicker der resultierende Thrombus und damit die Gewebezunah-

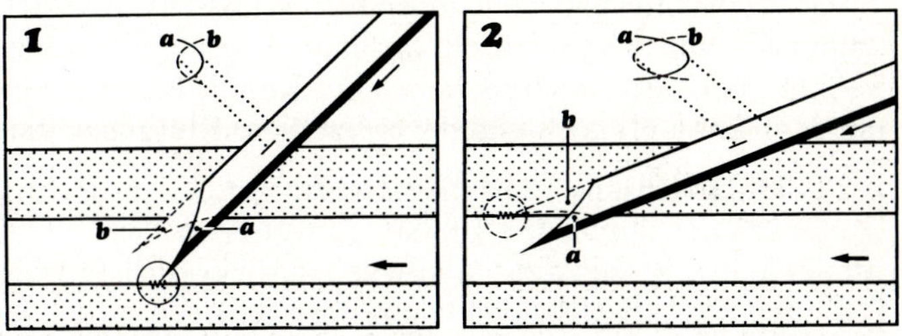

Abb. 8.3. Verletzungswahrscheinlichkeit von Gefäßvorderwand (Schlitzung, **2**) und Gefäßrückwand (Perforation, **1**) in Abhängigkeit vom Punktionswinkel und von der Lage des Kanülenanschliffes. Letztere bestimmt auch Richtung, Größe und Geometrie der Schnittverletzung (Gewebezunge) duch die Kanüle

me. Je flacher der Punktionswinkel, um so stärker ist diese resultierende Kompression (cos a gegen 1), d. h. um so dünner der resultierende Thrombus und damit die Gewebezunahme (siehe Abb. 8.4).

▪ **Kanülendurchmesser** Mit der Dicke der Kanüle nimmt die Schmerzempfindung beim Patienten und eine psychische Anwendungshemmung bei Personal und Patienten zu. Ob der empfundene Schmerz tatsächlich höher ist oder durch den Anblick etwa einer Doppelkanüle induziert wird, ist nicht bei allen Patienten sicher zu sagen.

Bei einem Punktionstest mit einfachen Kanülen – mit einem Außendurchmesser von 1,8 mm – und Doppellumenkanülen – Außendurchmesser 2,4 mm –, bei dem die Patienten die benutzte Kanüle, ohne sie zu sehen, aufgrund des Punktionsschmerzes angeben sollten, lagen die richtig positiven Antworten bzgl. der Doppellumenkanüle bei 80 %, die falsch positiven Angaben (dicke Kanüle angegeben, obwohl dünne benutzt wurde) bei 70 % (Erwartungshaltung).

Wichtiger als der Kanülendurchmesser für die Schmerzempfindung ist sicher ein optimaler Kanülenschliff: der Anschliffwinkel, eine hohe Spitzen- und Facettenschärfe und die Facettenlänge beeinflussen direkt die notwendige Einstichkraft und damit die Schmerzhaftigkeit der Punktion.

▪ **Lage des Kanülenanschliffs bei der Punktion** Durch den Kanülenanschliff weicht die Punktionsrichtung der Kanüle von ihrer Längsachse ab. Bis zum Eintauchen des Kanülenanschliffs unter das Hautniveau entspricht die spontane, durch die Kanüle induzierte Punktionsrichtung etwa der Winkelhalbierenden zwischen der Ebene des Kanülenanschliffs und der Kanülenlängsachse. Bei weiterem Vorschieben der Kanüle nähert sich dann die Punktionsrichtung mehr der Kanülenachse (3). Durch diese anfängliche Abweichung von der erwarteten Punktionsrichtung begünstigt der oben liegende Kanülenanschliff bei steilem Punktionswinkel die Perforation der Gegenwand und der untenliegende Kanülenanschliff bei flachem Punktionswinkel die Schlitzung der Vorderwand (siehe Abb. 8.3). Die beschriebene Gewebezunge zeigt bei oben (unten) liegendem Kanülenanschliff gegen (in) Punktionsrichtung (siehe Abb. 8.3). Da die Gewebezunge in die Kanülenöffnung hineinragt, wird sie beim Vorschieben der Kanüle in das Gefäßlumen vorgeschoben. Hier entscheidet der oben oder unten liegende Kanülenanschliff, ob die Gewebezunge im spitzen Winkel zwischen Kanüle und Gefäß sehr stark oder im stumpfen Winkel nur schwach umgebogen wird. Außerdem kann sich die Gewebezunge im spitzen Winkel nicht so gut an die Kanüle anschmiegen und sie abdichten, weshalb es gelegentlich bei dünner Haut und Subkutis bei dieser Technik neben der Kanüle bluten kann. Bei der Punktion mit dem Anschliff nach unten werden diese Blutungen kaum beobachtet (3).

▪ **Punktionsrichtung** Ob die beschriebene Gewebezunge nach der Kanülenentfernung durch den Blutstrom weiter in das Lumen vorgespült oder wieder in das Niveau der Gefäßwand zurückgedrückt wird, hängt ab von der Richtung der Gewebszunge (siehe Abb. 8.3), d. h. von der jeweiligen Kombination aus Punktionsrichtung und Lage des Kanülenanschliffes während der Punktion. Nähere Untersuchungen hierzu sind nicht bekannt. Klinisch besteht bezüglich der punktionsbedingten Dilatation und dem Grad der Intimavernarbung keine Unterschiede zwischen den verschiedenen möglichen

Kombinationen von antegrader und retrograder Punktionsrichtung mit oben oder unten liegendem Kanülenanschliff (3).

▪ **Kompressionstechnik** Grundsätzlich soll nach Kanülenentfernung nur der Punktionskanal und nicht das Lumen der Fistelvene komprimiert werden. Druck und Gegendruck sind damit der komprimierende Finger und der Blutdruck in der Fistelvene; letzterer limitiert damit die Höhe des digitalen Druckes (Abb. 8.4). Normalerweise wird, wie in Abb. 8.4b gezeigt, der ganze Punktionskanal mit einem Tupfer komprimiert: *totale Kompression*. Man kann aber auch, wie in Abb. 8.4c dargestellt, gezielt mit einer Fingerkuppe (steriler Handschuh bzw. Fingerling) nur die Hautöffnung des Punktionskanals verschließen: *partielle Kompression*. Im ersten Fall ergibt sich nur ein dünner, im zweiten Fall ein dicker Thrombus mit entsprechend unterschiedlicher Gewebeneubildung. Bei der letzten Methode besteht die Gefahr eines subkutanen Hämatoms durch Blutung aus der nichtkomprimierten Gefäßöffnung. Dies gilt im wesentlichen aber nur für vorher nicht punktierte Bereiche (junge CIMINO-Fistel, neues Punktionsareal) oder bei hohem intravasalem Druck. Bei Zustand nach früherer Punktion verhindert die narbige Verwachsung zwischen Fistelvene, Subkutis und Haut die Hämatombildung.

Die Qualität der Einzelpunktion wird bestimmt durch die korrekte Lage der Kanüle(nspitze) und durch Art und Ausmaß des Gewebetraumas, dieses wiederum durch die jeweilige Kombination der beschriebenen Parameter, die sich dabei auch in ihrer Wirkung verstärken oder aufheben können. So führt z. B. ein flacher Punktionskanal bei totaler Kompression zu einem dünnen Punktionsthrombus. Der gleiche flache Punktionskanal führt aber bei partieller Kompression zu einem dickeren Thrombus (siehe Abb. 8.4). Weitere Kombinationen wurden beschrieben, z. B. die Lage des Kanülenanschliffs mit der Punktionsrichtung. Die Betrachtung eines einzelnen Parameters, z. B. der Punktionsrichtung und ihrer Wirkung, ist jedenfalls von geringer klinischer Relevanz.

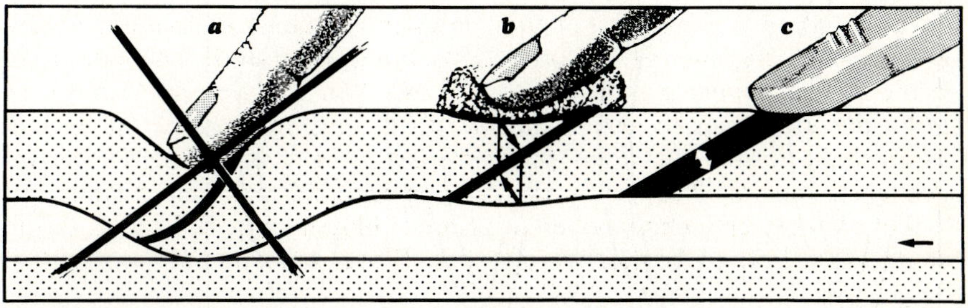

Abb. 8.4. Die Kompression des Punktionskanals nach der Kanülenentfernung darf nicht das Lumen der Shuntvene verschließen (**a**). Die Höhe des digitalen Kompressionsdruckes wird daher durch den Blut(gegen)druck in der Shuntvene limitiert. Entscheidend für die Kompression des Punktionskanals ist jedoch nur die auf diesem senkrecht stehende Komponente, die um so größer (kleiner) wird, je flacher (steiler) punktiert wurde (**b**). Bei der allgemein üblichen totalen Kompression des Punktionskanals (b) entsteht ein eher schmaler Thrombus (wenig Gewebezunahme!). Die partielle Kompression nur der Punktionskanalöffnung in der Haut (**c**) führt zu einem dickeren Punktionsthrombus (mehr Gewebezunahme!)

Variable Parameter der Vielfachpunktion

■ **Punktionszahl pro Fläche** Die Addition der in Abb. 8.2 dargestellten geringen Gewebezunahmen durch die Organisation der Punktionsthromben führt im direkten Punktionsbereich zur aneurysmatischen Dilatation und kann im Randbereich stenotische Einknickungen der Gefäßwand zur Folge haben (siehe Abb. 4.2). Es handelt sich dabei um eine sonst nirgendwo vorkommende Mischung aus echtem und falschem Aneurysma, da intakte Wandanteile von einer Vielzahl additiver Narbenstränge durchzogen werden. Variable Parameter für den Grad der plastischen Verformung sind die Gewebezunahme pro Einzelpunktion sowie die Zahl der Punktionen pro Flächeneinheit.

Der wichtigste und am besten zu steuernde Parameter ist die Zahl der Punktionen pro Flächeneinheit. Es gibt grundsätzlich drei Möglichkeiten der Punktionslokalisation (Abb. 8.5): die gleichmäßige Verteilung der Punktion über die gesamte Länge der arterialisierten Vene bei der „Strickleiterpunk-

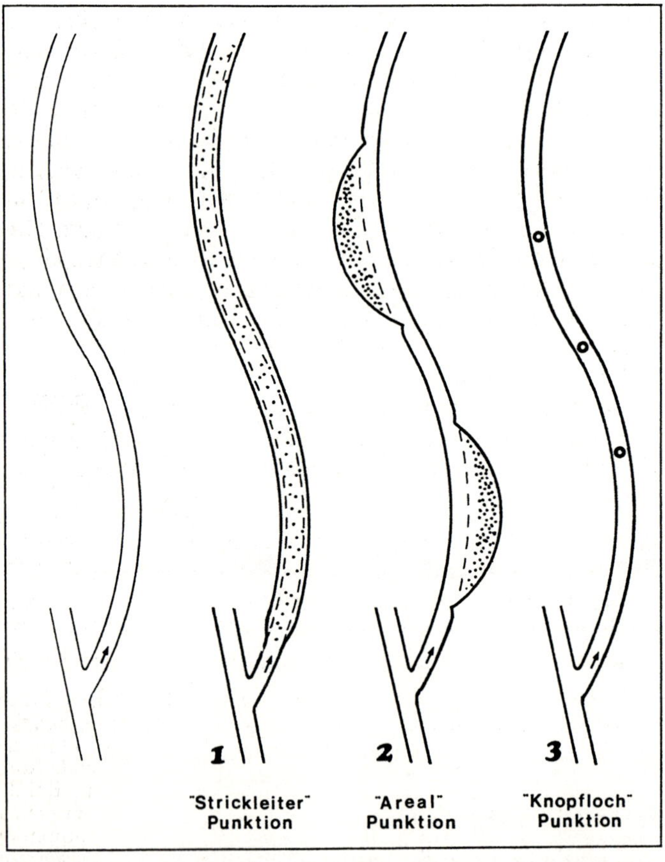

Abb. 8.5. Die drei Lokalisationsvarianten der Vielfachpunktion

tion"; mehr oder weniger eng umschriebene Punktionsbezirke bei der „Arealpunktion" und die wiederholte Punktion exakt derselben Stelle bei der „Knopflochpunktion".

Je geringer die Zahl der Punktionen pro Flächeneinheit ist, um so geringer ist der dilatierende Effekt. Bei der „Strickleiterpunktion" ergibt sich nur ein geringer, allerdings langstreckiger Dilatationseffekt. Einknickungen im Randbereich treten nicht auf (siehe Abb. 8.5-1). Je kleiner man das Punktionsareal bei der Arealpunktion wählt, um so größer ist der dann eng umschriebene Dilatationseffekt, häufig mit den beschriebenen typischen Randstenosen, insbesondere zwischen zwei eng benachbarten Punktionsarealen (siehe Abb. 8.5-2). Bei der „Knopflochmethode" wird die arterialisierte Vene immer wieder an derselben Stelle in derselben Richtung mit demselben Winkel punktiert. Hierbei wird der jeweils in Organisation befindliche Thrombus immer wieder verdrängt. Haut, Subkutis und Venenwand bilden mit der Zeit einen zylindrischen Narbenwall (siehe Abb. 8.5-3), der die Kanüle bei der Punktion führt. Der bei den anderen Punktionsformen beschriebene Dilatationseffekt fehlt (siehe Abb. 8.5-3). Um nicht durch Wundschorf punktieren zu müssen, sind für die Ein-Nadel-Dialyse 3 bzw. für die Zwei-Nadel-Dialyse 6 solcher Punktionsstellen zum alternierenden Gebrauch notwendig.

Im Hinblick auf die Arealpunktion muß noch einmal auf die Läsion der elastischen und kontraktilen Venenwandelelemente eingegangen werden. Bei der Beschreibung der Einzelpunktion hatten wir das Narbengewebe als ausreichend druckbelastbar beschrieben. Dies gilt nicht für den in Organisation befindlichen Thrombus. Bei einer Einzelpunktion kommt die engumschriebene „Gewebeschwäche" dieses einen Punktionskanals während der Organisationsphase durch das umgebende intakte Gewebe nicht zum Tragen. Anders ist dies bei sehr kleinen Punktionsarealen. Hier liegen dann dicht benachbart viele Punktionskanäle in Abheilung, die Druckbelastbarkeit ist vermindert. Ein so „perforierter" Wandbezirk kann dann über eine echte Gefügestörung in toto unter Abnahme der Wandstärke dilatieren, evtl. progredient bis zur Perforation. Dieser Dilatation liegt somit ein ganz anderer – letztlich die Druckresistenz der Gefäßwand in Frage stellender – Mechanismus zugrunde als der zuvor über die Gewebezunahme beschriebene. Auch aus diesem Grunde sollte die Arealpunktion mit kleinen Punktionsarealen vermieden werden.

▪ **Absolute Punktionszahl** Die absolute Punktionszahl hängt zum einen von der Zahl der Dialysen ab, zum anderen davon, ob eine Ein-Nadel-Dialyse oder eine Zwei-Nadel-Dialyse durchgeführt wird. Bei der normalen, dreimal wöchentlichen Dialyse bedeutet das 156 bzw. 312 Punktionen im Jahr. Da die Shuntvene, wie gezeigt, durch die Vielfachpunktion dilatierend optimiert werden kann, ist die halbe Punktionszahl durch die Ein-Nadel-Dialyse kein grundsätzlicher Vorteil (5), sondern hängt von der jeweiligen Shuntmorphologie ab.

Klinische Aspekte der Einzelpunktion

Der Patient sollte vor der Dialyse seinen Arm mit Wasser und Seife waschen. Die Einwirkzeit des Desinfektionsmittels, meist 30 Sekunden, muß auf der

Haut des Patienten und auf dem eventuell kurz vor der Punktion noch einmal palpierenden Finger abgewartet werden. Keine Punktion durch Wundschorf (frühere Punktionsstelle). Ebenso sind Punktionen in infizierten Regionen grundsätzlich verboten. Sterile Handschuhe sind bei korrekter Kanülenhandhabung entbehrlich. Wichtig ist auch hier die Vermeidung von Tröpfcheninfektion, d.h. entweder Mundschutz für Punkteur und Patient oder das Vermeiden von Sprechen, Lachen oder Niesen usw. vom Abziehen der Kanülenschutzhülle bis zur fertigen Punktion.

Anatomisch wird eine korrekte intraluminale Kanülenlage ohne weitere Schädigung der Venenwand – außer dem minimalen Punktionstrauma – angestrebt. Bei neuem oder unbekanntem Shunt muß der genaue Venenverlauf vor der ersten Punktion sorgfältig palpiert und evtl. angezeichnet werden. Eine vorliegende Operationsskizze ist immer hilfreich. Wegen der noch fehlenden Wandverdickung muß beim jungen Shunt die beschriebene Perforation der Gefäßhinterwand oder die tangentiale Schlitzung der Gefäßvorderwand unbedingt vermieden werden. Der normale Punktionswinkel beträgt ca. 20–30 Grad.

So einfach und klar die theoretische Anforderung an eine korrekte Kanülenplazierung formuliert werden kann, so schwierig und komplex kann deren Umsetzung im Alltag auch für den Geübten und erst recht für den Ungeübten, Verunsicherten oder Ängstlichen im Einzelfall sein. Zwei Polarisierungen, zwischen denen alle Übergänge möglich sind, spielen eine wichtige Rolle: Der Punkteur kann erfahren oder unerfahren sein und der Shunt oder das Punktionsareal bekannt oder unbekannt. Je unerfahrener der Punkteur ist, oder je unbekannter der Shunt, um so mehr muß sich der Punkteur vor der Punktion Informationen über den Shunt (sehen, fühlen, hören) verschaffen. Er muß den Shunt so untersuchen, daß er ihn unter der Haut „imaginiert", um genau dorthin die Kanülenspitze zu schieben. Diese Betrachtung führt zu der dritten wichtigen Polarisierung der *geführten* oder *gezielten* Punktion:

- Die gezielte Punktionstechnik kann man anwenden, wenn man einen Shunt gut kennt. Man weiß, wohin man die Kanülenspitze schieben muß und kann dies relativ zügig ohne „korrigierende Sensibilität" meist erfolgreich ausführen. Der Patient schätzt diese Technik wegen der geringeren Schmerzbelastung.
- Bei unbekannter Punktionsregion muß man dagegen so punktieren, daß ein sensibler Reiz, z.B. ein erhöhter Widerstand beim Perforieren der Gefäßhinterwand, noch mit einer Reaktion – sofortiger Stopp des Kanülenvorschubs! – beantwortet werden kann. Der Punkteur hat gleichsam seine Sensibilität an der Kanülenspitze und punktiert so langsam, daß die beim Kanülenvorschub registrierten Gewebequalitäten über eine Rückkopplung eine Korrektur der intendierten Punktionsbewegung ermöglichen. Diese Punktionstechnik wird als durch das Gewebe geführt bezeichnet.

Das Heranführen an die Punktionstechnik beim Unerfahrenen muß sorgfältig und langfristig geschehen. So sollte neben guter theoretischer Vorbereitung, Punktionsgefühl und Fistelbeurteilung erst bei einfachen Punktionen (dilatierten Venen bzw. Punktionsarealen) trainiert werden. Wiederholte

Fehlpunktionen mit evtl. vorwurfsvoller Reaktion von Patienten und Kollegen können langfristig die angstfreie Entwicklung einer guten Punktionstechnik blockieren.

Klinische Aspekte der Vielfachpunktion

Die plastische Verformung der Shuntvene durch die Vielfachpunktion wurde oben beschrieben. Entscheidender Punkt ist die Möglichkeit, einen dilatierenden Effekt an der Shuntvene nach Ort und Ausmaß variieren oder ganz vermeiden zu können. Damit ergibt sich für die drei klinischen Standardsituationen folgendes Procedere:

- *Eine kleinkalibrige, langstreckige Shuntvene* kann zunächst mit der Arealpunktion punktiert werden. Die dilatierten Punktionsareale (Abb. 8.6) sollten dann aber durch Übergang zur Strickleiterpunktion auf die gesamte Venenlänge ausgedehnt werden, um die Vene in ihrer ganzen Länge dilatierend zu optimieren. Da dies bei Personal (Punktion schwieriger) und Patient (Punktion schmerzhafter) auf Widerstand stößt, müssen beide von diesem Vorgehen überzeugt werden.
- *Eine Stenose* kann wieder aufpunktiert werden, wenn man die Punktionen (und damit die Gewebezunahmen) exakt in der stenotischen Region plaziert (Abb. 8.7a). Dies gelingt sicher nicht mehr – oder nur sehr schwierig – bei einer bereits ausgeprägten Stenose. Wichtig sind ein grundsätzliches Verständnis der Gewebezunahme durch die Vielfachpunktion, die Diagnose der beginnenden Stenosierung und der gezielte rechtzeitige Einsatz der in diesem Fall eng umschriebenen Arealpunktion als gegensteuernde Maßnahme.
- *Aneurysmatische Shuntsegmente* sollten zur Vermeidung einer weiteren Dilatation nicht mehr punktiert werden (Abb. 8.7b).

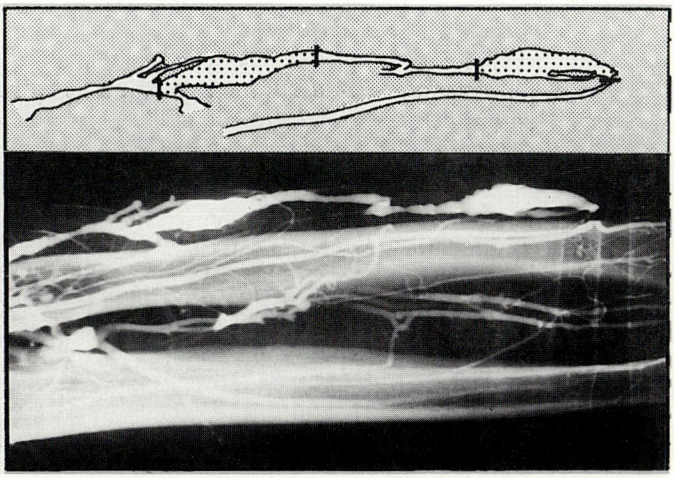

Abb. 8.6. Schmalkalibrige Fistelvene mit erweitertem „arteriellem" und „venösem" Punktionsareal ohne randständige Stenosen

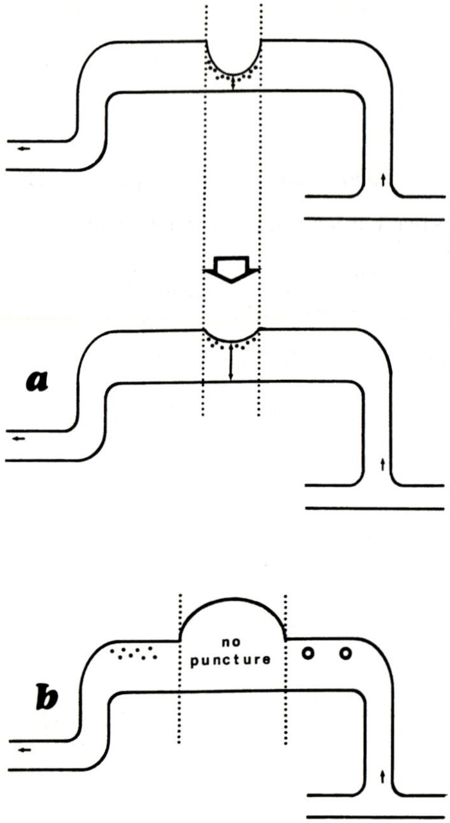

Abb. 8.7. Stenotische Shuntbereiche können durch möglichst häufige Punktionslokalisation an dieser Stelle dilatiert werden (**a**). Umgekehrt sollten dilatierte Shuntareale zur Vermeidung einer weiteren Dilatation nicht mehr punktiert werden (**b**)

Bei der Punktion der Teflon-Prothesen sind die beschriebenen hygienischen Maßnahmen besonders streng einzuhalten. Als Technik ist nur die konsequente Strickleiterpunktion erlaubt. Die Arealpunktion zerstört die Prothese. Über die Knopflochpunktion liegen keine Erfahrungen vor.

Zusammenfassung

Die wiederholte Punktion der Cimino-Fistel kann als plastische Gefäßoperation in Raten bezeichnet werden, die zu dilatierenden und stenosierenden Veränderungen führt. Bei Kenntnis der verschiedenen Punktionstechniken und ihrer plastischen Folgen sind diese Veränderungen so steuerbar, daß eine großkalibrige Fistelvene erhalten, eine kleinkalibrige Fistelvene dilatiert und eine Stenose aufpunktiert werden kann. Die wiederholte Fistelpunktion muß daher die Cimino-Fistel nicht zerstören, sondern kann im Gegenteil zu ihrer Erhaltung und Optimierung beitragen.

LITERATUR

1. Brescia MJ, CIMINO JF, Appel K (1966) Chronic hemodialysis using venipuncture and surgically created arteriovenous fistula. New Engl J Med 275:1089–1092
2. Krönung G (1980) Anschlußverfahren des extrakorporalen Kreislaufes im Rahmen der chronischen Hämodialysebehandlung. Med Dissertation, Bonn
3. Krönung G (1984) Die Punktion der Cimino-Fistel. Dialyse-Journal 9:2–15
4. Krönung G (1984) Plastic deformation of Cimino-fistula by repeated puncture. Dial Transpl 13:635–638
5. Krönung G (1984) Is single needle dialysis really an advantage for long-term function of vascular access. ISAO Press Cleveland 305:142–150
6. Krönung G (1985) Die Eigendynamik der für den Gefäßzugang arterialisierten subkutanen Armvenen und ihre klinischen Konsequenzen. Habilitationsschrift, Bonn
7. Krönung G (1992) Gefäßzugänge für die akute und chronische Hämodialyse. In: Franz HE (Hrsg) Dialyse für Krankenpflegeberufe. Thieme, Stuttgart, S 27–46
8. Krönung G (1996) Gefäßzugänge für die Hämodialyse. In: Franz HE, Hörl WH (Hrsg) Blutreinigungsverfahren, 5. Aufl. Thieme, Stuttgart
9. Twardowski Z, Kubara H (1979) Different sites versus constant site of needle insertion into arteriovenous fistulas for treatment by repeated dialysis. Dial Transpl 8:978–980

Stichwortverzeichnis

A

B

C

D

E

F

G

H

T

U

V

W

Z